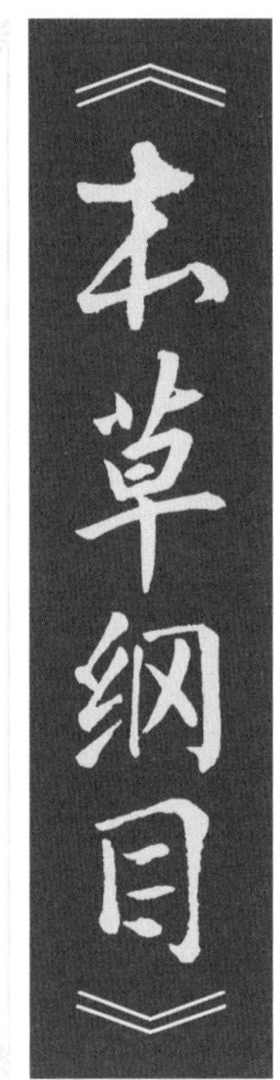

《本草纲目》故事里的中药

BEN CAO GANGMU GUSHILI DE ZHONGYAO

名誉主编·金世元 果德安 刘中秋
主编·梅全喜

上海科学技术出版社

图书在版编目（CIP）数据

《本草纲目》故事里的中药 / 梅全喜主编. -- 上海:
上海科学技术出版社, 2023.9
ISBN 978-7-5478-6258-2

Ⅰ. ①本… Ⅱ. ①梅… Ⅲ. ①《本草纲目》—中草药
Ⅳ. ①R281.3

中国国家版本馆CIP数据核字(2023)第132186号

《本草纲目》故事里的中药

梅全喜・主编

上海世纪出版(集团)有限公司
上 海 科 学 技 术 出 版 社 出版、发行
(上海市闵行区号景路 159 弄 A 座 9F - 10F)
邮政编码 201101 www.sstp.cn
上海光扬印务有限公司印刷
开本 787×1092 1/16 印张 21.5
字数：210 千字
2023 年 9 月第 1 版 2023 年 9 月第 1 次印刷
ISBN 978 - 7 - 5478 - 6258 - 2/R・2799
定价：88.00 元

编　委　会

阅读指引

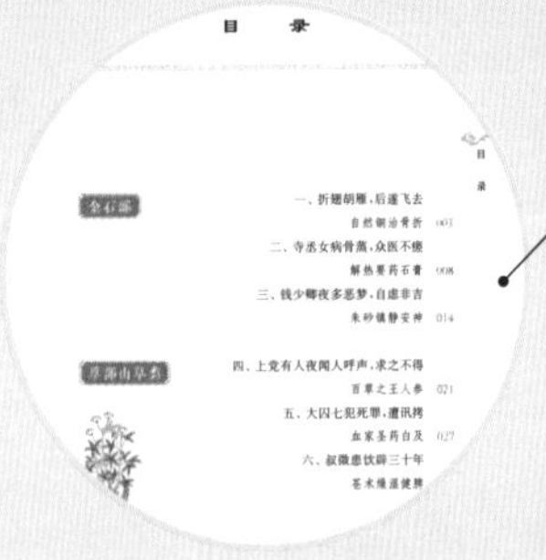

目　录

金石部

草部山草类

1.《本草纲目》“一十六部为纲，六十类为目”，本书参照《本草纲目》分部顺序编排目录

2.《本草纲目》“标名为纲，列事为目”，每一药物下列释名、集解、发明、主治等为目。本书的故事大多出自“发明”“释名”项

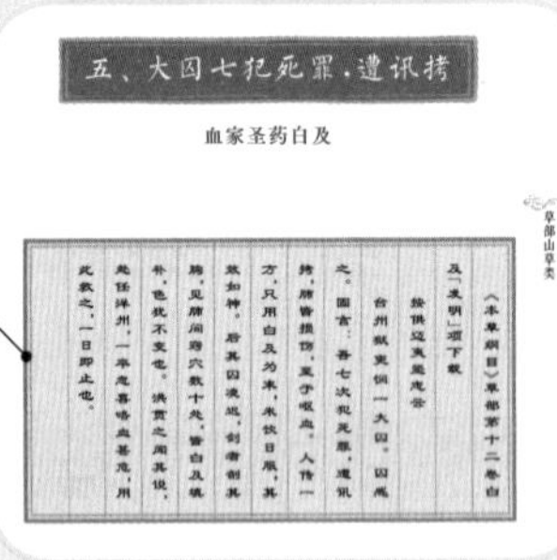

五、大囚七犯死罪，遭讯拷

血家圣药白及

《本草纲目》草部第十二卷白及「发明」项下载

按洪迈夷坚志云

台州狱吏悯一大囚。囚感之。因言：吾七次犯死罪，遭讯拷，肺皆损伤，至于呕血。人传一方，只用白及为末，米饮日服，其效如神。后其囚凌迟，刽者剖其胸，见肺间窍穴数十处，皆白及填补，色犹不变也。洪贯之闻其说，赴任洋州，一卒忽苦咯血甚危，用此救之，一日即止也。

草部山草类

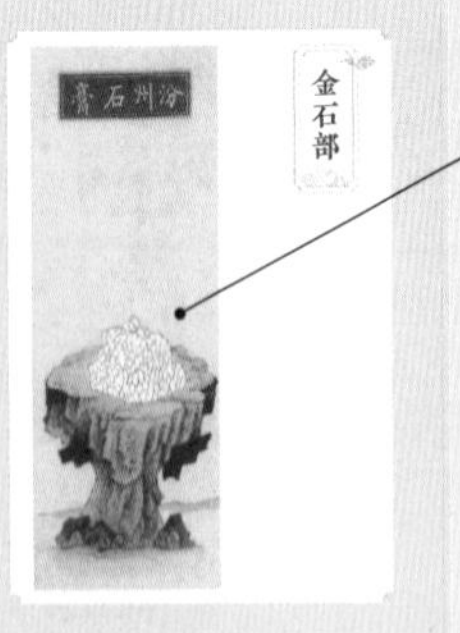

3. 药图选自《本草品汇精要》

4. 李时珍选录的前人故事

狱官的照顾之恩，便将一个药方传给了他。这个死刑犯说：我七次被捕入狱，狱中屡遭严刑拷打，胸肺多处受伤，以致呕血。别人传给了我一个药方，以白及为末，米汤饮服，止血效果如神。不久，这个囚犯被杀，刽子手解剖其胸部，见肺中数十处伤洞都被白及粉填补。洪迈听人讲了这个故事，便记下了这一药方。后来，他赴任洋州，一士卒患咯血病，十分危急，他就以此方救治。药用一天，那士卒的咯血病便治好了。故事中讲那人处死后解剖其胸，见肺部受伤洞孔皆填满白及粉，说法虽然离奇，但中医长期临床证明，白及治肺、胃出血，确实效果如神。

白及，古时称为“白芨”，为兰科植物白及的块茎。《本草纲目》“释名”介绍，“其根白色，连芨而生，故曰白芨”，又名甘根、白根、白给等。关于白及名称的由来，在民间还流传着这样一个故事。

相传在西汉时期，有一位将军跟随皇上御驾亲征，没想到战事失利，队伍溃散，他拼死保护皇帝突围，终因连日征战疲劳过度，寡不敌众，被敌人砍了几刀。但他忍痛拼杀突出重围，不幸又被敌将一箭射中，跌落马下，被士兵救起随皇帝一起撤回。

《本草纲目》故事里的中药

四十八、时珍自少嗜之，岁岁病目

胡椒致眼疾

《本草纲目》故事里的中药

《本草纲目》果部第三十二卷
胡椒「发明」项下载
胡椒，大辛热，纯阳之物，肠胃寒湿者宜之。热病人食之，动火伤气，阴受其害。时珍自少嗜之，岁岁病目，而不疑及也，后渐知其弊，遂痛绝之，目病亦止。才食一二粒，即便昏涩。此乃昔人所未试者。盖辛走气，热助火，此物气味俱厚故也。病咽喉口齿者，亦宜忌之。近医每以绿豆同用，治病有效。盖豆寒椒热，阴阳配合得宜，且以豆制椒毒也。

胡椒能致目疾，古人并未意识到，李时珍终于发现了这个祸根，并首次载入了《本草纲目》。

李时珍说，他从小时候就喜欢吃胡椒，家里做的菜都喜欢用胡椒，自己吃面也添加胡椒，平时没事也喜欢从口袋里掏出几颗

292

5. 李时珍自己的亲身经历

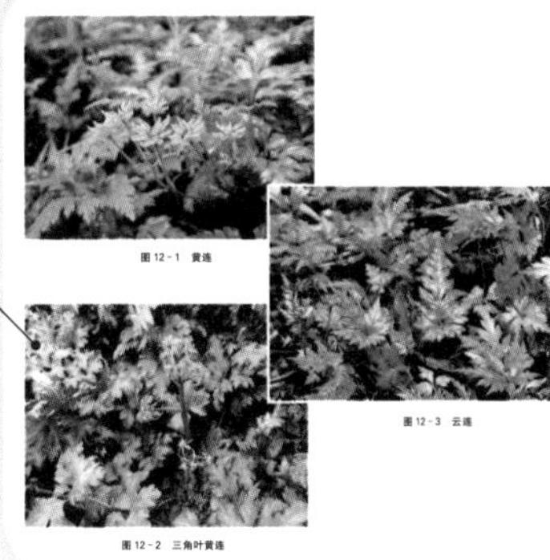

图 12-1 黄连

图 12-2 三角叶黄连

图 12-3 云连

6. 专业摄影，直观辨识品类、真伪

热在气分而见壮热汗出、
膏以清热泻火。如与清热凉血药同用，
谵语等气营两燔的症候。石膏善清肺胃热，如见
炽盛等症，均可使用本品。

历代中医治疗温病常用的多个药方均以石膏为主药之一，如
石甘汤、白虎汤、清瘟败毒饮及竹叶石膏汤等，这些方剂对于治疗历
温病及瘟疫的流行均发挥了重要作用。2020 年肆虐的新型冠状病毒肺炎，中医辨证以“寒湿”证为主，其中一个主要的、典型的症状是发热。因此国家及各省市推荐的防治处方中，石膏是一味重要的组成。如“清肺排毒汤”就是重用石膏的一个代表方，临床观察显示使用该方治疗总有效率高达 90%以上。此外，在新冠肺炎轻型的“寒湿郁肺证”、普通型的“湿毒郁肺证”、重型的“疫毒闭肺证”“气阴两燔证”等多个证型的处方中，都是重用石膏的。可见今天，石膏在抗瘟治瘟中
挥了很重要的作用。

石膏中主要成分为含水硫酸钙，其余部分为微量元素。现
明石膏主要有解热作用；生石膏可抑制发热时过
强而快的退热作用。此外，石膏还有
用，可治疗感染性

7. 现代科学的解读，现代临床的运用

临床上常作为补虚药。

临床中治血虚萎黄、失眠健忘，常与熟地黄、当归、酸枣仁等同用；治精血亏虚，腰酸脚弱、头晕眼花、须发早白及肾虚无子，常与当归、枸杞子、菟丝子等同用；治肝肾亏虚，腰膝酸软、头晕眼花、耳鸣耳聋，常配伍桑椹、黑芝麻、杜仲等；治瘰疬痈疮、皮肤瘙痒，可配伍夏枯草、土贝母、当归等药；治遍身疮肿痒痛，可与防风、苦参、薄荷同用，煎汤洗；治年老体弱之人血虚肠燥便秘，与肉苁蓉、当归、火麻仁等同用。

现代研究表明，何首乌具有降血脂、降血糖、抗动脉粥样硬化、抗衰老、减慢心率、增强免疫力、促进肾上腺皮质功能、促进血细胞新生等作用，同时还有抗氧化、抗肿瘤、抗菌、抗炎、镇痛等作用。

关于何首乌，民间流传很多单方、验方，临床应用均有效果。

1 治疗小儿遗尿

用何首乌散（何首乌、五倍子各 3 g）食醋调成糊状，临睡前敷于脐部，5 次为 1 疗程（每夜 1 次）。

2 治疗斑秃

何首乌、黑芝麻各 30 g，枸杞子、丹参各 20 g，熟地黄、女贞子、当归、川芎、旱莲草各 15 g，白芍 12 g。每日 1 剂，水煎 2 次，合并煎液早晚分服。15 天为一疗程，治疗 4 个疗程。

8. 值得借鉴的本草验方

特别提醒：验方需在医师指导下运用

响应民众对中医药的热爱和渴求

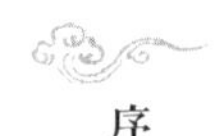

在纪念李时珍逝世430周年之际，获悉梅全喜教授主编的《〈本草纲目〉故事里的中药》一书即将出版，在此表示祝贺！

李时珍是我国明代最伟大的医药学家，他对人类的卓越贡献就是倾其毕生精力编写了一部系统而全面总结了明代以前我国劳动人民治病用药经验的医药巨著《本草纲目》，几百年来它一直指导着中医药的临床实践，为防病治病、保障人民身体健康、维护中华民族的繁衍昌盛、促进中医药学以及其他多学科的进步与发展均发挥了重要的作用。近年来，《本草纲目》中很多的医药学术经验被挖掘、整理和继承，并被推广应用。但其中很多的中药科普内容并未得到很好的整理和宣传推广，这无疑是李时珍和《本草纲目》研究中的一个缺陷。今天在国内外都十分重视中医药文化的宣传推广工作的同时，挖掘整理《本草纲目》，编写出版受众更广的科普著作，是很有必要的。

我的弟子梅全喜教授是一位知名的中药学者，从事中药工作40多年了，一直以李时珍为榜样，不忘初心，踔厉奋发，砥砺前行，在推动中药临床药学的发展、地产道地药材的研究与开发、中药制剂与炮制的传承以及本草与药学史研究等方面取得了显著成绩，为中药的传承与创新发展工作作出了积极贡献。同时他也十分重视中药科普工作，先后公开发表中医药科普文章200多篇，主编出版《艾叶百科系列丛书》（一套三本，中英文版）《生活的健康和健康的生活》《梅全喜论中药全集——中药科普分册》等科普著作多部。近年来，他带领团队以挖掘《本草纲目》中记载的古代药物治病的传说和故事为线索，用全新的视角来讲述《本草纲目》的历史价值和现实意义，创作出一系列优秀的科普文章。他们的作品被主流的传统媒体和新媒体广为转载，从中看到广大民众对中医文化的热情和对中药知识的渴求，也催生了这本《〈本草纲目〉故事里的中药》。

这本书不仅深入浅出、雅俗共赏，难能可贵的是，梅全喜教授团队以原创性、科学性为本，以原文新译、真图对比、验方筛选等手法，对古代认知和现代研究做了很好的融合阐述，做到了取精华、弃糟粕、汇古今、扬发展。所以这既是一本有文化底蕴的通俗读物，也是一本值得放在案头经常翻阅参考的工具书。

相信本书的出版，对于挖掘整理、推广应用李时珍《本草纲目》中的宝贵医药经验，普及中医药知识、推动中医药科普宣传工作的广泛开展，乃至推动中医药的传承与创新发展都将具有重要的现实意义。

是为序。

国医大师　金世元

2023年7月

可信可赏可用，讲好中医药故事

如何讲好中医药故事，是当今的一个热门话题。

现在网络上、书刊里这类的话题不是太少，而是太多了。其中有传说的、有杜撰的，真真假假，都可信吗？

我们在看古文献时，常常苦于古人留下的资料太少。我想当我们的后人再看我们这一代人留下的资料时，一定会抱怨资料太多、太杂，或曰言十妄九，令人无所适从。如何发掘可信的中医药故事，我想《本草纲目》无疑是一个重要的宝藏。

我看书有一个习惯，先看作者，再看内容。先看看作者是不是干这行的，有没有资格写书，以此来判断内容可信度。

今拿到《〈本草纲目〉故事里的中药》一书书

稿，首先映入我眼帘的是三个熟悉的名字，心里便是一喜。

第一位，主编梅全喜。早在1983年，全国首届药学史成立暨学术交流会在湖北蕲春召开，全喜已作为当时最年少的代表参加了这个会议，是“本草一大”列席代表。1989年，我在黄山首届全国中药鉴定学术会议上与全喜教授相识，对这位来自基层、脚踏实地的李时珍的同乡人印象极深、极好，遂结成好友。

1990年1月国内第一个李时珍专门的研究机构“湖北蕲春李时珍中医药研究所”正式成立，全喜担任第一任所长。

全喜是一位脚踏实地的学者，是一位不知疲倦的劳动模范，是一位将理论联系实际的科学家。几十年矢志不渝。全喜教授在科研实践中历练，在药学史及本草学领域积累了大量经验，形成了独具创新性与特色的学术思路和学术见解。

第二位，副主编黄冉。这是一位后起之秀，她曾是我的硕士研究生，勤奋好学，充满朝气，干事干脆利索，有多年的药房基础，有扎实的“站桩”功夫，是一本药房的“活字典”。过去三年她跟着全喜教授服务于临床，功夫大有进益，如今早已能独当一面。

第三位，摄影师陈虎彪。虎彪是我多年的搭档，我们合作的众多书籍中，多数摄影作品是出自虎彪之手，我是沾了他的光。现在到了人人随时随手可拍照的时代，但越是谁都能做的事情，想要干好就越不容易。在虎彪的相机下，在他的手中，专业、敬业是基本功，快门、曝光、光圈是好帮手，“照无虚发”。每幅作品，都是科学与艺术的结合，专业、权威，是一种美的享受。

有了这三位联手，我想这是一本值得品味的书。打开内页，果不其然，50篇文章，篇篇精彩。

看到这本书问世，我们要再次感谢李时珍。这里面的故事，有李时珍亲手摘录前人的，也有李时珍自身体验的，都是经过李时珍筛选认可的，都出自《本草纲目》，言出有据。

记得2021年，中央电视台制作《典籍里的中国——本草纲目》一期时，我和全喜教授受邀担任节目学术顾问，提供素材的第一个要素就是可信。我们推荐的“人参的故事”“黄精的故事”“曼陀罗的故事”都被节目采用了，也在这本书里呈现。

我曾说过，西药特别是化学药背后往往是一个结构式，但中药背后往往是一段文化故事。文化，是空气，是阳光，是水，是人类生存不可或缺的。

文化需要挖掘，需要整理，需要弘扬。文化里的故事不是道听途说，是经过严格考证的验证，好的文化故事，有历史的积淀，有民间的智慧，也有民族的自信。好的中医药故事，应当有内容、有观点，在让人身心愉悦的同时，更应传播有用的知识点，寓教于乐。

全喜教授主编的这本《〈本草纲目〉故事里的中药》，每个中药故事之后，还附录有应用的实例、注意事项。这一切，都来自全喜教授对先人经典的消化吸收与创新，是他和团队成员汗水与心血的结晶。

什么是好书？看得懂、记得住、传得开、用得上的是好书！我想如果用这四点来打分，这本书我打第一档高分。

先睹为快，有感而发，写下几笔读后感，与朋友们分享，代为序。

香港浸会大学中医药学院原副院长、教授

赵中振

2023年7月

前言

中医药学是中华民族优秀传统文化的重要组成部分和典型代表，几千年来为中华民族的生息繁衍和人类的健康事业作出了重要的贡献，党的十八大以来以习近平同志为核心的党中央高度重视中医药工作，习近平总书记多次对中医药工作作出重要指示：中医药学包含着中华民族几千年的健康养生理念及其实践经验，是中华文明的一个瑰宝，凝聚着中国人民和中华民族的博大智慧；要遵循中医药发展规律，传承精华，守正创新，加快推进中医药现代化、产业化……的确，中医药在我国古代人民长期防治疾病的实践中独具特色，蕴藏着极其丰富的文化内涵，并深深地扎根于中华民族的民众心中。这一点从历代的中医药专著（本草医籍）中就能体现，而《本草纲目》则是这些中医药著作中最具代表性的。

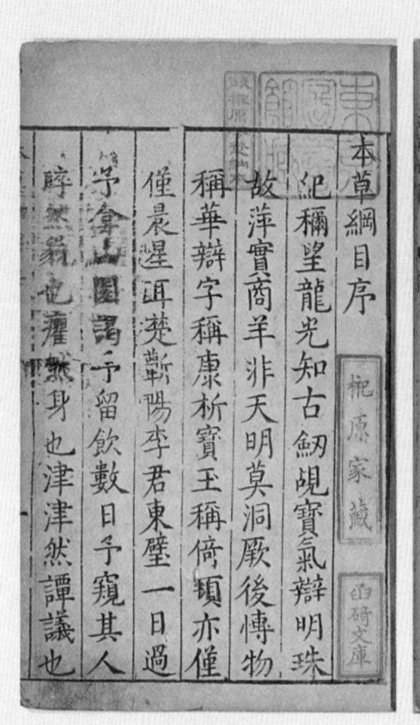
本草綱目序
紀稱望龍光知古劍覘寶氣辯明珠
故萍實商羊非天明莫洞厥後博物
稱華辯字稱康析寶玉稱倚頓亦僅
僅晨星耳楚蘄陽李君東璧一日過
予弇山園謁予留飲數日予窺其人
睟然貌也癯然身也津津然譚議也

1. 金陵本

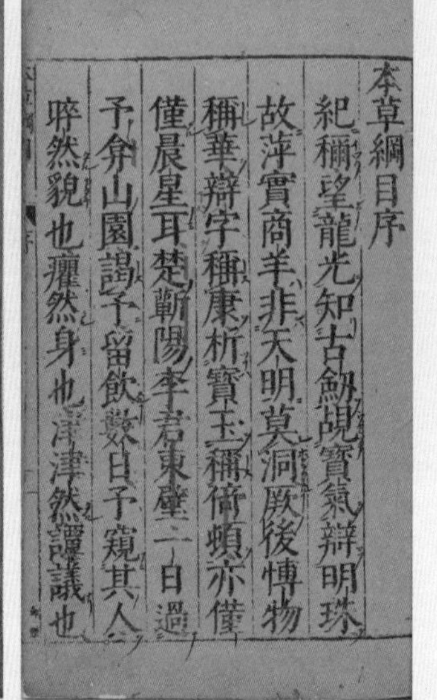
本草綱目序
紀稱望龍光知古劍覘寶氣辯明珠
故萍實商羊非天明莫洞厥後博物
稱華辯字稱康析寶玉稱倚頓亦僅
僅晨星耳楚蘄陽李君東璧一日過
予弇山園謁予留飲數日予窺其人
睟然貌也癯然身也津津然譚議也

2. 江西本

本草綱目序
紀稱望龍光知古劍
覘寶氣辯明珠故萍
實商羊非天明莫洞

3. 钱衙本

本草綱目原序
紀稱望龍光知古劍覘寶氣辯明珠故萍實商羊非
天明莫洞厥後博物稱華辯字稱康析寶玉稱倚頓
亦僅僅晨星耳楚蘄陽李君東璧一日過予弇山園
謁予留飲數日予窺其人睟然貌也癯然身也津津
然譚議也真北斗以南一人解其裝無長物有本草
綱目數十卷謂予曰時珍荊楚鄙人也幼多羸疾質
成鈍椎長耽典籍若啖蔗飴遂漁獵羣書搜羅百氏
凡子史經傳聲韻農圃醫卜星相樂府諸家稍有得

4. 张绍棠本

最有代表性的《本草纲目》版本(序)

1. 金陵本(金陵胡承龙本):明万历二十四年(公元1596年)刊行的《本草纲目》是初刻本,也是世界上现存最早的版本。该本被公认为是《本草纲目》后世各种版本的祖本(或称母本),目前该版本存世不多,已成为世界珍宝。

2. 江西本(江西夏良心本):明万历三十一年(公元1603年),鉴于金陵本“初刻未工,行之不广”,江西巡抚夏良心等依据金陵本原版重刻印行,为明末清初各版本的底本。

3. 钱衙本(杭州钱蔚起本):明崇祯十三年(公元1640年),武林(今杭州)人士钱蔚起于杭州六有堂重刻,以江西版本为底本,因刻工精细,药图美观,而很快取代了江西本。

4. 张绍棠本(合肥张绍棠本):清光绪十一年(公元1885年),由合肥张绍棠在味古斋重刻,主要依据江西本和钱衙本,并与《本草纲目拾遗》合刻,近代很多的翻刻本、重印本多采用此本为底本。

为什么要研究《本草纲目》

《本草纲目》是十六世纪我国伟大医药家李时珍以非凡的毅力、超人的智慧和刻苦精神，历时二十七年完成的巨著。这部巨著系统而全面地总结了明代以前我国劳动人民治病用药的经验，《本草纲目》内容之丰富，规模之宏大，形式之完美，都达到了那个时代的最高水平，至今依然指导着中医药的临床实践，被世人视为“经典”，被誉为“东方医药巨典”“中国古代的百科全书”。《本草纲目》自问世后，先后被翻译成日、朝、英、法、德、俄、拉丁等多种语言文字，至今在国内外已有200多次翻刻。

二十世纪八十年代以来，我国中医药界出现了一股研究李时珍及《本草纲目》的热潮，研究涉及医药、植物学、动物学、矿物学等各个学科。其中虽也不乏对李时珍学术思想和《本草纲目》文学性、人文性的研究，但研究不够全面系统，且又零散无序，这无疑是一个缺陷。近年来，随着健康观念和医学模式的转变，中医药在防治常见病、多发病、慢性病及重大疾病中的疗效和作用日益得到国际社会的认可和接受。普通民众迫切需要更深入、更广泛地了解中医药知识，因此我们将《本草纲目》等古籍中收载的药物故事系统挖掘、整理并进行科普创作，融学术性、知识性、资料性、实用性、趣味性于一体，内容通俗易懂、形象生动、故事性强、深入浅出、雅俗共赏，不但使读者从中获得实用的中药知识，又能体会阅读的乐趣和高雅的艺术享受，既使读者了解中药的功能与应用，又能掌握中药的安全合理应用方法。这项工作是非常有意义的！

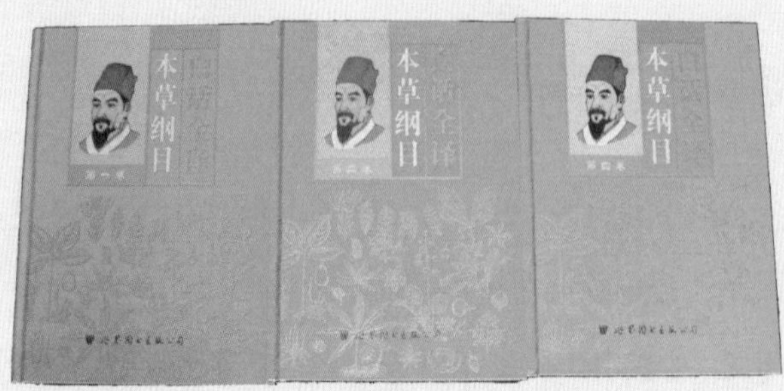

白话版

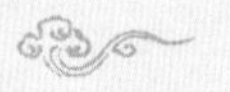

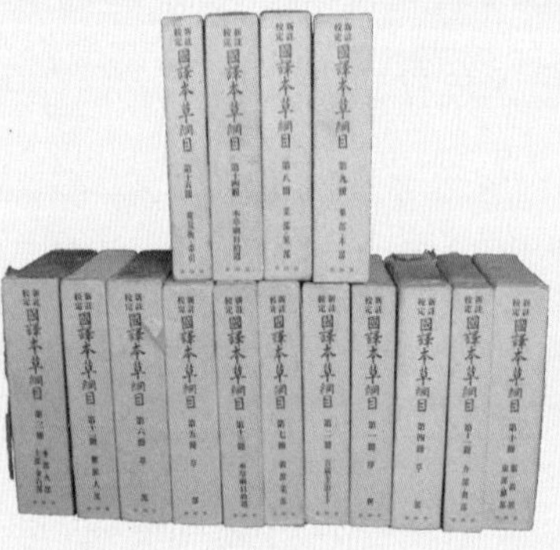

日文版

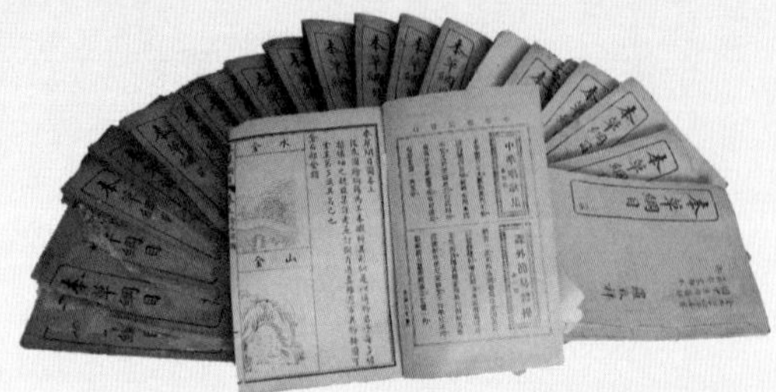

民国本

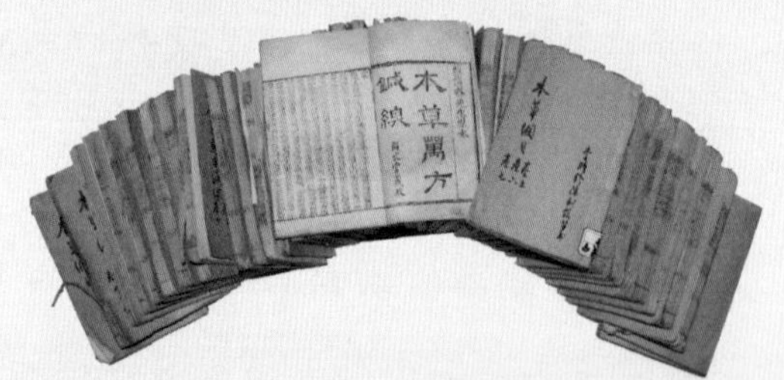

清·同文堂本

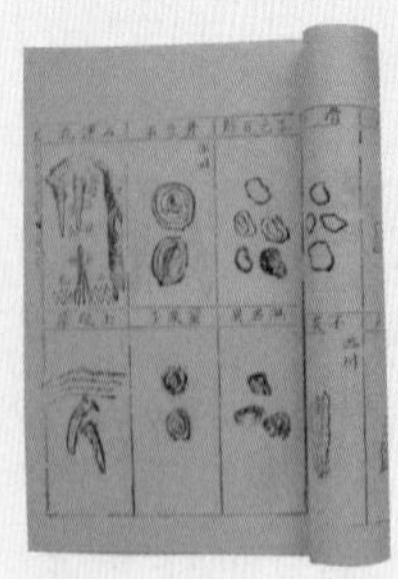

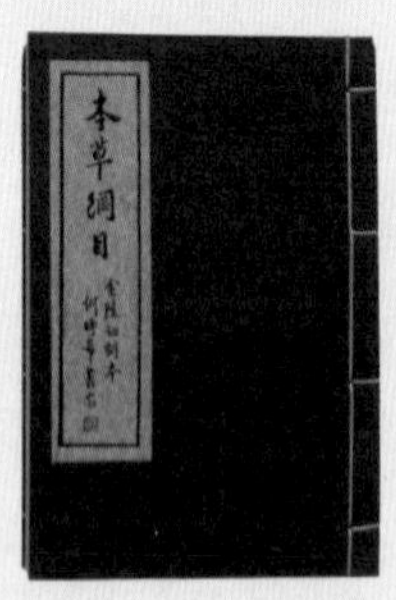

金陵本影印本

清·芥子园本

不同版本的《本草纲目》

李时珍精神:人民的就是世界的

李时珍,字东璧,号濒湖山人,世称李濒湖,明代蕲州城(今湖北省蕲春县蕲州镇)人。生于正德十三年(1518年),卒于万历二十一年(1593年)。李时珍“岁历三十稔,书考八百余家,稿凡三易”,编著成划时代科学巨著《本草纲目》。明代文学家王世贞称李时珍为“真北斗以南一人”,四百多年前,王世贞所赞绝非虚言,可以说是恰如其分,毫不为过!

李时珍在编写《本草纲目》过程中“渔猎群书,搜罗百氏,凡子史经传,声韵农圃,医卜星相,乐府诸家,稍有得处辄著有数言”,参考的古籍多达八百余种,数量范围之广令人惊叹!他深深扎根于广大人民群众之中,特别是他善于讲故事,更善于摘录前人的故事、传说、轶事及案例,将它们用优美流畅的文字描述出来。药中有文,文中有药,药寓于文,文寓于药,其味无穷,具有很强的趣味性和知识性。所以说,《本草纲目》是一部药物学专著,同时也是一本文学性、趣味性很强的科普著作。这就是《本草纲目》这部传世大作在古今中外备受欢迎的主要原因之一。

李时珍的一生在中国五千年历史文化长河之中,虽然只是短暂的一瞬,但是李时珍的精神和伟大科学著作《本草纲目》对人类的贡献,犹如郭沫若先生所说:“造福生民,使多少人延年活命!伟哉夫子,将随民族生命永生!”五百年来,李时珍的中医药学术思想就像历史长河中的一座伟大丰碑,光照着医药界的进步与发展,李时珍的《本草纲目》已成为人类社会的一个“取之不尽的知识源泉”。

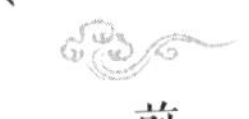

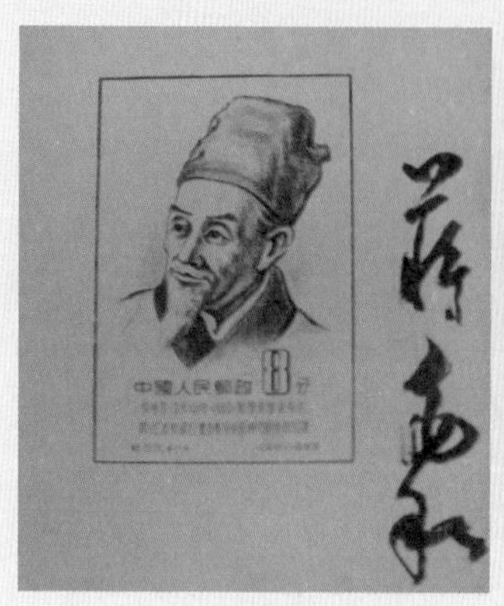

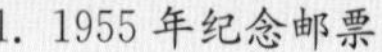

1. 1955 年纪念邮票

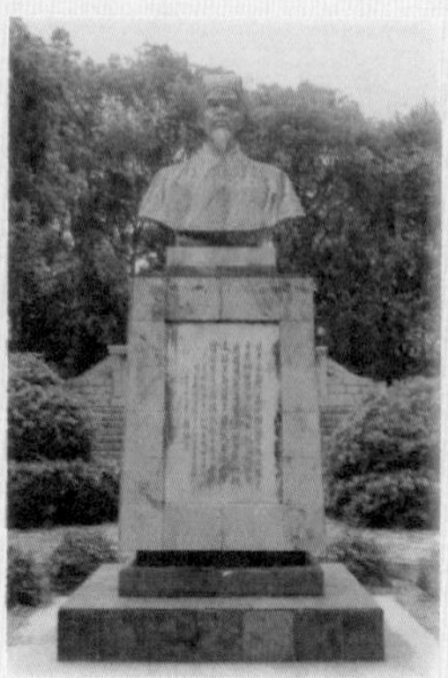

2. 李时珍墓前半身坐像

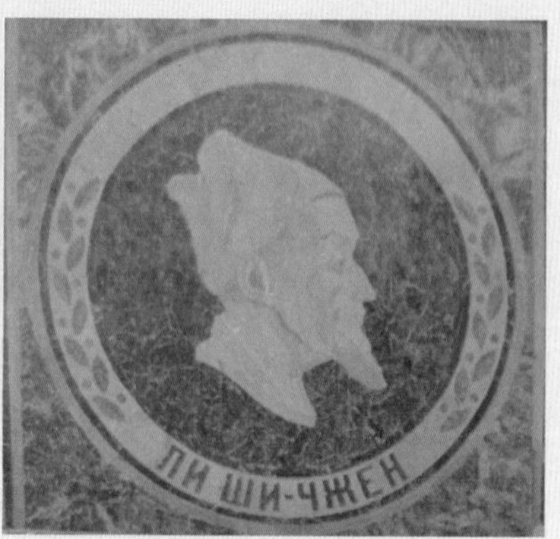

3. 莫斯科大学的头像

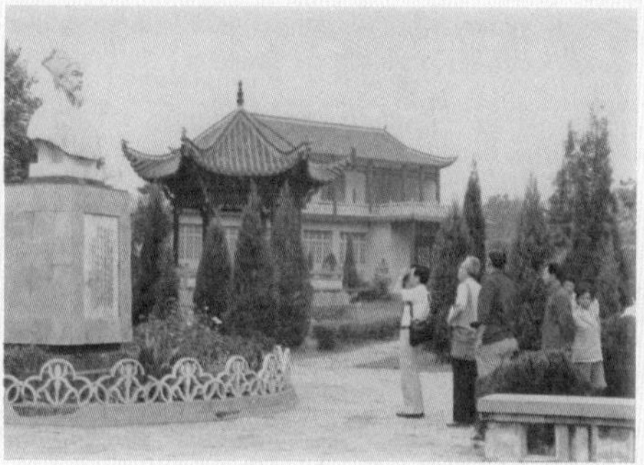

4. 日本学者参观访问

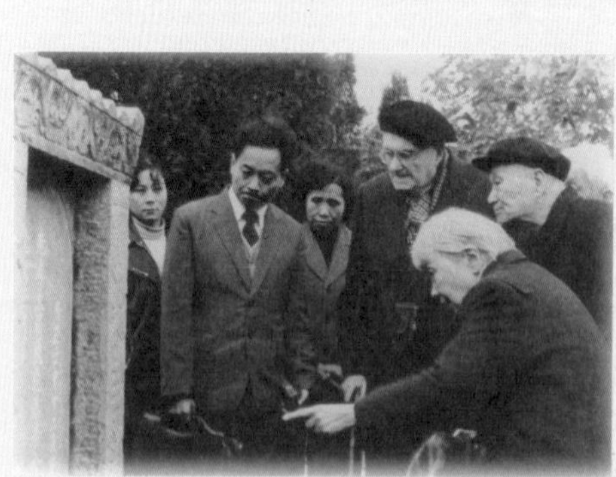

5. 英国学者参观访问

1. 1955 年邮电部发行“李时珍纪念邮票”，票面图案系蒋兆和画的李时珍像。

2. 李时珍像下塔基石碑正面刻有中国科学院院长郭沫若的题字：“医中之圣，集中国药学之大成，《本草纲目》乃 1892 种药物说明，广罗博采，曾费卅年之殚精，造福民生，使多少人延年活命！伟哉夫子，将随民族生命永生！李时珍乃十六世纪中国伟大医药学家，在植物学研究方面亦为世界前驱。”

3. 1953 年，李时珍作为世界最著名的科学家之一，他的头像与哥白尼、牛顿、达尔文等 60 位世界巨匠一起被镶嵌在新落成的莫斯科大学主楼的廊厅上。此头像是以蒋兆和所绘李时珍画像为范本，用 105 块马赛克拼成。

4. 日本学者、著名的科学史本草学专家宫下三郎率日本医药代表团到李时珍纪念馆参观访问，并向纪念馆赠送日本春阳堂版《头注国译本草纲目》(宫下三郎为主要翻译人员)一套。

5. 英国皇家科学院院士、世界著名的科技史学家李约瑟参观访问李时珍纪念馆。

李时珍的影响力

如何读懂《本草纲目》这本书

《本草纲目》分为十六部、六十类，共有五十二卷，载有药物1892种，收集药方一万多个，书中还绘制了一千余幅精美的插图。每种药物分列释名、集解、正误、修治、气味、主治、发明、附方等项目，分别列举别名，并释命名意义；介绍产地、品种、形态、栽培、采收等；对历代本草有疑误者予以辨正；阐述炮制方法和保存法；阐述药物性味及有毒无毒；列举其主要功效及主治的病症；阐述药性理论、用药要点及自己的学术见解；广录以该药为主的主治各科病症的有效方剂等，是对十六世纪以前中医药学的系统总结。

书中不仅考正了过去本草学中的若干错误，综合了大量科学资料，提出了较科学的药物分类方法，融入先进的生物进化思想，并反映了丰富的临床实践。

《本草纲目》对药物分类完全摒弃了古代的上、中、下三品分类法，采用了当时最为先进的从无机到有机、从低等到高等、基本符合进化论观点的分类方法，将药物分成水、火、土、金石、草、谷、菜、果、木、服器、鱼、鳞、介、禽、兽、人十六部六十类，各类又依据习性、形态、性质、生态等分类，如在草部下就分为山草、芳草、隰草、毒草、蔓草、水草、石草、苔、杂草等类。在编排上突出纲目分列，纲举目张，除列“一十六部为纲，六十类为目”外，还包括每药之中“标名为纲，列事为目”，即每一药物下列释名、集解、发明、主治等为目，又有以一物为纲，而不同部位为“目”如“标龙为纲，而齿、角、骨、脑、胎、涎皆列为目”的先进编排方式。

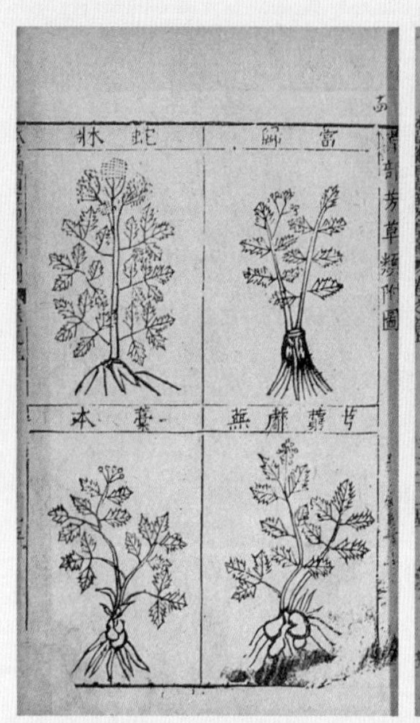

1. 金陵本

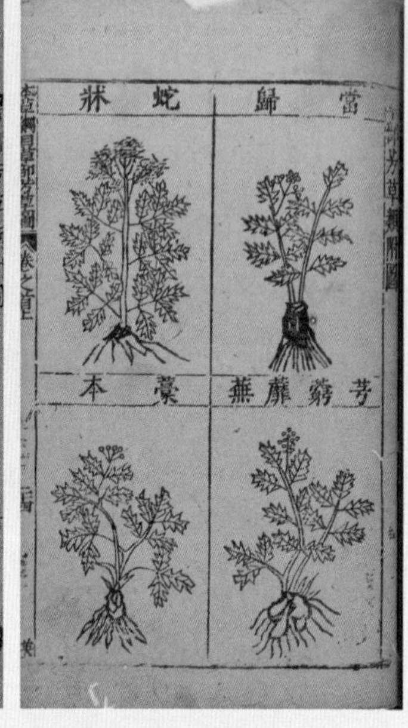

2. 江西本

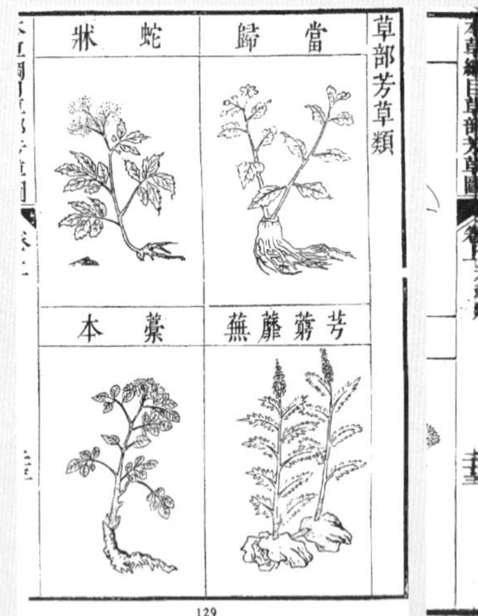

3. 钱衔本

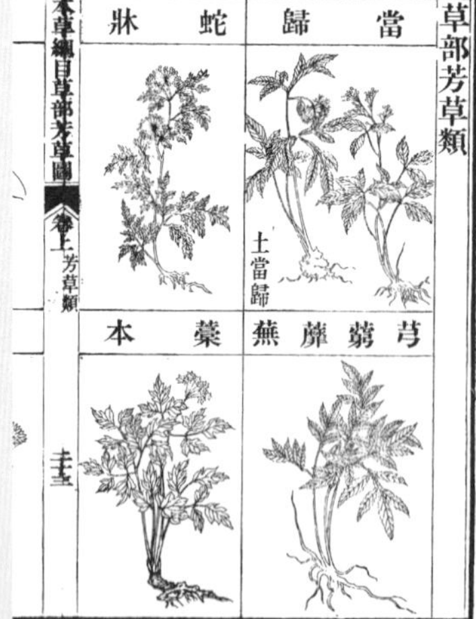

4. 张绍棠本

不同版本《本草纲目》里的药图(当归等)

1. 金陵本药图是在李时珍的指导下由其儿子李建中、李建元和李建木绘画，孙子李树宗和李树声校对的。虽然粗糙简陋，但是最接近李时珍时代和他的学术见解与认识，十分珍贵。

2. 江西本的文字和药图基本上是延续金陵版的，仅仅只是印刷版式略有变更，故其药图与金陵本几乎一致。

3. 钱衔本文字继承的是江西本，由钱蔚起亲自校对，药图改动较大，看似精美，但严重失真，已远离李时珍原书面貌。

4. 张绍棠本药图有增有改，虽然药图更精美且接近现代植物的形态，但其中不少药图改错了。

《本草纲目》的另一个特点就是它的药图，初刊本(金陵本)附图1 109种，系李时珍的儿子建中、建元、建木及诸孙参与绘制。金陵本的药图是最原始和最真实的，特征明显，一看就知。明清时期又印刷多种版本，并改绘药图，其中不少的药图都改错了。说起古代药图，不得不提比《本草纲目》早九十余年的明代官修本草——《本草品汇精要》，该书共有彩绘药图1 367幅，由王世昌等明代著名的画师绘成，该书的写实性药图工笔重彩，绚丽非常，是全书的精华，这是我国第一部大型彩绘图书，也是我国古代最大、最有代表性的彩色本草图谱。

故事里的中药，今天更加光彩夺目

《本草纲目》具有承前启后的重要意义，四百多年来一直影响着后世的中医药从业者。同时在训诂、语言文字、历史、地理、植物、动物、矿物、冶金等方面也有突出成就，因此《本草纲目》对人类近代科学以及医学方面影响极大。《本草纲目》广征博引，图文并茂，在考证药物本草的名称、性味、功效和应用等特性时常常附有传说和故事及用药案例，为了更好地帮助普通读者读懂《本草纲目》，我们在前期工作的基础上认真深入挖掘《本草纲目》中记载的古代药物治病的传说和故事，选取有代表性的常用中药50种，编写了这本《〈本草纲目〉故事里的中药》。本书收载的50种药物中的故事、传说、轶事及案例主要载于《本草纲目》的"发明"栏目中，共有36条，其余分别为"释名"项下7条，"附方"项下5条，"集解"项下2条，"主治"项下1条。其中有42个故事是从前人的各种书籍中摘录的，8个故事是李时珍自己亲身经历的。

编写中每味药物皆以其《本草纲目》中收载的防病治病的传说和

故事为开始，先把《本草纲目》中收载的故事原文列出，随后用白话文叙述故事，再依次介绍药物的来源、得名、采收、鉴别、炮制、性味、功效、主治、化学成分、药理作用、临床验方和使用注意等。为了体现《本草纲目》的药物分类特色和古代药图的精美，本书的目录按照《本草纲目》中的排序来编排，药图则是选自前述古代本草药图中最有代表性的《本草品汇精要》。这样使读者不仅能更深入地了解本草，从中获得实用的中医药知识，而且能了解古医籍的精髓，领略前人的智慧，展望未来的发展前景。

本书中的药用植物及药材照片均系原创照片，大部分由香港浸会大学中医药学院陈虎彪教授提供，少数由大连市药检所陈代贤主任中药师提供，两位专家均是我国药用植物及中药鉴定学方面知名专家，其所拍照片品种准确、特征突出、构图美观，让读者既能感受到中药的美好，又能很好地学到中药鉴别技术。

全民阅读，弘扬优秀传统文化

读故事，品中药；借古学，鉴今进，从优秀的传统文化中获得思想的启迪、知识的开拓，本书对中医药工作者、医药院校师生、中医药爱好者及普通民众都具有重要的价值。相信本书的出版对于弘扬传统文化、普及中药知识、推动中医药科普创新都具有重要的现实意义。

本书在编写出版过程中得到了全国药品安全公益联盟(PSM)、中国中医药信息学会李时珍研究分会、中华中医药学会李时珍研究分会、李时珍中医药教育基金会、广东省药学会、深圳市守正创新中医药基金会等单位及深圳市医疗卫生三名工程“深圳市宝安区中医院—广州中医药大学刘中秋教授中药制剂开发及转化药学研究团队”项目

(编号 SZZYSM202206005)的大力支持，国医大师金世元教授、岐黄工程首席科学家果德安教授和岐黄学者刘中秋教授审阅全书，担任名誉主编，国医大师金世元教授和国际知名中医药文化学者赵中振教授为本书写序，在此一并表示衷心感谢。

让我们谨遵习近平总书记的指示，以绵薄之力、以崇敬之心，去推动中医药事业和产业高质量发展，推动中医药走向世界，充分发挥中医药防病治病的独特优势和作用，为建设健康中国、实现中华民族伟大复兴的中国梦贡献力量。

梅全喜

2023 年 7 月

目　录

金石部

草部山草类

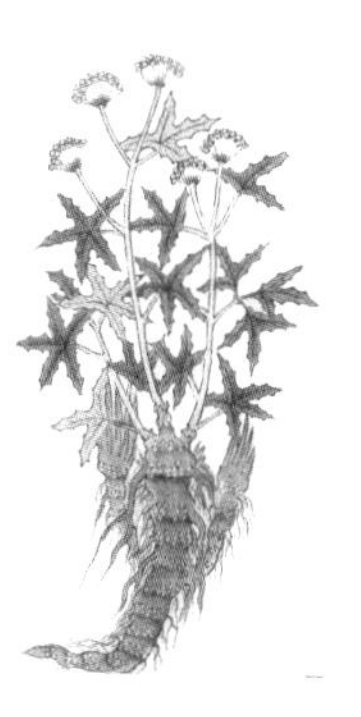

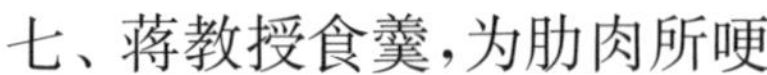

草部芳草类

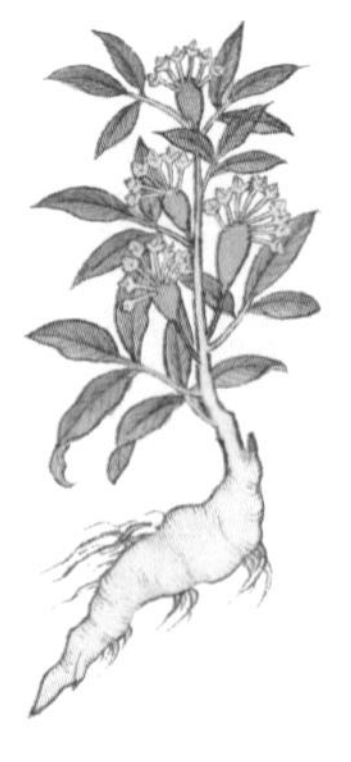

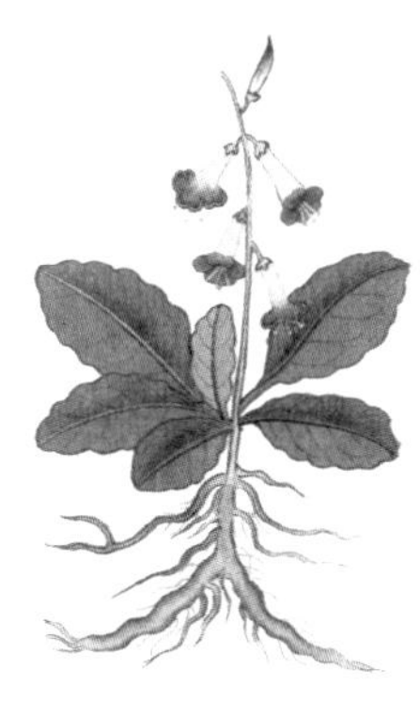

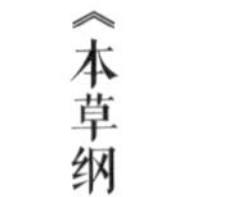

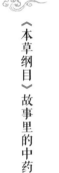

谷部

菜部

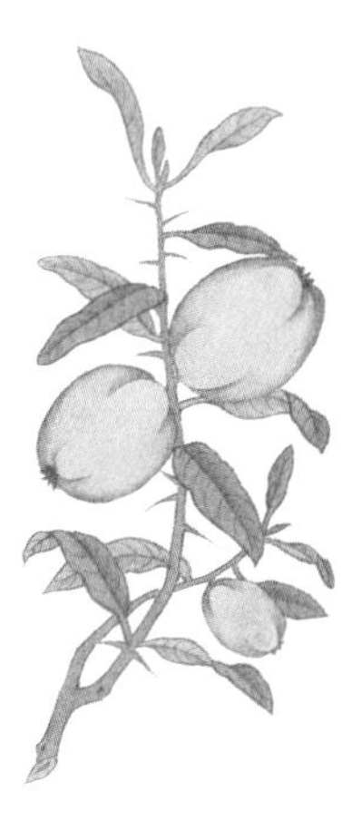

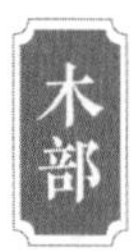
木部

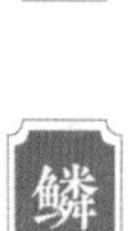
鳞部

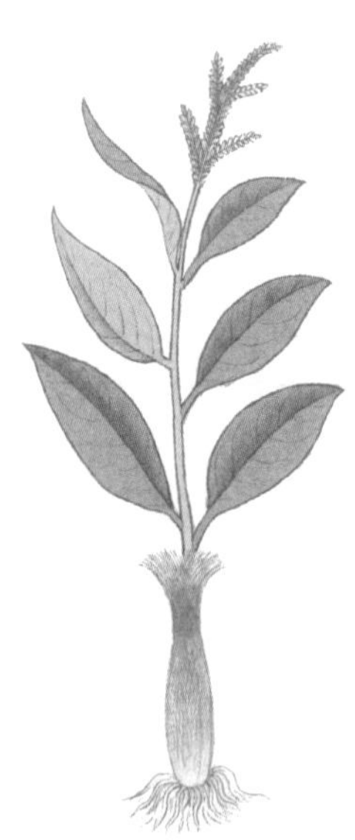

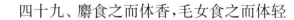

金石部

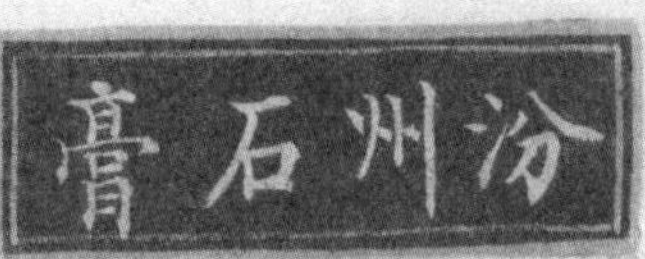

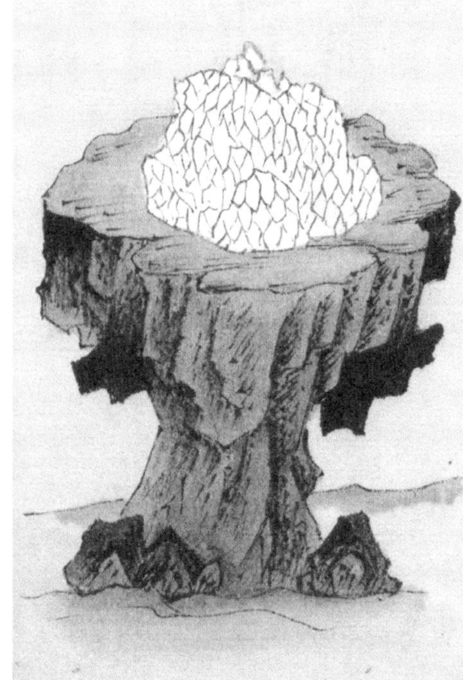

一、折翅胡雁，后遂飞去

自然铜治骨折

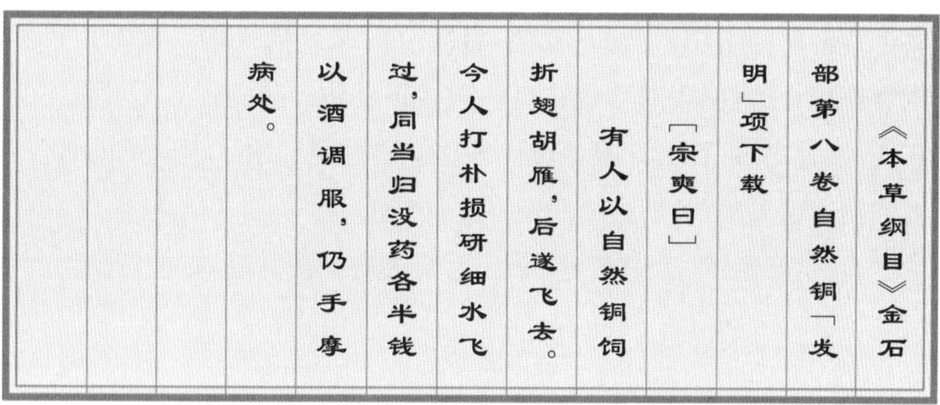

《本草纲目》金石部第八卷自然铜「发明」项下载

［宗奭曰］

有人以自然铜饲折翅胡雁，后遂飞去。今人打扑损研细水飞过，同当归没药各半钱以酒调服，仍手摩病处。

《本草纲目》金石部第八卷介绍自然铜时，讲了一个故事。

有人在野外发现了一只翅膀受伤的大雁，便将它抱回家中饲养。每天不仅用上好的饲料喂饱大雁，还经常带着大雁到村后的山上散步以锻炼体力，帮助它恢复体力，希望它能早日回归大自然。那人居住的村子后山上盛产自然铜，矿山路边上到处都有自然铜，受伤的大雁会有意无意地啄食自然铜颗粒。那人见大雁喜食，便在山上采挖了一些自然铜，捣成粉末后添加在饲料里喂养它。很快，大雁受伤的翅膀逐渐康复，没多久便又展翅飞上了蓝天。

自然铜能治骨折，这一发现使得人们开始把自然铜当作治疗跌打损伤的药物。《日华子本草》记载其："排脓，消瘀血，续筋骨。治产后血邪，安心，止惊悸。"《开宝本草》曰其："疗折伤，散血止痛，破积聚。"寇宗奭云其临床应用："今人打扑损，研细水飞过。同当归、没药各半钱，以酒调服，仍手摩病处。"自然铜入血行血，有散瘀止痛、接骨疗伤、促进骨折愈合作用，为伤科要药，且既可内服又能外用。世人把自然铜当作接骨药，但李时珍说："自然铜接骨之功，与铜屑同，不可瞧不起它，但接骨之后，不可常服。"现代毒理学研究也证明了李时珍的观点：自然铜不可久服，长期过量服用可致重症黄疸。

自然铜(图 1－1)其实并非铜，为天然硫化铁矿石，又名石髓铅、方

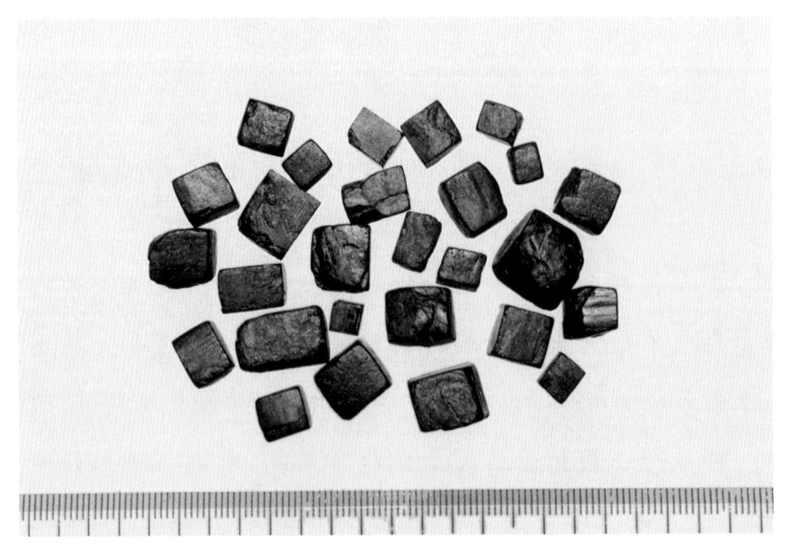

图 1－1　自然铜

块铜。《开宝本草》记载:"其色青黄如铜,不从矿炼,故号自然铜。"《中华人民共和国药典》,以下简称《中国药典》(2020年版)收载自然铜为硫化物类矿物黄铁矿族黄铁矿,主含二硫化铁(FeS_2)。

值得注意的是,矿物学领域的自然铜与药用的自然铜(黄铁矿)是不一样的,矿物学给"自然铜(copper)"的定义是:一种含铜矿石,成分是铜单质,是铜元素在自然界天然生成的各种片状、板状、块状集合体。而黄铁矿(药用自然铜)是地壳中分布最广泛的硫化物,可见于各种岩石和矿石中,但多由火山沉积和火山热液作用形成,外生成因的黄铁矿见于沉积岩、沉积矿石和煤层中。作自然铜应用的黄铁矿多为致密块状和结核状者,采挖后,拣净杂石及有黑锈者,选黄色明亮的入药,用时砸碎。本品多呈规则的方块形,大小不一,通常直径0.3~2 cm,表面平坦,亮黄色,具金属光泽,酷似黄铜块,有时表面呈棕褐色。质坚硬,但易砸碎,断面亮黄白色、有金属光泽。无臭,无味。以色黄亮、质重、表面光滑、断面白亮者为佳。

本品早在《丹房镜源》中便有记载,但是药用则是首载于《雷公炮炙论》:"石髓铅即自然铜。勿用方金牙,真相似,若误饵之,吐杀人。石髓铅似干银泥,味微甘也。"《神农本草经疏》载:"自然铜乃入血行血,续筋接骨之药也。凡折伤则血瘀而作痛,辛能散瘀滞之血,破积聚之气,则痛止而伤自和也。"自然铜入药,既能散瘀止痛,也能接骨续筋,还可消肿活血,对跌打损伤、骨折骨痛,以及心气刺痛等多种疼痛类疾病都有很好的治疗作用,内服外敷均可。常与乳香、没药、当归等药同用,以治跌打损伤骨折,名方如《医宗金鉴》所载自然铜散、八厘散,现代用于治疗跌打损伤骨折的常用中成药骨折挫伤胶囊(《中国药典》)、接骨七厘片(原卫生部颁《药品标准中药成方制剂·第十八册》)

等，均含有自然铜。

临床应用自然铜多用煅制品，方法是取净自然铜，置无烟炉火上或适宜的容器内煅至暗红，立即取出放入醋中淬（煅淬法），反复多次煅淬表面呈黑褐色，光泽消失并酥松。

自然铜味辛，性平，具有散瘀止痛、续筋接骨之功效。常用于治疗跌打损伤、筋断骨折，为骨伤要药。同时还可用于治疗瘿瘤、疮痈、烫伤。

自然铜主要含有二硫化铁（FeS_2），亦含有铜（Cu）、镍（Ni）、砷（As）、锑（Sb）、硅（Si）、钡（Ba）、铅（Pb）、钙（Ca）、锌（Zn）、锰（Mn）等杂质。其主要药理作用有促进骨折愈合，还可促进新骨生成。此外，自然铜还有抗真菌作用。自然铜可以促进骨髓本身及其周围血液中网状细胞和血色素的增生。在地方性甲状腺肿病地区的井水中加入自然铜，可起到预防作用。

自然铜在中医临床较常用于跌打损伤、骨折的治疗，民间亦有应用，现介绍一些常用方剂，供参考。

① 治疗股骨干骨折

煅自然铜、金毛狗脊、龙骨、牡蛎各 50 g，骨碎补 30 g，龟板、鳖甲各 20 g。共为细末，装胶囊，每粒重 1.5 g，每日 3 次，每次 3 粒，口服。

② 治疗骨质疏松、腰椎压缩性骨折

自然铜（煅制）、当归、土鳖虫各 10 g，白芍、续断、威灵仙、木瓜、天花粉、熟地黄、黄芪各 15 g，水煎服，每日 1 剂，水煎分 2 次服用。

③ 治疗踝关节韧带损伤

自然铜 20 g，黄连 10 g，大黄 10 g，黄芩 10 g，黄柏 10 g，三七参 20 g，

血竭 20 g，冰片 20 g，乳香 20 g，没药 20 g，白凡士林 500 g。除冰片另研细末外，其余中药混合研细末过 100 目筛。待凡士林用微火熔化后，将研好的中药粉及冰片末加入凡士林搅匀成糊状，贮藏备用。外用，剂量视损伤面积大小而定，用时将药膏涂患处(厚度 1～2 mm)，绷带包扎，每日换药 1 次，5～10 天为一疗程。

❹ 治疗白癜风(气血亏虚，肝肾不足)

煅自然铜 15 g(先煎)，沙苑子 15 g，女贞子 15 g，旱莲草 15 g，浮萍 15 g，防风 10 g，黄芪 20 g，白术 10 g，紫草 30 g，丹参 15 g，蒺藜 15 g，白芷 10 g，柴胡 10 g，鸡血藤 30 g，甘草 10 g。水煎服，每日 1 剂，早晚饭后 30 分钟温服。

❺ 治疗一切恶疮及火烧烫伤

自然铜、密陀僧各 30 g，甘草、黄柏各 60 g，研成细末，用时水调涂或干敷患处。

❗ 使用注意

本品不可多服久服。阴虚火旺，血虚无瘀者忌服。

二、寺丞女病骨蒸，众医不瘥

解热要药石膏

《本草纲目》金石部第九卷石膏「发明」项下载

［时珍曰］

……名医录言，睦州杨寺丞女，病骨蒸内热外寒，众医不瘥，处州吴医用此方而体遂凉。愚谓此皆少壮肺胃火盛，能食而病者言也。若衰暮及气虚血虚胃弱者，恐非所宜。广济林训导年五十，痰嗽发热。或令单服石膏药至一斤许，遂不能食，而咳益频，病益甚，遂不能起。此盖用药者之瞀瞀也，石膏何与焉……宗室子病呕泄，医用温药加喘，乙曰：病半中热，奈何以刚剂燥之，将不得前后溲，宜与石膏汤，宗室与医皆不信，后二日，果来召。乙曰：乃石膏汤证也。竟如言而愈。

关于石膏清热泻火的作用，李时珍在《本草纲目》金石部第九卷中有好几个故事。

《名医录》中记载，睦州杨寺丞的女儿，得了体内烦热、外部四肢冰冷的骨蒸病，许多医生诊治都没有明显的效果。处州一个姓吴的医生使用了王焘的《外台秘要》中治疗骨蒸劳热长久咳嗽的一个方子，方中使用石膏一斤、粉甘草一两，一起研磨成面粉一样细，每日用水调服三至四次，果然治好了杨寺丞女儿的骨蒸病。李时珍认为该方对于年轻身体强壮、肺胃之火盛行、可以进食的病人才有效。如果是年老体衰、气血两虚、脾胃虚弱的人，恐怕并不适合这个药方。

为此，李时珍又讲述了广济林训导的故事。林训导已经年过五十了，时常痰饮，咳嗽发热。有医生给他使用了上述王焘的药方，让他单独服用石膏近一斤，最终病不但没好反而不能进食，咳嗽也更加频繁，病情日益加重，最终卧床不起。这都是医生没有正确辩证用药造成的恶果，并非石膏的药效不好。

为此，李时珍在此书中还引用了刘跂《钱乙传》中一个用石膏治病救人的故事。一个皇族子弟一直上吐下泻，太医用温热药给他医治，不仅未见好转反而使他咳喘。钱乙说："这个病本来就是脏腑中燥热所致，无奈却用刚烈温燥的药治疗，将会对大小二便不利，应该用石膏汤来治疗。"宗室和太医都不相信。过了两天，此人仍不见好转，症状不出钱乙所料，急召他前来诊治。钱乙说："这症状就是石膏汤所治之证。"给其服用石膏汤，最终痊愈。石膏属大寒之品，尤善于去热敛疮，使用恰当能治病救人，而使用不当则可耽误性命。医生如何治病用药，关键在于辨证，《本草纲目》中李时珍所引用的这些病例，很能说明辨证的重要性。药物的使用不仅要根据病证、药性来确定，还应考虑到病人的身体情况、季节气候等因素，充分体现中医整体理论的重要性，才能药到病除。

石膏（图2-1，图2-2）是中医临床常用药，最早记载于《神农本草经》，因为纹理细密、性大寒如水，故又叫细理石、寒水石。本品是单斜晶系矿物，为含水硫酸钙（$CaSO_4 \cdot 2H_2O$）的矿石，常产于海湾盐湖和内陆湖泊形成的沉积岩中。一般冬季采挖，去净杂石，洗净泥土，打碎成小块即为生石膏；取净石膏块，置坩埚内，在无烟炉火中煅至酥松状，取出，放凉，碾碎，即为煅石膏。

石膏从古至今一直被用来制作豆腐，它的治病功效被百姓所熟知，还流传着一个小故事。相传有一个豆腐作坊老板的儿子顽皮，在

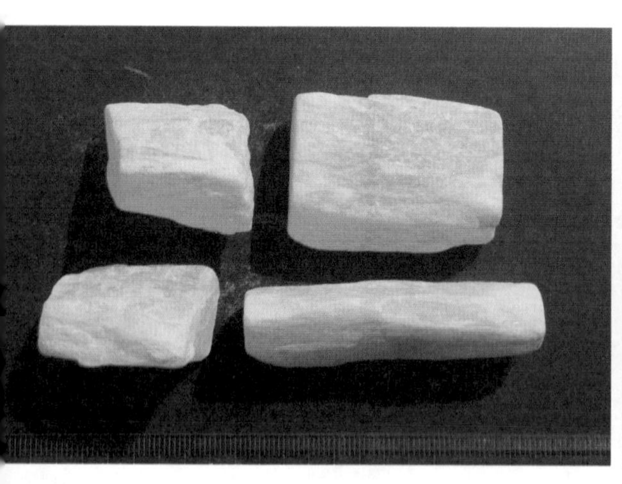

图2-1 石膏药材

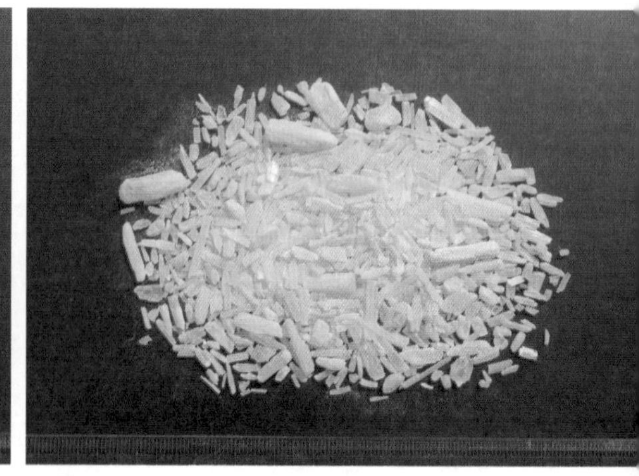

图2-2 石膏饮片

石膏上撒尿，导致石膏结块无法制作豆腐，于是老板气愤地罚儿子吃掉结块的石膏。没想到经过一晚的时间，发现儿子久久不愈的口疮全好了，这样才知晓了石膏和童尿混合后的神奇功效。石膏与童尿混合后，就成了俗称的一味药“淡秋石”，这只是石膏在古代的一种使用方法。石膏有生品和煅品之分，还有炒、煨、甘草制、蜜制等炮制品，功效各不相同。中医认为生石膏味甘、辛，性大寒，归肺、胃经，具有清热泻火、除烦止渴的功效，常用于治疗外感热病、高热烦渴、肺热喘咳、胃火亢盛的头痛和牙痛，也是骨科常用的固定材料。石膏煅后，其药性转为甘辛、涩、寒，清热作用减弱，转而出现温燥的药性，具有收湿、生肌、敛疮、止血的功效，主要是外治溃疡不敛、湿疹瘙痒、水火烫伤、外伤出血。

石膏常与其他矿物药材混淆，这与不同时期、不同地方的命名差异、药材性状有很大关系，其混淆品有凝水石、方解石。方解石是碳酸钙结晶，因敲击后能得到很多方形碎块而得名，色白但不透明，纹理和石膏相似。其性燥，疗风去热的功效虽然和石膏相同，但解肌发汗的功效不如石膏。凝水石始载于《神农本草经》，云：“凝水石，味辛，寒。主身热，腹中积聚邪气，皮中如火烧，烦满。”凝水石可提炼出石膏，硬度低，寒性稍逊于石膏，可清心肾实热。故方解石、凝水石皆是与石膏不同的矿物药。

石膏为中医临床常用药，中医传统认为生石膏主要有解热作用，梁代陶弘景的《名医别录》对石膏的解热作用作了较为深入的描述：“味甘，大寒，无毒。主除时气、头痛、身热、三焦大热、皮肤热、肠胃中膈热，解肌、发汗，止消渴、烦逆、腹胀、暴气喘息、咽热。”《长沙药解》载：“清心肺，治烦躁，泄郁热，止燥渴，治热狂、火嗽，收热汗，消热痰，住鼻衄，调口疮，理咽痛，通乳汁，平乳痈，解火灼，疗金疮。”石膏为清解气分实热的要药，凡热在气分而见壮热汗出、烦渴、脉来洪大者，都可用寒凉的石膏以清热泻火。如与清热凉血药同用，尚能治热盛发斑、神昏谵语等气营两燔的症候。石膏善清肺胃热，如见邪热郁沸或胃火炽盛等症，均可使用本品。

历代中医治疗温病常用的多个药方均以石膏为主药之一，如麻杏石甘汤、白虎汤、清瘟败毒饮及竹叶石膏汤等，这些方剂对于治疗历次温病及瘟疫的流行均发挥了重要作用。2020 年肆虐的新型冠状病毒肺炎，中医辨证以“寒湿”证为主，其中一个主要的、典型的症状是发热。因此国家及各省市推荐的防治处方中，石膏是一味重要的组成。如“清肺排毒汤”就是重用石膏的一个代表方，临床观察显示使用该方治疗总有效率高达 90%以上。此外，在新冠肺炎轻型的“寒湿郁肺证”、普通型的“湿毒郁肺证”、重型的“疫毒闭肺证”“气阴两燔证”等多个证型的处方中，都是重用石膏的。可见今天，石膏在抗瘟治瘟中仍发挥了很重要的作用。

石膏中主要成分为含水硫酸钙，其余部分为微量元素。现代药理学研究表明石膏主要有解热作用：生石膏可抑制发热时过度兴奋的体温调节中枢，有强而快的退热作用。此外，石膏还有镇静、镇痉、止渴、增强吞噬细胞能力的作用，可治疗感染性疾病。石膏也有抗病毒作用，石膏中的金属离子可能为其抗病毒的有效成分。

关于石膏的疗效用法，许多医药典籍中均有记载，现将石膏的一些民间应用录于此，供参考。

❶ 治疗风热感冒伴有发热

生石膏 40 g，柴胡 30 g，葛根 30 g，金银花 30 g，玄参 30 g，蒲公英 30 g，羌活 10 g，僵蚕 10 g，水煎煮两次，过滤浓缩成 400 mL。每日服用

2 次，每次 200 mL，根据发热程度可适当加大服用量。

❷ 治疗燥热咳嗽

生石膏 15 g，杏仁 5 g，枇杷叶 2 片，雪梨 2 个，蜂蜜 30 g。杏仁研磨成泥，纱布包裹枇杷叶和石膏，一起煎煮去渣，雪梨去皮捣成汁，和蜂蜜一起加入煎煮液中服用。

❸ 治疗偏头痛

生石膏 18 g，川芎 15 g，白芷 10 g，钩藤 10 g，菊花 10 g，天麻 10 g，地龙 10 g，全蝎 6 g，白芍 12 g，藁本 10 g，蔓荆子 10 g，珍珠母 30 g。水煎煮，每日 1 剂，煎取 300 mL，早晚分服。

❹ 治疗流行性腮腺炎

生石膏 20 g，柴胡 10 g，黄芩 6 g，党参 6 g，制半夏 6 g，板蓝根 15 g，生姜 3 片，大枣 3 枚。水煎煮，每日 1 剂，分 2 次服用。或用生石膏、黄柏各等量，研粉，用水或醋调成糊状，摊于纱布上，厚约 0.5 cm，敷于患处，每日 1～2 次。

❺ 治疗踝关节扭伤

煅石膏 650 g，花生油 10 g，凡士林 340 g，取煅石膏 500 g，研磨成细粉，加入凡士林 340 g 进行加热，待药品呈半凝固状态，再加入煅石膏粉 150 g 以及 10 g 的花生油，将其搅匀后在外敷纸上分装，即为一帖。每日外敷 1 次，每次 1 帖，每帖使用 12 h。

❗ 使用注意

石膏性大寒，所以脾胃虚寒及血虚、阴虚发热者忌服。石膏中含有多种微量元素，使用时应注意用量和时间，避免长期使用导致中毒。

三、钱少卿夜多恶梦，自虑非吉

朱砂镇静安神

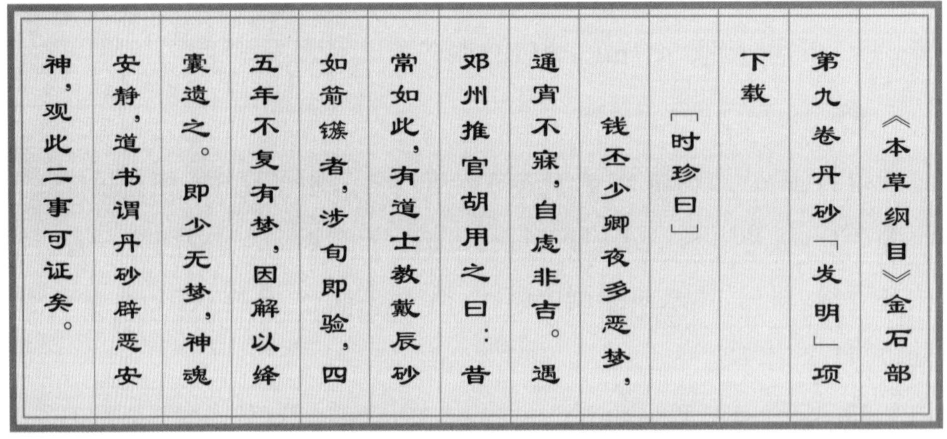

《本草纲目》金石部第九卷丹砂「发明」项下载

[时珍曰]

钱丕少卿夜多恶梦，通宵不寐，自虑非吉。遇邓州推官胡用之曰：昔常如此，有道士教戴辰砂如箭镞者，涉旬即验，四五年不复有梦，因解以绛囊遗之。即少无梦，神魂安静，道书谓丹砂辟恶安神，观此二事可证矣。

关于丹砂镇养心神的作用，李时珍在《本草纲目》中讲述了一个故事。

一个官职是少卿、名字叫钱丕的人，晚上睡觉总是噩梦连连，这使得他常常整晚都不能熟睡。钱丕思索再三，觉得这并非好事，或许会有不祥之事发生在自己身上。偶然间遇到邓州的一个推官、唤作胡用之的人，钱丕就将自己每晚做噩梦不能入眠的事告诉了他。胡用之说："以前我也经常这样。"并告诉钱丕，有道士教他佩戴像箭头似的丹砂在身上，十多天后果真有效，而且四五年都没有再做噩梦。胡用之解下发髻中一个红色的口袋，赠送给钱丕随身携带。果不其然，当天晚上，钱丕就没有再做噩梦了，心神安定。道教书中说丹砂能够辟除邪恶、安养神魂，从这件事中便能看出。

朱砂（图 3－1）又叫丹砂、辰砂、赤丹、汞砂、光明砂，是硫化物类矿物辰砂族辰砂，主要含有硫化汞（HgS），含汞量约为 85.4%，常混有雄黄、磷灰石、沥青等杂质。采挖后，选取纯净者，用磁铁吸净含铁的杂质，用水淘去杂石和泥沙，将其劈成片、块状。其片状者称为"镜面砂"，块状者称"豆瓣砂"，碎末者称"朱宝砂"。用前以水飞法制成极细的粉末（图 3－2）。在中国古代，朱砂常用来炼制丹药供帝王服用以求长生不老，或供帝王书写批文之用，因为以辰州的品质最佳而得名辰

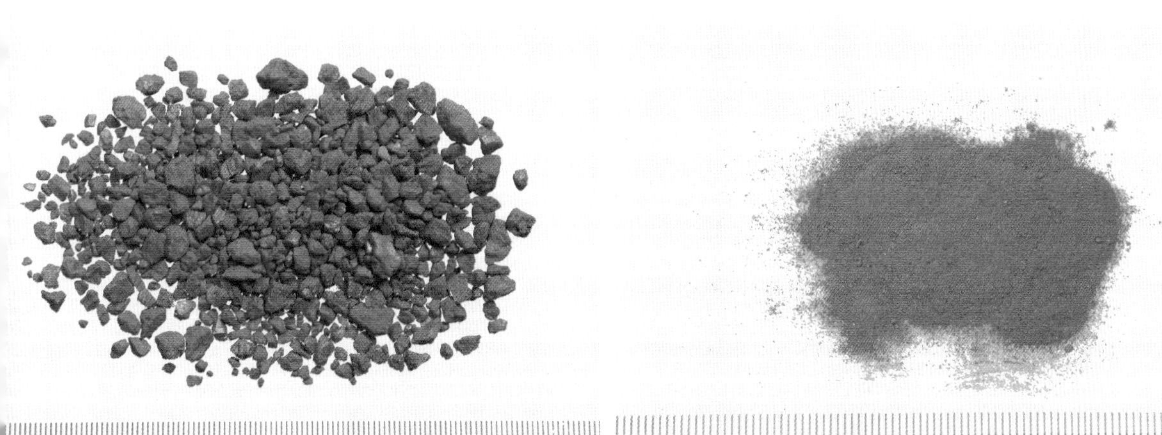

图 3－1　朱砂药材

图 3－2　水飞朱砂

砂。其意义最早出现在许慎《说文解字》一书中，指明丹是岩石的名字，字形是井多了一点，像丹在井中，而后人将丹视作朱色，因此称之为朱砂。

古代，朱砂被用作炼制长生不老丹药的原料，李时珍对此进行了批判和纠正，指出："丹砂入火则热而有毒，能杀人。"并列举了前人服丹药伤命的事实，以说明朱砂等炼服之祸。

如在"丹砂"条"发明"项，李时珍引叶石林《避暑录》云："林彦振、谢任伯皆服伏火丹砂，俱病脑疽死。"引张杲《医说》载："张慤服食丹砂，病中消数年，发鬓疽而死。"又引周密《野语》载："临川周推官平生孱弱，多服丹砂、乌、附药，晚年发背疽。"李时珍引这些服丹砂致死的例子，认为"医悉归罪丹石，服解毒药不效"，警醒世人"皆可为服丹之戒"。

朱砂虽然不能使人长生不老，但是其镇惊安神作用是十分显著的，古今医籍多有记载，历次《中国药典》亦有收载。现代一些常用的镇惊安神中成药中也多含有朱砂，如朱砂安神丸、天王补心丹、柏子养心丸、安宫牛黄丸等药。一些儿科常用药如儿科七厘散、万应锭、小儿牛黄散、小儿回春丸、小儿奇应丸、小儿惊风散、牛黄抱龙丸及牛黄镇惊丸等，都含有朱砂。

朱砂性微寒，味甘，有毒，归心经。功能清心镇惊、安神、明目、解毒，用于心悸易惊、失眠多梦、癫痫发狂、小儿惊风、视物昏花、口疮、喉痹、疮疡肿毒等，有较好疗效。

现代临床应用中，朱砂最宜治心火亢盛之心神不宁、烦躁不眠，与黄连、莲子心等合用，可增强清心安神作用。也可治各种心神不宁，如心血虚者，常与生地黄、当归、黄连和炙甘草同用，即朱砂安神丸；阴血虚者，常与酸枣仁、柏子仁、当归等养心安神药配伍；惊恐或心气虚心神不宁者，将本品纳入猪心中炖服即可。

治疗癫痫、惊风、神经性耳聋，治疗高热神昏、惊厥，朱砂常和牛黄、麝香共用，达到清热息风、安神开窍的作用，如安宫牛黄丸。治疗小儿急惊风，常和牛黄、全蝎、钩藤配伍，达到清心安神、凉肝息风的作用，如牛黄散。治疗癫痫突然昏倒抽搐、神经性耳聋，多加入磁石、神曲，增强镇惊安神的功效，如磁朱丸。

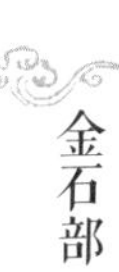

此外，治疗皮肤病，常和滑石粉、煅炉甘石粉、冰片等研磨成粉末后，用香油调和敷于患处。治疗疮疡肿毒的紫金锭，治疗咽喉肿痛、口舌生疮的冰硼散，均含有朱砂。

现代药理学研究表明，朱砂的抗心律失常作用是其镇静安神功效的主要基础之一。

关于朱砂镇静安神，有许多医药典籍记载了一些验方，选录于此。朱砂有毒，不到万不得已时尽量不用，以下验方仅供医师参考，普通读者不要盲目使用。

1 治疗精神分裂症幻听

朱砂 0.3 g，黄连 10 g，当归 10 g，生地 10 g，甘草 15 g。除朱砂外，其余药材用药煎煮二次，合并煎液浓缩成 250 mL 药液；朱砂研磨成极细粉末，用药汤冲服，每日分 2 次温服，4 周为 1 疗程，每周服用 5 天。

2 治疗化疗后盗汗

朱砂 3 g，五倍子 30 g。合并研成粉末，取适量药粉加凉开水调制成糊状，敷填肚脐，临睡前敷，晨起取下，每天一次。

③ 治疗臁疮

炉甘石 50 g，朱砂 20 g，冰片 10 g，铅粉 6 g。一起研成细粉末，麻油调和成膏，先用 1‰新洁尔灭或 3%过氧化氢液洗净患处，清除坏死组织后，取膏涂抹于创面上，包扎固定，每日换药一次。

④ 治疗顽固性面瘫

水飞朱砂 3 g，蓖麻籽 10 g，用药钵先将蓖麻籽捻碎，然后将朱砂与捻碎的蓖麻籽充分捻匀、捻细成膏状，取米粒大小的朱砂蓖麻膏，贴敷于患侧阳白、四白、下关、地仓、颊车、翳风穴，24 h 后摘除，隔日贴敷 1 次，10 次一疗程。

❗ 使用注意

朱砂具有一定的毒性。朱砂中的汞可以通过胎盘屏障进入胎儿体内。因此，本品不宜过量服用，也不宜少量久服，孕妇及肝肾功能不全者禁服。朱砂入药用量为 0.1～0.5 g，多入丸剂和散剂服用，不宜入煎剂，必须在有经验的医师指导下使用。

草部山草类

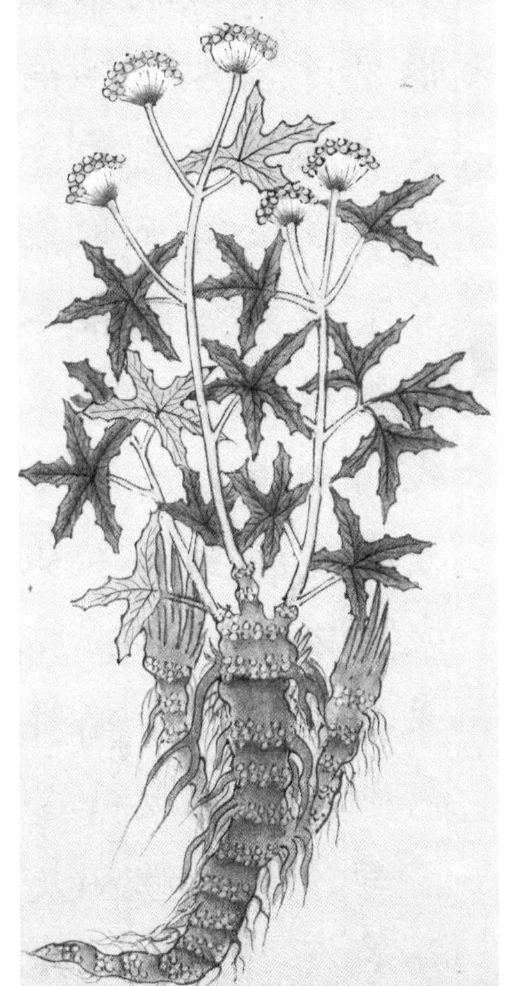

四、上党有人夜闻人呼声，求之不得

百草之王人参

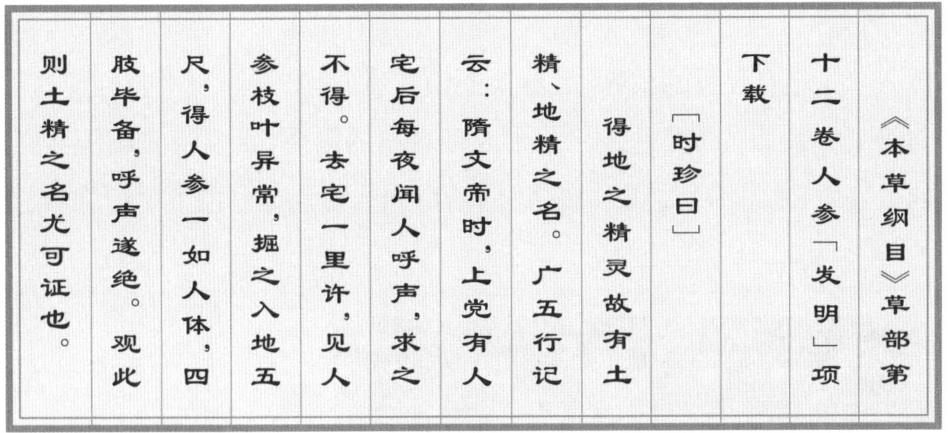
《本草纲目》草部第十二卷人参「发明」项下载

［时珍曰］

得地之精灵故有土精、地精之名。广五行记云：隋文帝时，上党有人宅后每夜闻人呼声，求之不得。去宅一里许，见人参枝叶异常，掘之入地五尺，得人参一如人体，四肢毕备，呼声遂绝。观此则土精之名尤可证也。

人参吸取大地之精华而生，故有土精、地精之名。《本草纲目》中载有这样一则故事。

据《广五行记》记载，隋文帝时期，上党地区（即今山西省长治县和黎城县的一部分，属太行山系），有一户人家，每夜能听到宅院后面有人的呼喊声，去寻找那人，却又找不到。在离宅子后的一里路左右发现一株植物，枝叶异常茂盛，挖地五尺，得人参一枝，形状如人的体态一般，四肢齐全。从此以后再也没听到过呼喊声了。这就是典型的人参“成精”的传说。

距今两千年前西汉末年的纬书《礼纬·斗威仪》云“下有人参，上有紫气”，意思是说，地上长人参，上空则有紫色的气体出现。还有其他古代文献记载“摇光星散而为人参”，也有“人君废山渎之利，则摇光不明，人参不生”。由此看来人参的“神草”之名是有很久的历史渊源的。

人参别名棒槌、棒棰、地精、玉精、人浸、人微等，是五加科植物人参（图 4-1）的干燥根和根茎。在我国流传有很多关于人参的传说，相传人参是很有灵性的植物，采参人进山挖掘时，都会随身携带红绳，提前给人参系上以防其逃跑。关于人参名字的来历，众多民间流传甚广的故事中，都是因为它长得像人体，所以叫人参。比如以下这个故事。

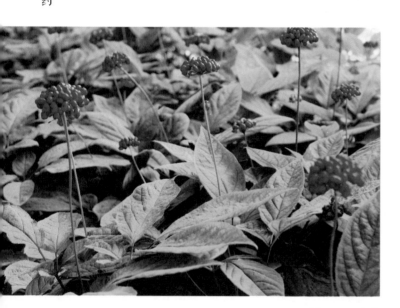

图 4-1 人参

相传很久以前，有一对兄弟深秋进山打猎，遇大雪封山，两人遂躲到山洞内。他们挖到一种外形很像人的植物根茎来充饥，发觉这种东西吃了虽然浑身有力，但多吃会流鼻血。因此，他们不敢多吃，每天只吃一点点。转眼冬去春来，兄弟俩满载而归，乡亲们对其健硕的身体状态感到很惊奇，他们便将自己的经历向村民介绍，并把带回来的植物根茎展示给大家。有位长者便笑着说："既然兄弟俩得它相助才得以生还，它长得像人，就叫它'人生'吧！"后来，人们又改其名为"人参"。

我国是世界上最早应用人参，并最早用文字记载人参的国家，商周时期产生的甲骨文中就有"参"字记载。最早是以产于山西上党地区的人参质量为优，称为上党人参，《名医别录》载"人参生上党山谷及辽东"。今天山西已不是人参的主产地了，究其原因，李时珍在《本草纲目》中指出："上党，今潞州也。民以人参为地方害，不复采取。今所用者皆是辽参。"可见在明代之前就已经不用上党人参了。

今天人参主要分布于辽宁东部、吉林东部和黑龙江东部，海拔数百米的落叶阔叶林或针叶阔叶混交林下，近年来在我国东北诸省大量栽培，其中吉林省作为人参的主产区，产量占全国的 80%，尤以长白山人参在国内外市场中占有明显优势。人参(图 4－2)多于秋季采挖，除净

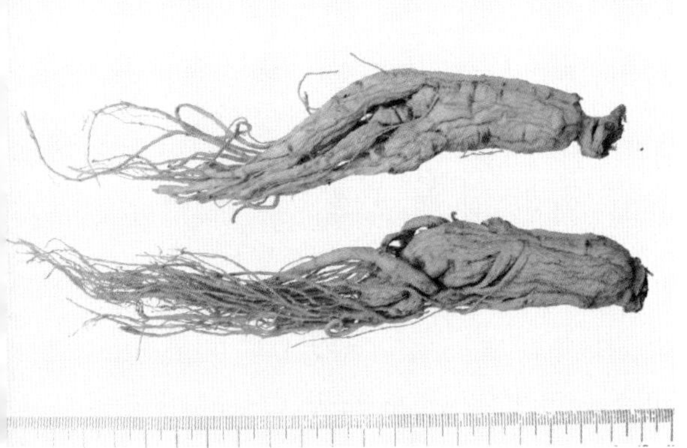

图4－2　人参药材

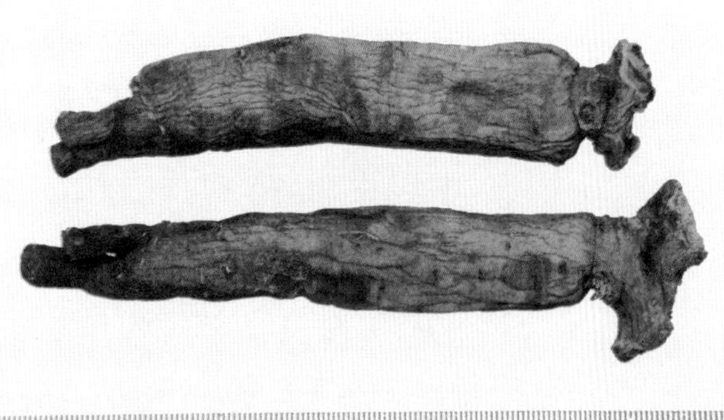

图4－3　红参药材

泥土;栽培者为“园参”,野生者为“山参”,播种在山林野生状态下自然生长的称“林下山参”,习称“籽海”。经晒干或烘干的称“生晒参”;经水烫,浸糖后干燥的称“白糖参”;蒸熟后晒干或烘干的称“红参”(图 4-3);其须状根称为“参须”。

人参被称为“百草之王”,在国内外都是一种颇受追捧的高档昂贵补品。中国的人参文化源远流长,最早的记录为秦汉时期,在《神农本草经》中被列为“上品”:“味甘,微寒。主补五脏,安精神,定魂魄,止惊悸,除邪气,明目,开心益智。久服,轻身延年。”正是由于人参的滋补功效使其成为名贵药材,自古就有伪品仿冒。

从前面所讲的故事以及古代著名的本草著作记载来看,人参为救命大补之药,千百年来人们对于人参的崇拜与探索从未停止,历代医家均重视使用人参。东汉杰出的医学家医圣张仲景的《伤寒论》中载方 113 首,含人参者就有 21 首。唐代著名的医药学家孙思邈所著的《备急千金要方》中,有 445 个方含有人参。明代前期的医药著作与人参关系最为密切的是李时珍之父李言闻所著的《人参传》,可惜原书已佚,部分内容被收录在《本草纲目》中。李时珍在《人参传》的基础上,对各家本草学的人参精华都做了细致收集和整理,在《本草纲目》中对人参叙述得最为详尽。李时珍总结性地强调:人参“治男妇一切虚证,发热自汗,眩晕头痛,反胃吐食,痎疟,滑泻久痢,小便频数淋沥,劳倦内伤,中风中暑,痿痹,吐血,嗽血,下血,血淋,血崩,治胎前产后诸病”,其用途可谓十分广泛。

今天,人参仍是中医临床最常用的中药之一,以人参为主药的人参制剂也有很多。2020 版的《中国药典》就收载了 80 余种含人参的中成药,如人参健脾丸、附子理中丸、人参养荣丸等,临床上涵盖内外妇儿等多学科。

人参全身皆为宝，其叶也入药，称参叶，茎、花、果可进一步提取加工成烟、酒、茶、晶、膏等商品被利用。如参叶制人参茶：在霜降前，将较嫩的参叶采下，经过水洗、晾干、杀青、揉捻、解块、炒干、烘干等工序制出的人参茶，有提神、健胃、生津、利尿等作用；参果酿酒：秋季参果变红，种子成熟时，将果采下，放入普通的碾米机中，将果皮及果肉碾碎，并与种子分开，果汁经发酵后可制出美味的人参果酒。此外，人参一直被视为传统的美容护肤佳品，含有人参成分的化妆品一直受到广大消费者的青睐。还有人利用人参提取后的残渣及茎叶等副产品，开发人参生物菌肥、驱虫剂、饲料添加剂等，可谓物尽其用。

中医认为人参性甘、微苦，微温。归脾、肺、心、肾经。功能大补元气，复脉固脱，补脾益肺，生津养血，安神益智。用于治疗体虚欲脱，肢冷脉微，脾虚食少，肺虚喘咳，津伤口渴，内热消渴，气血亏虚，久病虚羸，惊悸失眠，阳痿宫冷。

现代研究表明，人参的根中含人参皂苷与少量挥发油人参炔醇等。此外尚含有葡萄糖、果糖、蔗糖等单糖类，软脂酸、硬脂酸及亚油酸的混合物人参酸，多种B族维生素、泛酸，多种氨基酸、胆碱、酶等营养物质。人参对神经系统、心血管系统、内分泌系统、消化系统、生殖系统、呼吸系统及外科疾病，都有明显的效果，同时在防衰老、防癌、提高人体免疫力、增强性功能及体力方面等也有神奇功效。

人参作为药食两用的药材在民间流传有很多单方、验方，选录如下。

1 治疗慢性心力衰竭合并缺铁性贫血(中医辨证为心肺气虚型)

人参10g，当归15g，黄芪20g，白术10g，茯苓10g，陈皮10g，益母草 20 g，白芍 10 g，丹参 15 g，炙甘草 10 g。每日 1 剂水煎，分 2 次服，早晚餐后 30 分钟服，连用 4 周。

② 治疗心律失常、房室传导阻滞

将人参切成 0.5～1 cm 的半透明薄片，每天早晨及晚上临睡前取 1 参片放口中含服。巩固阶段每天含服 1 片，10 天为 1 个疗程。或用人参 15～20 g，浓煎。每天 1 剂，分 2～3 次口服。

③ 治慢性阻塞性肺疾病急性加重期（气虚血瘀痰阻证）

人参 10 g，胡桃 30 g，生姜 3 片，大枣 4 枚，当归 10 g，赤芍 10 g，紫苏子 10 g，莱菔子 10 g，五味子 6 g，甘草 6 g。每日 1 剂，水煎 2 次，取汁 200 mL，分早、晚 2 次温服。

④ 治疗小儿气阴两虚证泄泻

生晒参、乌梅各 12 g，山楂、炒白术、淮山药、石榴皮、广藿香、茯苓、炒莲子各 8 g，炮姜 2 g，炙甘草 3 g。每日 1 剂，水煎二次，合并煎液服。小于 1 岁，每剂总量 90 mL；1～3 岁，每剂总量 150 mL；3～5 岁，每剂总量 300 mL，均分 3 次服用。

⑤ 治疗产后血气不足等各类贫血

将人参 10 g，陈皮 10 g，砂仁 5 g 放入老母鸡腹腔内，用文火慢煲至肉熟汤浓，饮汤食肉。

! 使用注意

人参适用于年老体弱、久病体衰者，体质强壮者不适合多服；人参不可与藜芦、五灵脂、萝卜等一起服用；感冒期间不适宜服用人参等滋补类药物。

五、大囚七犯死罪，遭讯拷

血家圣药白及

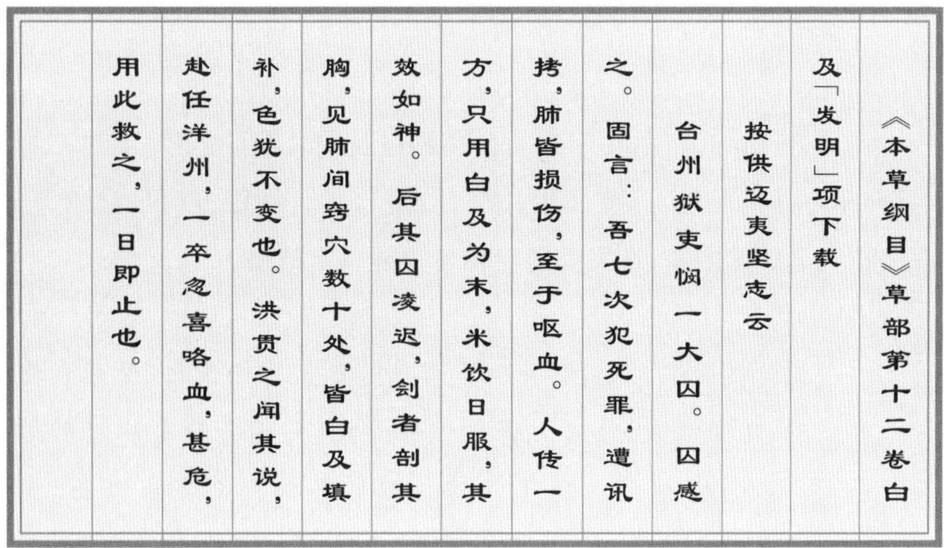
《本草纲目》草部第十二卷白及「发明」项下载

按洪迈夷坚志云

台州狱吏悯一大囚。囚感之。固言：吾七次犯死罪，遭讯拷，肺皆损伤，至于呕血。人传一方，只用白及为末，米饮日服，其效如神。后其囚凌迟，刽者剖其胸，见肺间窍穴数十处，皆白及填补，色犹不变也。洪贯之闻其说，赴任洋州，一卒忽喜咯血，甚危，用此救之，一日即止也。

李时珍在《本草纲目》中介绍白及时，讲了宋人洪迈所著《夷坚志》一书中的一个故事。

台州监狱里关押了一名死刑犯，监狱官出于怜恤，对他照顾得很好。这个死刑犯非常感激，他知道自己将被处死，为报答监狱官的照顾之恩，便将一个药方传给了他。这个死刑犯说：我七次被捕入狱，狱中屡遭严刑拷打，胸肺多处受伤，以致呕血。别人传给了我一个药方，以白及为末，米汤饮服，止血效果如神。不久，这个囚犯被杀，刽子手解剖其胸部，见肺中数十处伤洞都被白及粉填补。洪迈听人讲了这个故事，便记下了这一药方。后来，他赴任洋州，一士卒患咯血病，十分危急，他就以此方救治。药用一天，那士卒的咯血病便治好了。故事中讲那人处死后解剖其胸，见肺部受伤洞孔皆填满白及粉，说法虽然离奇，但中医长期临床证明，白及治肺、胃出血，确实效果如神。

白及，古时称为“白芨”，为兰科植物白及的块茎。《本草纲目》“释名”介绍，“其根白色，连芨而生，故曰白芨”，又名甘根、白根、白给等。关于白及名称的由来，在民间还流传着这样一个故事。

相传在西汉时期，有一位将军跟随皇上御驾亲征，没想到战事失利，队伍溃散，他拼死保护皇帝突围，终因连日征战疲劳过度，寡不敌众，被敌人砍了几刀。但他忍痛拼杀突出重围，不幸又被敌将一箭射中，跌落马下，被士兵救起随皇帝一起撤回。皇上很感动，急命太医抢救。断了的筋骨被接上了，外部伤口的血也止住了，但是肺部被箭射穿，伤口流血，呼吸急促，吐血不止，眼看就有生命危险，太医束手无策。皇帝急了，命人四处征召能人医治。很快，一位老农拿着几株叶像棕榈叶、根像菱角肉的草药献给皇帝，说：“请把这药草根烘干，磨成粉，一半冲服，一半外敷在箭伤处。”太医们速速照办，用药后不久吐血停止，肺伤也渐渐愈合了。皇帝高兴之余，要封赏老农，可老农什么也不要，只求皇上把这味草药编入药书，公布天下，让其他人也能用它来医治肺伤出血。皇帝点头答应，问这药的名字，老农却说这药还没有名字，皇帝思索了片刻后问老农叫什么名字，那老农说自己叫白及，皇帝笑道："那就叫它'白及'吧"。因为它是一种草，后来人们在书写过程中在"及"字上加了草字头，现代则写作"白及"。

白及(图5-1)为兰科多年生草本植物，药用其地下茎(图5-2)。白及原为野生，多生长于山野河谷较潮湿处，分布于华东、中南、西南及甘肃、陕西等地，以贵州产量最大、质量最好。由于用药量需求不断增大，现也大量栽培。白及喜温暖气候，以排水较好的砂壤土栽种为宜。8～11月采挖，除去残茎，洗净泥土经蒸煮至内面无白心后，撞去粗皮，切片晒干备用。

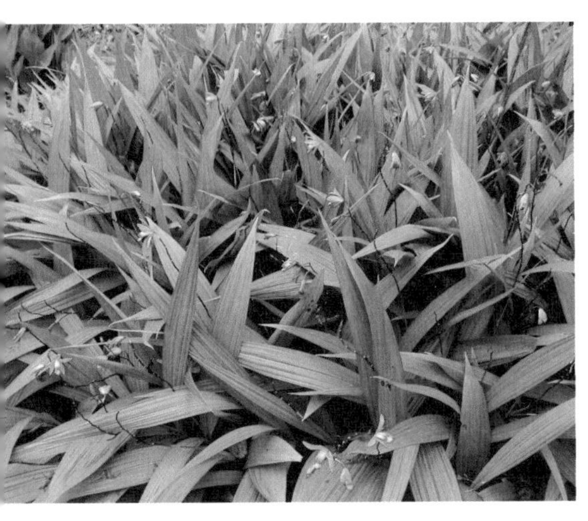

图5-1　白及

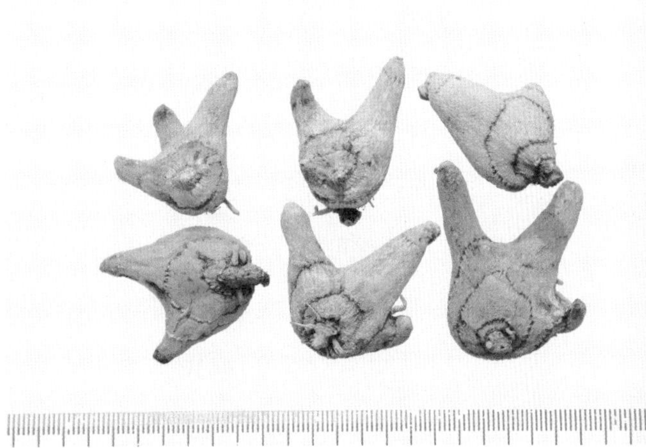

图5-2　白及药材

白及作为药物最早见于《神农本草经》，载其：主痈肿恶疮、败疽、伤阴死肌、胃中邪气贼风鬼击、痱缓不收。《本经逢原》载："白及性涩而收，得秋金之气，故能入肺止血，生肌治疮。"白及也被广泛应用于美容行业，这一点在历史上早有记载，如宋代的《太平圣惠方》中就曾记载了永和公主澡豆方、鹿角膏方以及面脂方等，《圣济总录》中所记载的白芷膏、木兰膏、白蔹膏，以及《儒门事亲》中治疗面黑斑点的药方和宫廷中流传的美容药方，如七白膏、皇后洗面药、御前洗面药等，这些药方中都有用到白及。

白及的花朵比较漂亮，可在室外种植，也可盆栽，所以，白及不仅是一味具有显著疗效的良药，也是一种美丽的观赏植物。

白及，味苦甘、性凉，有补肺、止血、消肿、敛疮等功效，用治肺胃损伤引起的咯血、衄血，常单用本品研末，糯米汤调服即可。若与三七同用(2∶1)作散剂服，效果更好。用治劳伤咯血，可与枇杷叶、藕节、蛤粉、阿胶等同用；用治胃痛泛酸呕血，可与乌贼骨同用。近年来，白及主要用于治疗支气管扩张、肺结核、血管瘤、体表肿瘤、鼻窦炎、烧烫伤、食管炎、胃溃疡、脑溢血、阴道出血、十二指肠溃疡出血、胃静脉曲张出血、肛瘘、肛周脓肿、黄褐斑等，也是云南白药、快胃片、白及颗粒、白及糖浆等30多种中成药的主要原料。

现代药理研究发现，白及主要药理作用包括活血止血、促进骨髓造血功能、抗肺纤维化、促进创伤愈合、抗病原微生物、抗消化道溃疡、美白、抗氧化、抗衰老、抗肿瘤、免疫调节等。

关于白及，民间流传很多单方、验方，临床应用均有效果。

1 治疗上消化道出血、肺结核咯血

白及、生大黄各等量，共研为细末。每次口服 5 g，加云南白药

0.5 g，每天 3 次。其止血效果较佳。

2 治疗胃十二指肠溃疡

乌贼骨 10 g，白及 4 g，甘草 4 g，广木香 2.5 g，砂仁 1.5 g。共研细末，分 3 次服，每次饭前 1 小时开水调服，1 日服完。

3 治疗鼻咽癌放疗后所致急性放射性皮炎

白及 20 g，生大黄 10 g，加 50 mL 水煎成药液，药液滤渣后制成喷雾外用。使用方法：自放疗第一天起对放射区域进行保护性喷涂，放疗执行前后 0.5 h 各喷涂 1 次（喷涂完后需要等皮肤干燥才能放疗）。

4 治疗肛裂

白及 6 g，研成细末，麻油 30 mL 烧沸，投入松香 6 g，离火溶化，近凉时投入白及粉末搅匀收膏。用时先以淡盐水洗净肛门，将膏涂于肛裂处，每日 2 次。

5 治一切疮疖痈疽

白及、芙蓉叶、大黄、黄柏、五倍子等分，共为末，用水调涂患处及四周。

! 使用注意

外感咯血，肺痈初起及肺胃有实热者忌服；白及反乌头（包括川乌、草乌、附子、天雄等），忌同用。

六、叔微患饮辟三十年

苍术燥湿健脾

《本草纲目》草部第十二卷苍术「发明」项下载

许叔微本事方云

微患饮辟三十年。始因少年夜坐写文，左向伏几，是以饮食多坠左边。中夜必饮酒数杯又向左卧。壮时不觉。三五年后，觉酒止从左下有声，胁痛，食减，嘈杂，饮酒半杯即止。十数日，必呕酸水数升。暑月止右边有汗，左边绝无，遍访名医及海上方，间或中病，止得月余复作……乃悉屏诸药，只以苍术一斤，去皮切片为末，生麻油半两，水二盏，研滤汁，大枣五十枚，煮去皮核，捣和丸梧子大。每日空腹温服五十丸，增至一二百丸。忌桃李雀肉，服三月而疾除。

关于苍术燥湿健脾,《本草纲目》记载了这样的一个故事。

宋朝时有个许学士(人们对大医学家许叔微的尊称),青年时代异常勤奋,每天攻读至深夜才上床入睡。许学士有一个睡前饮酒的习惯,大概是取民谚"睡前一口酒,能活九十九"以用酒养生之意吧!这个习惯保持了三十年,渐渐养成了酒瘾。几年后,他时时感到胃中漉漉作响,胁下疼痛,饮食减少,每过十天半月还会呕吐出一些又苦又酸的胃液来。每到夏天,他的左半身不会出汗,只有右半身出汗。这到底是种什么怪病呢?许叔微自己都不知道,他四处求治,但遍求名医却总不见效,心中十分苦恼。最后许学士摒弃了"医不自治"的信条,开始自救。他对自己的病情进行了认真的分析研究,认为自己的病主要是由"湿阻胃"引起的。于是,他按照自己"用药在精"的一贯学术思想,选用苍术一味为主药,用苍术粉1斤,大枣50枚,生麻油半两,调和制成小丸,坚持每天服用50粒。以后又逐渐增加剂量,每日服用100~200粒。忌桃李、雀肉。服三个月后,病就好了。由此可见苍术燥湿健脾的功能。

苍术,又称山精、赤术、马蓟、青术、仙术,为菊科多年生草本茅苍术或北苍术的干燥茎。茅苍术(图6-1)主要分布于山东、江苏、安徽、浙江、江西、河南、湖北、四川等地,各地多有栽培,但以产于江苏茅山一带者质量最好,故名茅苍术,简称茅术。北苍术(图6-2)主要分布于东北、华北及陕西、宁夏、甘肃、山东、河南等北方地区,故又名北苍术。苍术野生于山坡草地、林下、灌丛及岩缝隙中,中国各地药圃广有栽

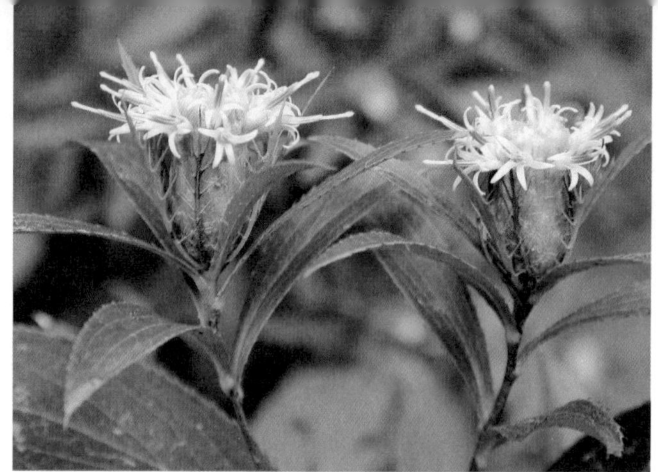

图6-1　茅苍术

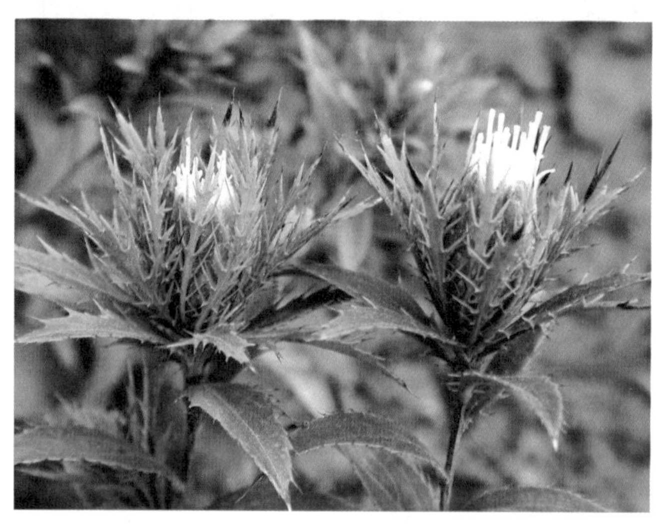

图6-2　北苍术

培。春秋季都可以采挖，秋天之后采挖质量最好。苍术饮片以质坚实、断面朱砂点多、香气浓者为佳，一般认为茅苍术质量较佳。

茅苍术(图6-3)和北苍术(图6-4)的区别：茅苍术呈不规则连珠状或结节状圆柱形，表面灰棕色，质坚实，断面黄白色或灰白色，散有多数橙黄色或棕红色油室，切片后的茅苍术断面呈黄白色或灰白色，而且散有非常明显的橙黄色或棕红色的油室，习称“朱砂点”，茅苍术切片长期暴露在空气中，表面会析出白色的针状结晶，习称“起霜”。

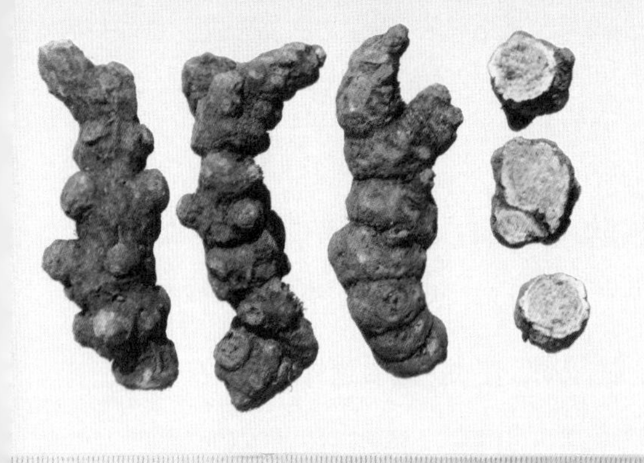

图6-3　茅苍术药材

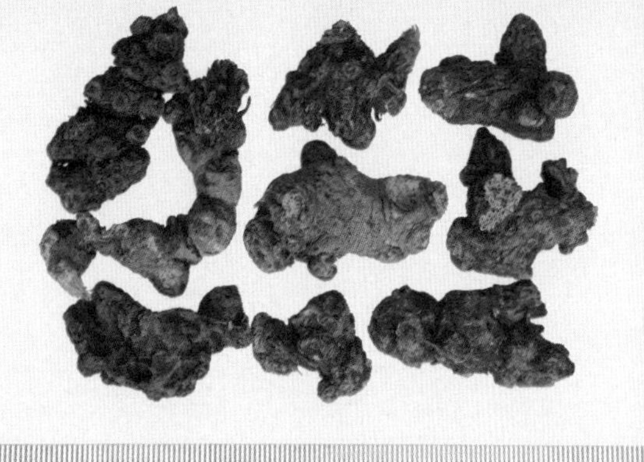

图6-4　北苍术药材

很多人以为是药材长期放置发霉了，其实不是的，这是一种正常现象。茅苍术的香味浓郁，断面“朱砂点”多，质量佳，香气特异，味微甘、辛、苦。与茅苍术相比，北苍术呈疙瘩块状，质地较疏松，断面也有黄棕色的油室即“朱砂点”，但是数量较少，并且无白色的针状结晶析出，北苍术的香气较淡，味辛、苦。

两者虽都名为苍术，但其成分含量不同。茅苍术根茎挥发油含量5%～9%，北苍术根茎挥发油含量1.5%，此外还有苍术酮和苍术素等，其产地不同含量也不同。另有一种分布于黑龙江、吉林、辽宁、内蒙古、河北等地的关苍术，在部分地区混作苍术入药，不属于药典收载品种，应注意区分。关苍术根茎多呈结节状圆柱形，表面深棕色。质地疏松，折断面不平坦，纤维性较强，而且有网状的裂隙或者小空洞。关苍术的横切面没有油点，所以关苍术有特殊的气味但是味道比较弱。

苍术气味芳香，又能辟秽，民间每于夏历端午节用其与艾叶在室内同燃，用以辟疫。实验表明，此法确能起到抑制和杀灭病毒和细菌的作用。故苍术在新冠肺炎防治中也得到广泛应用，《新冠肺炎诊疗方案》中收载的内服用于治疗新冠肺炎初期的寒湿阻肺方、新冠肺炎中期的疫毒闭肺方以及用于预防的湖北卫健委发布的预防新冠肺炎1

号方、广州医科大学第一附属医院的预防新型冠状病毒肺炎方等，都重用苍术。《新型冠状病毒肺炎中医诊疗手册》中收载的预防性中医药外用方，用于室内熏蒸或研末制成香囊佩戴，也是重用苍术的。

中医认为苍术味辛、苦，性温。归脾、胃、肝经。关于其功效，《本草纲目》载："治湿痰留饮，或挟瘀血成窠囊，及脾湿下流，浊沥带下，滑泻肠风。"《本草求原》载："止水泻飧泄，伤食暑泻，脾湿下血。"这些本草著作对苍术的功效应用描述得十分清楚。

苍术的现代临床应用广泛，治湿阻脾胃而见脘腹胀满、食欲不振、倦怠乏力、舌苔白腻厚浊等症，常与厚朴、陈皮等配伍应用。治寒湿白带，可配白芷同用。湿热下注、脚膝肿痛、痿软无力，可配黄柏、牛膝、薏苡仁等同用。对寒湿偏重的痹痛尤为适宜，可配合羌活、独活等同用。用于感受风寒湿邪的头痛、身痛、无汗等症，常与羌活、细辛、防风等同用。本品还有明目之功，为治夜盲要药，可与猪肝或羊肝、石决明等配伍同用。

现代研究表明苍术具有调节胃肠运动、抗溃疡、保肝、抗菌、抗病毒、促进胆汁分泌、抑制子宫平滑肌运动等作用。同时还有对血糖、心血管有一定的影响。

关于苍术，民间流传很多单方、验方，临床应用均有效果。现介绍如下，以供参考。

1 治疗慢性胃炎

苍术10g，陈皮8g，茯苓15g，党参12g，木香8g，厚朴8g，百合10g，乌药8g，甘草3g。每日1剂，水煎2次，上、下午半空腹服，2周为1疗程。

❷ 治疗视神经萎缩

苍术 18g,人参 3g,珍珠母 50g。先将珍珠母打碎煮 30 分钟,再加苍术和人参一同熬煮。每日 1 剂,水煎,早晚各服 1 次,7 日一疗程,连用 2～3 疗程,停 21 日再服。

❸ 治疗夜盲症

鲜猪肝 120g 切片,苍术 30g,小米 1 碗。用 3 碗水把小米泡 30 分钟,然后用泡过小米的水放锅里煎煮猪肝和苍术,煎至 1 碗水,晚上睡前食猪肝喝汤。轻者 2 剂见效,重者 14～15 剂见效。

❹ 治疗小儿厌食症

取党参、苍术、砂仁、甘松、藿香各等分,共研细粉,装瓶备用。每晚睡前先将患儿脐部用温水洗净擦干,然后取药粉 10g 用适量陈醋调匀,稍等片刻,待呈褐色膏状时,塞入脐部,用胶布固定,次晨取下。每日 1 次,10 天为 1 个疗程。

❺ 治疗糖尿病烂腿、湿疹、烧烫伤

黄柏、苍术等分,两药烘干打成粉,敷在溃烂处或用芝麻油调敷患处,其间不用其他的药。糖尿病烂腿 7 天可见效,两个月左右烂处基本会结痂收口,湿疹、烧烫伤连用一周即可见效。

❗ 使用注意

阴虚内热、气虚多汗者忌用。不能过量服用,凡病属阴虚血少、内热骨蒸、口干唇燥、吐血、鼻衄、咽塞、便秘滞下者慎用。

七、蒋教授食羹，为肋肉所哽

解毒驱虫的贯众

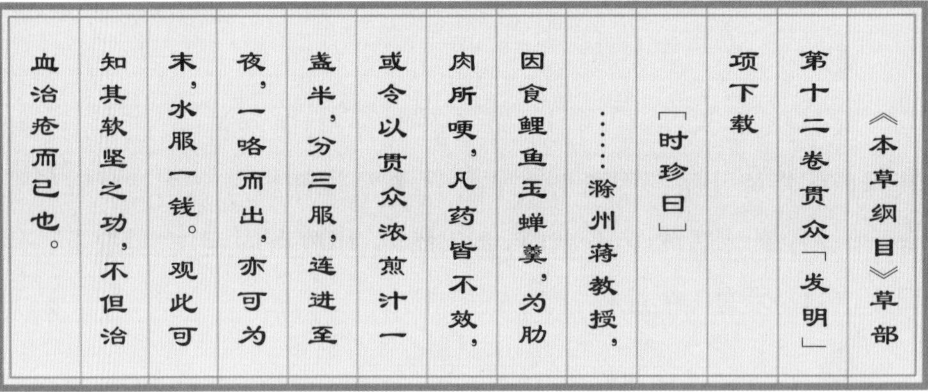

《本草纲目》草部第十二卷贯众「发明」项下载

［时珍曰］

……滁州蒋教授，因食鲤鱼玉蝉羹，为肋肉所哽，凡药皆不效，或令以贯众浓煎汁一盏半，分三服，连进至夜，一咯而出，亦可为末，水服一钱。观此可知其软坚之功，不但治血治疮而已也。

在《本草纲目》中，李时珍介绍了一个用贯众治疗骨鲠（异物哽于咽喉）的故事。

在滁州（今属安徽）有位姓蒋的官员，在一次宴席中因为品尝一种名叫鲤鱼玉蝉羹的名肴，一时心急不小心被一块骨头哽塞了喉咙，吞咽不下去又吐不出来，咽喉疼痛难忍。众人非常紧张，连忙找来医生诊治，医生使用了很多药物，但是都没有什么效果，骨头依然停留在喉咙里。最后有人提供一个药方：用贯众煎煮成浓汁,分三次服用。大家因无计可施只好一试,当晚上服用到最后一次时,这位官员用力一咳,哽在喉中的骨头便吐出来了。大家都觉得神奇,后来才知道贯众不仅仅可以用来治疗出血和脓疮,也具有软坚的功效。

贯众,又名凤尾草、蕨薇菜根、东北贯众、绵马贯众、紫萁贯众。李时珍说:"此草叶似凤尾,其根一本而众枝贯之,故草名凤尾草,根名贯众。"贯众始载于《神农本草经》,列为下品,谓其能"生治腹中邪热气,诸毒,杀三虫"。其后,历代本草皆有收载,《名医别录》则谓之能"去寸白,破癥瘕,除头风,止金疮"。《图经本草》又增添了本品"止鼻衄"的功效。明代《滇南本草》记载贯众"祛毒,止血,解水毒",有"治邪热腹痛,解时行疫气"的解毒防瘟作用。李时珍在全面总结前人经验的基础上,对贯众做了进一步的论述,认为其能"治下血,崩中,带下,产后血气胀痛,斑疹毒,漆毒,骨哽",可见贯众是历代医家用于治疗风热感冒、瘟毒发斑、虫疾和止血的常用中药。

贯众来源众多,现版《中国药典》把鳞毛蕨科植物粗茎鳞毛蕨(图 7-1)和紫萁科植物紫萁(图 7-2)的干燥根茎及叶柄残基,分别以"绵马贯众"和"紫萁贯众"之名列条收载,在我国多地均有分布;多秋季采挖,削去叶柄、须根,除去泥沙,切片,晒干。贯众药材香气特异,味初淡而微涩,后渐苦,以个大、整齐、须根少者为佳,其炮制名称有贯众、贯众炭。绵马贯众(图 7-3)又称为东北贯众,主产东北地区,功能清热解毒、驱虫,用于虫积腹痛、疮疡等症;紫萁贯众(图 7-4)主产华中、华东等地,功能清热解毒、止血、杀虫,用于疫毒感冒、热毒泻痢、痈疮肿毒、吐血、衄血、便血、崩漏、虫积腹痛等症。

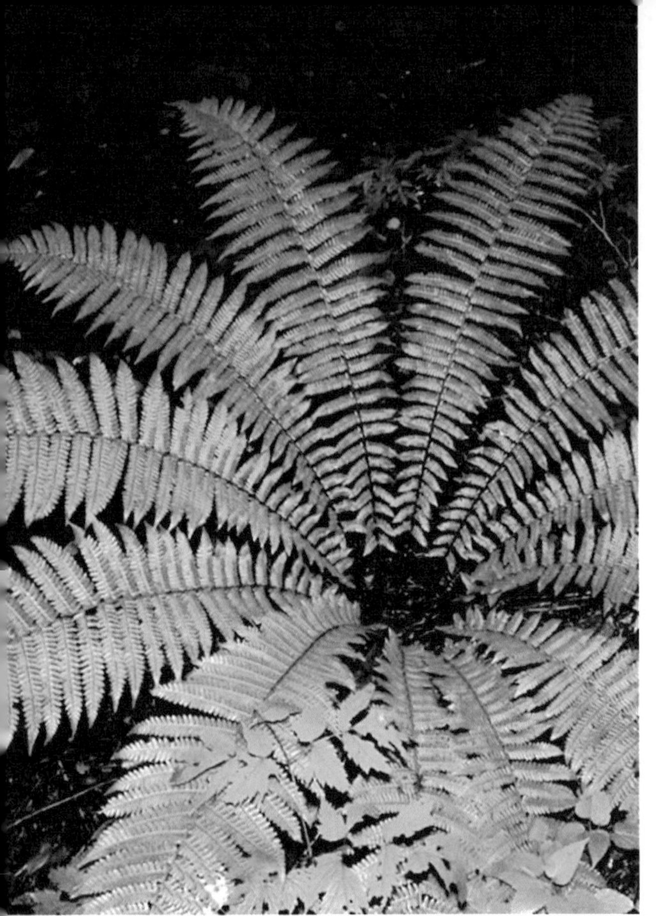

图 7－1　粗茎鳞毛蕨

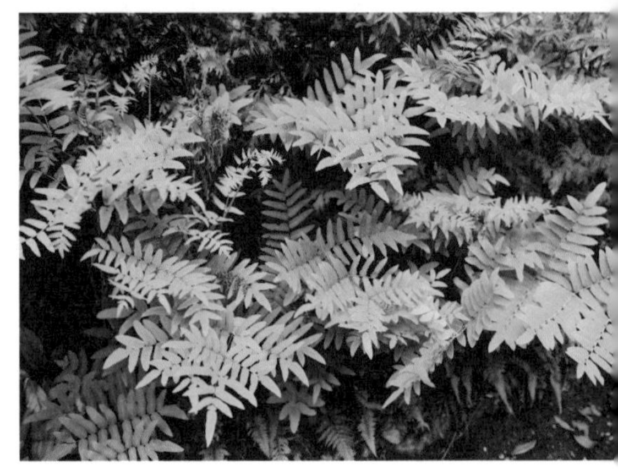

图 7－2　紫萁

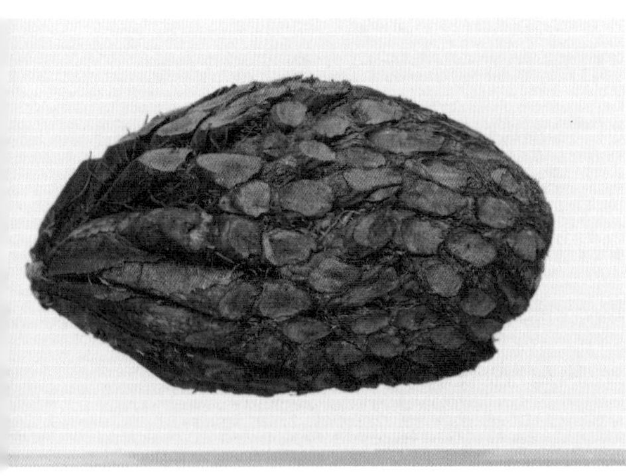

图 7－3　绵马贯众药材

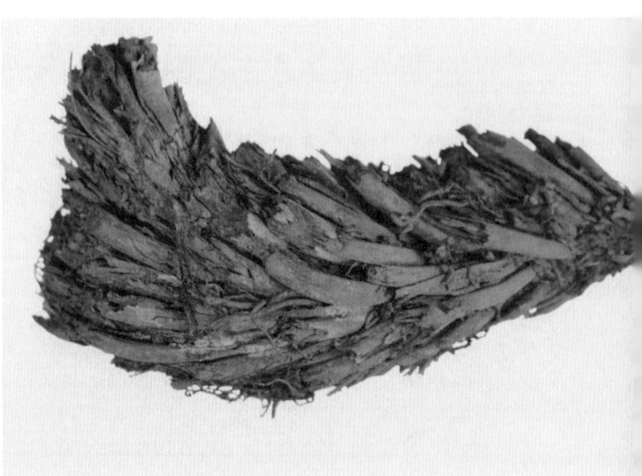

图 7－4　紫萁贯众药材

关于贯众防治瘟疫的作用，在民间多有流传。相传东汉时期，邳彤发现贯众泡在水缸里，喝了缸里水就能预防瘟疫传染。在东北、西南及中原部分地区，民间仍有在流感、非典和新冠肺炎等疫病流行期间用少量贯众放入水缸泡水喝以预防传染的习惯。近年各地甚至国家的新冠肺炎诊疗方案中的预防和治疗方，也常见到贯众的身影。

贯众性微寒，味苦，有小毒，归肝、脾经。属于清热药中的清热解毒药，对风热表证、温热病初起邪在卫分及流行性感冒，既可治疗，又有预防作用。治热入营血证，或瘟毒发斑，既能清热解毒，又能凉血止血，常与玄参、大青叶、水牛角等配伍。其次，贯众有凉血止血作用，可用于各种血热出血，比如崩漏、吐血、咳血、便血、衄血，可单用，亦可与止血药同用，以增强凉血止血之效。贯众还尤善治血热崩漏等妇科出血证。此外其杀虫作用也是显著的，可以驱除或杀灭绦虫、蛔虫、蛲虫、钩虫等多种肠道寄生虫。但对于《本草纲目》中记载的贯众治疗骨哽的软坚作用，今天已经很少有人应用了。

现代药理研究已经表明贯众所含间苯三酚类化合物具有显著的驱虫作用，在体外对猪蛔虫、水蛭等有效，并以驱绦虫作用最强。贯众还有抗病毒及抗菌作用，这也是贯众防瘟抗疫的药理学基础。此外贯众兴奋子宫等作用也得到了证实。

民间流传很多贯众单方、验方，临床应用均有效果。

❶ 治疗流行性感冒

贯众 12～18 g，连翘 9～15 g，金银花 6～9 g，甘草 3 g，糖适量。水煎服，每日 1 剂分 2 次服，连服 4～5 日。或用贯众 30g，板蓝根 9g。水煎服，每日 1 剂分 2 次服。

❷ 治疗胃出血、尿血、崩漏

贯众炭 30 g，乌贼骨 15 g。共研细末，每用 6 g，开水送服，日服 2 次。

❸ 治疗急性睾丸炎

贯众 60 g。加水约 700 mL，煎至 500 mL。每天早晚各服 250 mL，或分次当茶饮服。

❹ 治疗乳糜尿

贯众 1 500 g，白醋 250 g。先用白醋将贯众洒拌，然后放入用木炭火烧红的铁锅中，贯众被烧成灰白色末，将灰末取出，用细筛筛过后，放入干燥瓶中装好备用。每次取贯众 1 小匙(约 2 g)，用白糖水冲服，1 日 3 次。

❗ 使用注意

贯众苦寒败胃，故阴虚内热及脾胃虚寒者慎用。因贯众有小毒，故小儿、孕妇、体质虚弱及肝肾功能不全、消化性溃疡者禁用。

八、临川士家一婢，逃入深山中

黄精补气养阴

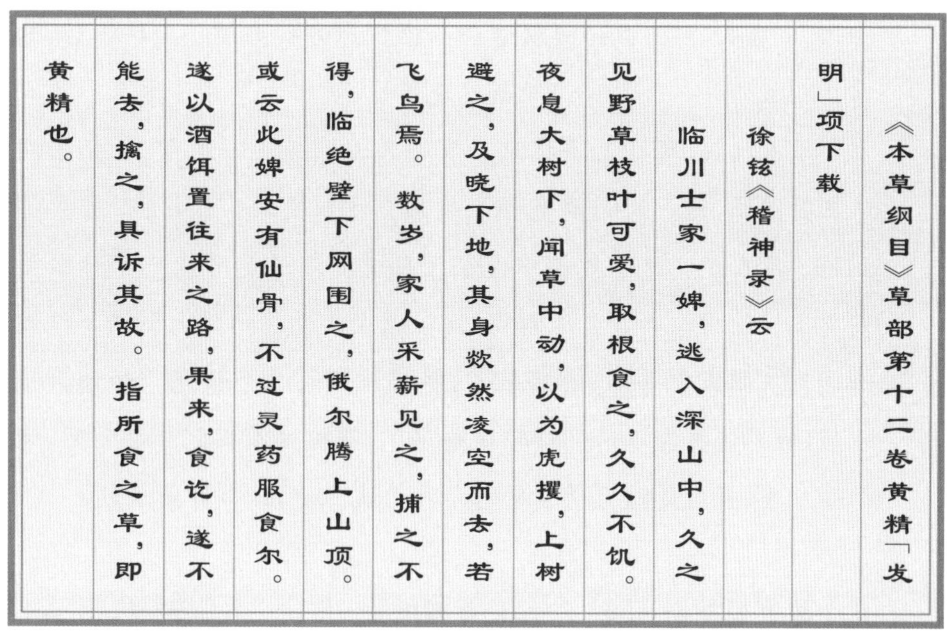
《本草纲目》草部第十二卷黄精「发明」项下载

徐铉《稽神录》云

临川士家一婢，逃入深山中，久之见野草枝叶可爱，取根食之，久久不饥。夜息大树下，闻草中动，以为虎攫，上树避之，及晓下地，其身欻然凌空而去，若飞鸟焉。数岁，家人采薪见之，捕之不得，临绝壁下网围之，俄尔腾上山顶。或云此婢安有仙骨，不过灵药服食尔。遂以酒饵置往来之路，果来，食讫，遂不能去，擒之，具诉其故。指所食之草，即黄精也。

在《本草纲目》草部，李时珍给我们讲述了这样一个故事。

临川一富户人家的婢女，因不堪忍受主人虐待，逃入深山之中。她又饿又累，久久坐在山溪边，发现身边有一株野草，枝叶嫩绿可爱，即拔起放在水里洗净泥土，然后连根带叶把这草吃完了。她觉得味道很美，于是又拔了许多这种草，饱餐了一顿。后来，她在山中就以此草充饥。过了一段时间，渐渐觉得自己的身体变得轻捷健壮了。

她每晚在一棵大树下歇息，有一天夜晚，睡梦中忽然听到有野兽在草林中走动，她以为是老虎，很害怕，便想上树躲避。正想着，身体不觉已靠在大树梢上了。等到拂晓想着应该从树上爬下来，忽然身体轻飘飘落地了。就这样，她想到哪里，身体便飘然而去，往来自如，像飞鸟一样从这一山顶飘到另一山顶。几年以后，这富户人家的一个仆人进山砍柴发现了她，便回去禀报了主人。主人立即派人捕捉，可是无法捉到。有一天遇到她在一绝壁下，便张网从三面围捕，她一跃而腾空登上崖顶。主人更加害怕，决心非要捕到她。有人说，"这个奴婢难道长了仙骨？不过是可能吃了什么灵药罢了！"便叫人办好美味酒菜，放在她经常过往的路上引诱。这奴婢闻到人间饭食香味，果然来了，将好饭好菜吃个精光。如此数日以后，她不能再像以前那样轻捷腾飞了，便被主人捉到。经审问，她讲了原委，将自己每天所食的野草指给主人看，这草即是黄精。

这个故事很神奇，虽然夸大了黄精的作用——"久服轻身，延年不饥"，但是，黄精确实是一味具有较好补气养阴作用的补益药，这已被长期临床所验证。

黄精食药两用，为滋补佳品，属百合科多年生草本植物，根茎横生，形如生姜。别名老虎姜、土灵芝、鸡头参、山姜等，按其来源可分为滇黄精(图8-1、图8-4)、黄精(图8-2、图8-5)或多花黄精(图8-3、图8-6)，

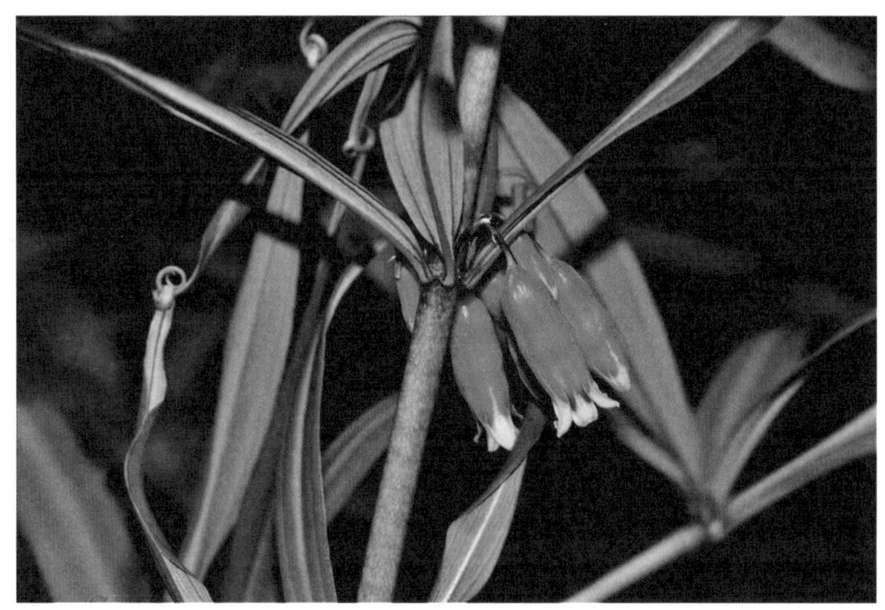

图8-1　滇黄精

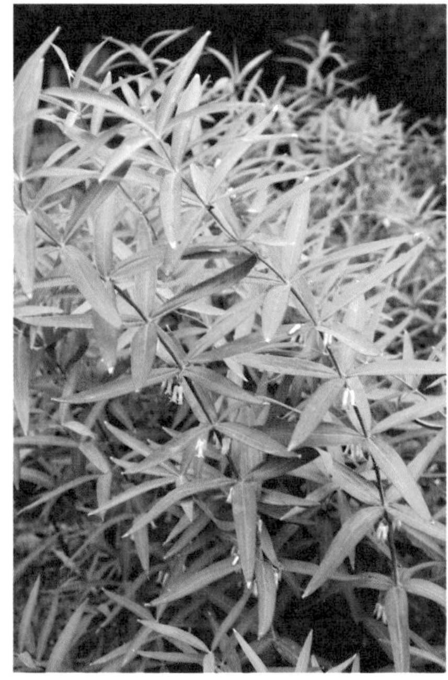

图8-2　黄精

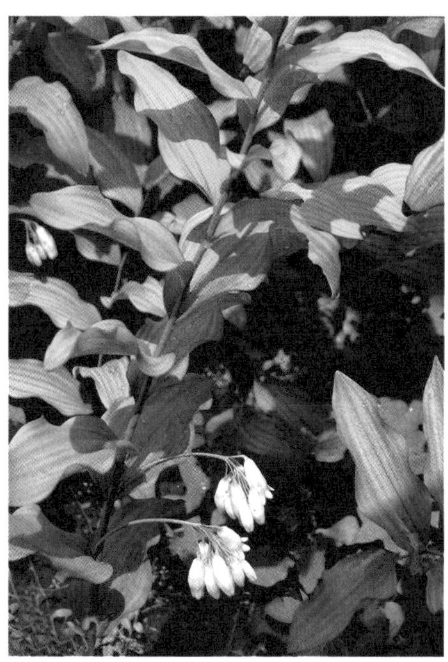

图8-3　多花黄精

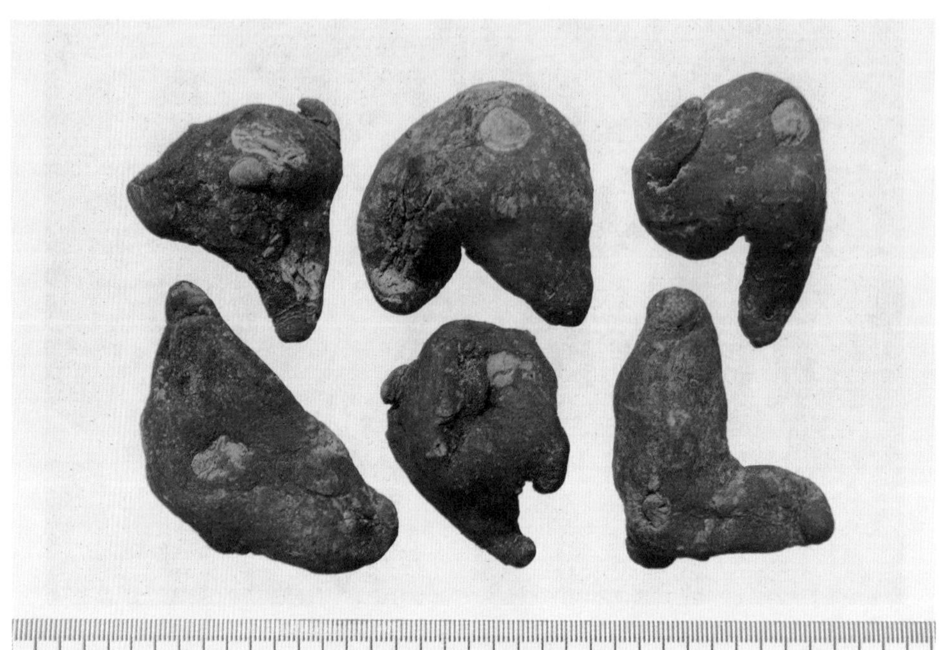

图 8-4　滇黄精药材

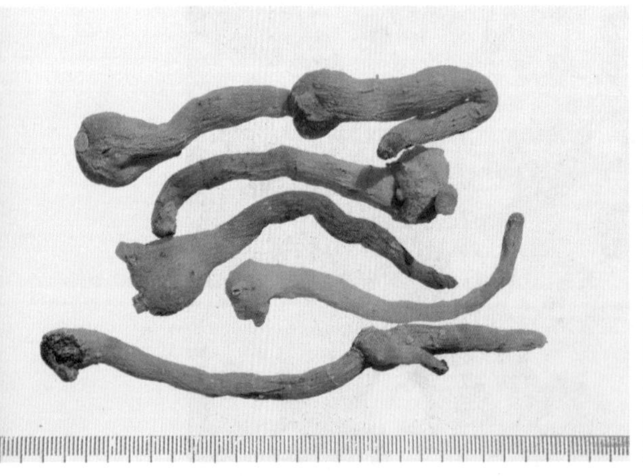

图 8-5　黄精药材

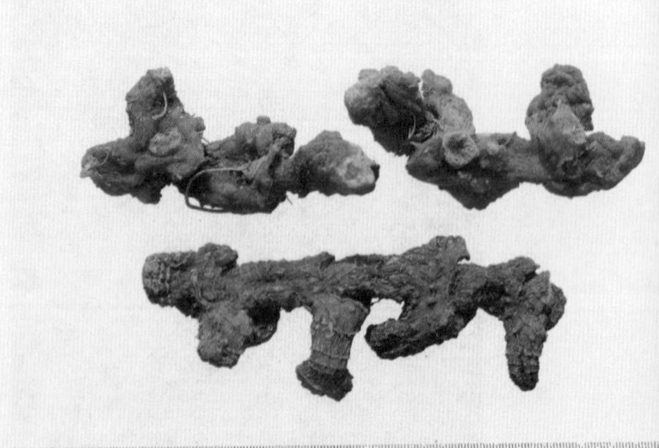

图 8-6　多花黄精药材

按形状不同，习称“大黄精”“鸡头黄精”“姜形黄精”。李时珍在《本草纲目》中说：“黄精为服食要药，故《别录》列于菜部之首，仙家以为灵芝之类，以得其坤土之精粹、故谓之黄精。”

据史料记载，黄精曾属仙家服食之品，不作药用，所以在《神农本草经》里是查不到的。在古代养生学家乃至医学家的眼中，黄精是一味神奇的延年益寿之品，甚至有“久服成仙”之说，如《神仙芝草经》中写道：“黄精宽中益气，使五脏调良，肌肉充盛，骨髓坚强，其力增倍，多年不老，颜色鲜明，发白更黑，齿落更生。”西晋张华《博物志》也道：“黄帝问天老曰：天地所生，岂有食之令人有不死者乎？天老曰：太阳之草，名曰黄精。饵而食之，可以长生。”葛洪在《抱朴子》中也将黄精列为延年益寿之仙药，认为“服黄精仅十年，乃可大得其益耳”“有道之士，登之不衰，采服黄精，以致天飞”。

黄精食用古今皆有，其味甘甜，爽口，民间食用较多。其肉质根状茎肥厚，含有大量淀粉、糖、脂肪、蛋白质、胡萝卜素、维生素和其他营养成分，生食、炖菜、泡酒均可增气力、充肌肉、强骨髓，如黄精炖瘦肉汤、黄精当归鸡蛋汤、黄精粥、黄精蒸鸡等。黄精粥适用于阴虚肺燥、咳嗽咽干、脾胃虚弱者；黄精蒸鸡则对冬季体倦乏力、腰膝酸软、怕冷等甚有疗效。

除了医家，历代诗文名家亦留下诸多吟咏黄精之句。如唐代大诗人杜甫在《太平寺泉眼》写食用黄精能羽化成仙：“三春湿黄精，一食生毛羽”；《丈人山》说黄精具有白发转黑、返老还童之功：“扫除白发黄精在，君看他时冰雪容”；唐代高僧拾得在诗作《一入双溪不计春》中，留下了曝晒制作黄精的诗句：“一入双溪不计春，炼暴黄精几许斤”；宋代大文豪苏轼在《答周循州》诗中，记载清官周循州生活清贫，以黄精代粮："知君清俸难多辍，且觅黄精与疗饥。"

中医认为黄精生用有麻味，多刺激咽喉，故多蒸用，酒制能助药势，使其滋而不腻。古人对中药炮制十分重视，强调黄精入药要九蒸九晒，古方有九制黄精丸、九转黄精丹等，黄精都经九蒸九晒。现代研究表明黄精经过蒸制后刺激性成分含量降低，而滋补作用的多糖成分含量明显升高，可见传统的中药炮制是有科学道理的。

黄精味甘，性平、无毒，具有补气养阴、健脾、润肺、益肾之功效。黄精质润甘补，平而不偏，作用缓和，为平补气阴之品。既滋阴润肺，又补肾益精，还补脾益气，为滋补良药，善治肺肾两虚、气阴两虚诸证。常用于脾胃气虚、体倦乏力、胃阴不足、口干食少、肺虚燥咳、劳嗽咳血、精血不足、腰膝酸软、须发早白、内热消渴。

黄精是较为滋腻之品，《本草便读》载："久服令人不饥，若脾虚有湿者，不宜服之，恐其腻膈也。此药味甘如饴，性平质润，为补养脾阴之正品。"临床中治疗阴虚肺燥、干咳无痰，常与沙参、麦冬、知母、贝母同用；治肺肾阴虚之劳嗽久咳，可单用，或配伍熟地、百部、天冬应用；若治肺结核咯血、胸痛，可与白及、百部、黄芩、丹参等药同用；治肾精亏虚、肝肾不足、精血亏虚之腰膝酸软、失眠多梦、耳鸣健忘、头发脱落、须发早白等，可以与制何首乌、女贞子、墨旱莲等配伍；治消渴（糖尿病）常配以黄芪、山药、生地、玄参等益气养阴药。

据现代药理研究，黄精有抗菌、抗病毒、抗氧化、抗疲劳、抗衰老、抑制肾上腺皮质功能及强心、降压、降糖、降脂、提高免疫力及升高白细胞等作用，现代临床用治冠心病、高脂血症、糖尿病、白细胞减少症、肺结核、慢性肝炎、脑力及睡眠不足、头痛、阳痿及癣菌病等。

关于黄精，民间流传很多单方、验方，临床应用均有效果。

❶ 治疗病后虚弱、贫血

黄精 12 g，枸杞子 12 g。每天 1 剂，水煎 2 次，合并煎液，分早晚 2 次服。

❷ 治疗慢性肝炎（疲乏无力，腹胀不适，胃口不好，尿量减少，汗多口干）

黄精 25 g，糯稻根须 25 g，丹参 30 g，每日 1 剂，水煎 2 次，合并煎液，分 2 次服。

❸ 治阴血不足，大便秘结

黄精、火麻仁、玄参各 15 g，当归、肉苁蓉各 9 g，熟地黄 12 g。每日 1 剂，水煎 2 次，合并煎液，分 2 次服。

❹ 治疗眼目昏花，视物不清

黄精 1 000 g，蔓荆子 500 g（洗净），二味用水蒸熟透，晒干，捣碎为末，过细萝筛后为散。每日早晚各服一次，每次 6 g，温开水或粥水送服。

❺ 治疗胃热口渴

黄精 18 g，熟地黄、山药各 15 g，天花粉、麦冬各 12 g，水煎服，每日 1 剂，分 2 次服。

❗ 使用注意

黄精味甘质润，多服久服妨碍脾胃运化，故脾胃运化失常者不宜多服久服；黄精易助湿邪，凡脾胃虚寒、脾虚湿盛，咳嗽痰多、中满便溏及痞满气滞者，均不宜服用。

九、有疮如人面，商人戏以酒滴口中

贝母善治恶疮疾

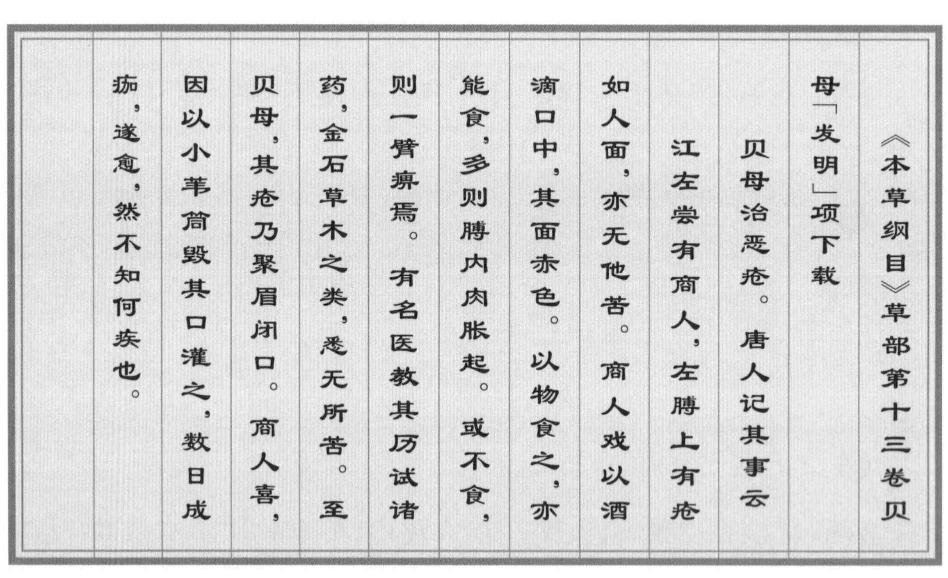

《本草纲目》草部第十三卷贝母「发明」项下载

贝母治恶疮。唐人记其事云

江左尝有商人，左膊上有疮如人面，亦无他苦。商人戏以酒滴口中，其面赤色。以物食之，亦能食，多则膊内肉胀起。或不食，则一臂痹焉。有名医教其历试诸药，金石草木之类，悉无所苦。至贝母，其疮乃聚眉闭口。商人喜，因以小苇筒毁其口灌之，数日成痂，遂愈，然不知何疾也。

关于贝母治疗疮疾，在《本草纲目》中记载有这样一个传说。

唐代，在江左有位商人，因长年累月在外跑生意受热毒侵袭，导致胳膊上生出一块小疮。刚开始并不在意，谁知后来愈长愈大，居然长到茶杯口那么大。这是一块疮面凸凹不平、形状犹如人脸的怪疮，脸的轮廓，以及其口、鼻、眼的形状皆依稀可见。不过此疮虽然形态上十分怪异，但商人并未感到有什么不适，加之生意繁忙，一时间无法顾及。一日，商人在旅店饮酒时，忽然感觉疮面的地方发痒，便当好玩一般将他所饮的酒滴入疮的“口”中，谁想疮面的颜色立即变红，好似人喝醉了酒。商人又以下酒菜喂入疮口中，此疮居然也能吃下去，喂得越多吃得越多，多吃则胳膊内的肉就会胀起，一两天后鼓胀才能慢慢瘪下去，如果再喂些吃食就又胀起，真是十分怪异。商人不知这是什么疮，感到有点恐惧，便四处求医，谁承想诸医皆束手无策。一日，商人偶遇一位名医，立即抓住机会告知详情，以求医治。名医教给商人一个方法，就是用所有的药物来一味味试疮，看看疮究竟怕哪种药，再用该药治疗。商人按名医所教方法将药店中所有的药物全部买回家，研成粉末后，一味味饲入疮“口”中。试了金石草木之类药数十种，都没有什么用，但当商人将贝母饲入疮“口”中时，奇迹发生了，此疮竟然聚眉闭口。商人大喜，当即借用小芦苇筒硬插入疮“口”中，将贝母粉末一股脑全部灌入中，数日后此疮果然成痂痊愈了。从此，人们便知道了贝母善治恶疮的功效。

贝母在中国有悠久的使用历史。最早的记载当为汉代《神农本草经》，被列为中品。《本草经集注》释其名：谓根“形似聚贝子，故名贝母”，并载能“疗……咳嗽上气，止烦热渴……安五脏”。贝母药用，古代并未详细分品种，直至清代赵学敏撰《本草纲目拾遗》时才开始将川贝与浙贝母明确区分开来。今天贝母类药材是以贝母属多种多年生草本植物为来源，常划分为川贝母、浙贝母、伊贝母、平贝母、湖北贝母与安徽贝母等6种类型，其中仅安徽贝母尚未收载于2020年版《中国药典》。

川贝母药用价值最高，为贝母类药材上品，其基原植物包括甘肃贝母（图9-1）、川贝母（图9-2）、暗紫贝母、梭砂贝母（图9-3）、太白贝母与瓦布贝母，按其性状不同分别习称为松贝、青贝、炉贝和栽培品，主产于四川、青海、云南等地。浙贝母产量居商品贝母的首位，其基原植物包括浙贝母（图9-4）及其变种东贝母，药材大小分开，大者除去芯芽，称谓大贝；小者不除芯芽，称为珠贝，主产于浙江。伊贝母基原植物包括伊犁贝母与新疆贝母。平贝母为平贝母的干燥鳞茎，主产于黑龙江、吉林等地。湖北贝母（鄂贝母）为湖北贝母的干燥鳞茎，在长江中下游地区栽培较为广泛，产量仅次于浙贝母。安徽贝母为皖贝母的干燥鳞茎，为20世纪才发展的中药贝母新品种。浙贝母苦寒，多用于外感咳嗽；川贝母苦甘微寒，多用于虚劳咳嗽；伊贝母、平贝母通常均作川贝母使用。传统习惯认为松贝、青贝最好；炉贝较好；平贝次之；生贝较次。

川贝母（图9-5）性味甘苦，微寒，归肺、心经，功能清热润肺、化痰止咳、散结消痈，用于肺热燥咳、干咳少痰、阴虚劳嗽、痰中带血、瘰疬、乳痈、肺痈，是润肺止咳的名贵中药材，应用历史悠久，驰名中外。浙贝母（图9-6）性味苦寒，功能清热化痰止咳，解毒散结消痈，无润肺之功效，用于风热咳嗽、痰火咳嗽、乳痈、肺痈、瘰疬、疮毒。

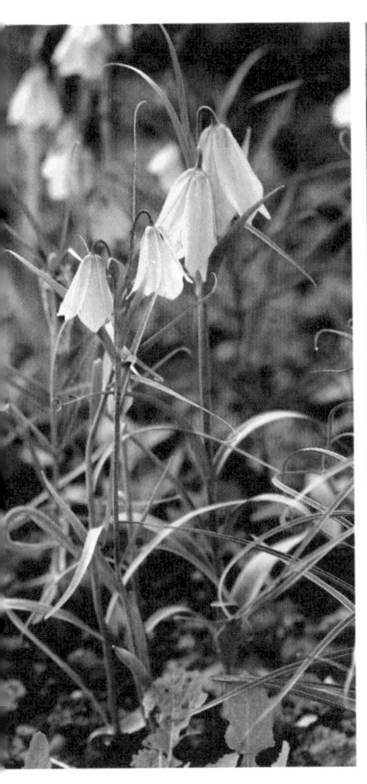

图 9－1　甘肃贝母(青贝)

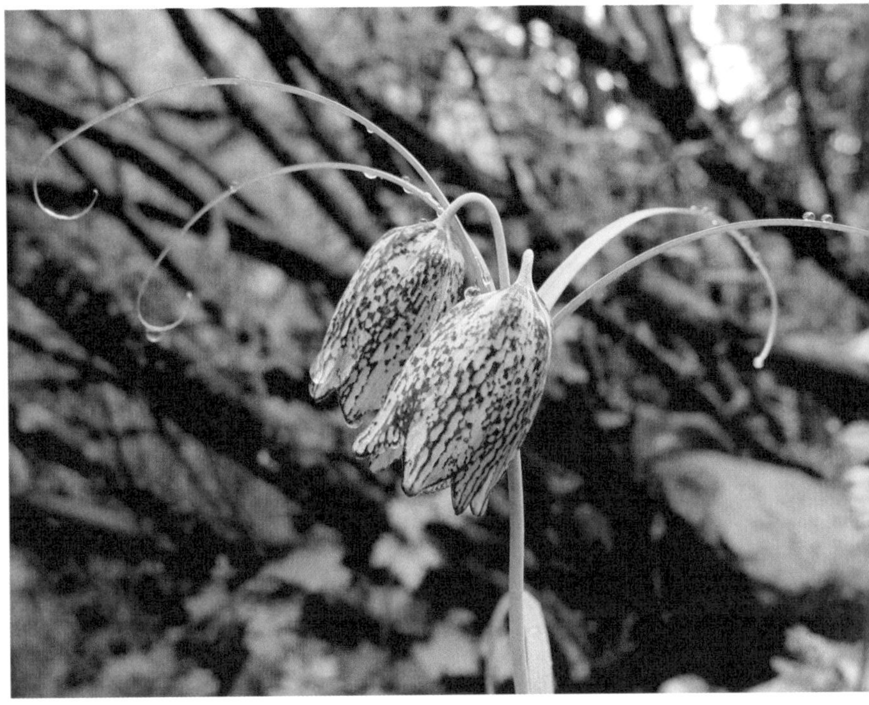

图 9－2　川贝母(卷叶贝母)

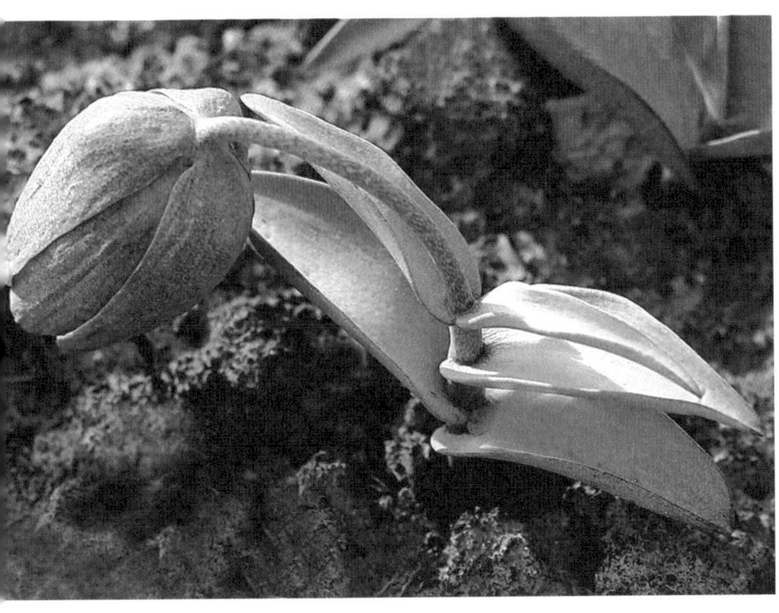

图 9－3　梭砂贝母

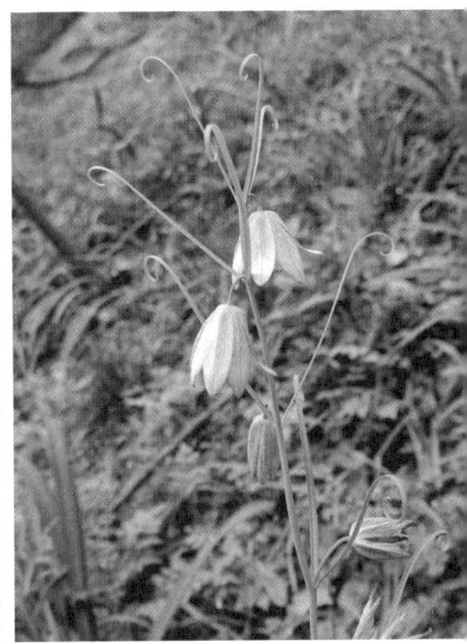

图 9－4　浙贝母

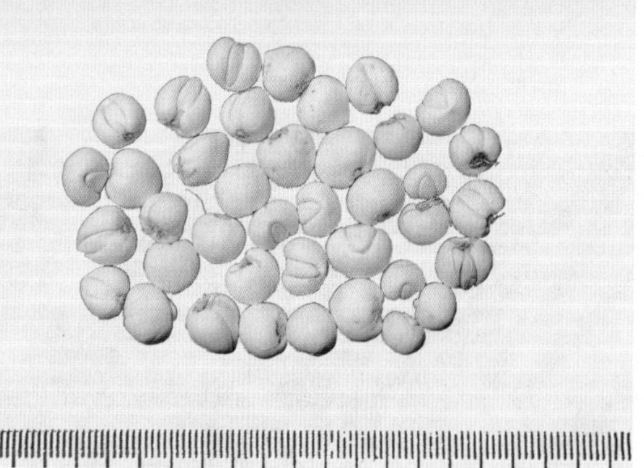

图 9-5　川贝母药材

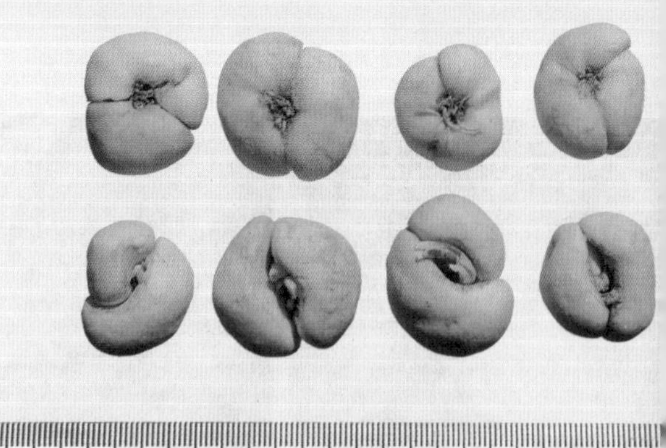

图 9-6　浙贝母药材

贝母主要分布于北半球温带地区，特别是地中海区域、北美洲和亚洲中部，尤以地中海北岸、伊朗、土耳其等地区分布的种类最为丰富。在中国除广东、广西、福建、台湾、江西等少数地区没有分布外，其他省区均有分布，贝母全世界约有 60 种，中国产 20 种和 2 个变种，其中以四川(8 种)和新疆(6 种)种类最丰富；按照分布区域划分，通常分为横断山区及邻近地区贝母群、长江中下游地区贝母群、新疆地区贝母群。

贝母具有重要的药用和经济价值，已成为产区群众的重要收入来源。贝母的果、叶形态奇特诱人，花色绚丽斑斓、婀娜多姿，而且有些品种花香幽雅馥郁、沁人心脾。欧美国家以观赏为目的，用于庭院种植或容器栽培，使贝母属植物的观赏价值得到很好的开发利用。在中国，仅有少量的种类用作园林绿化。

贝母也是食疗佳品，民间用其食疗的方法颇多，最常见的就是川贝炖雪梨。

贝母为化痰止咳之要药，是川贝止咳露、蛇胆川贝末(液)、复方川贝片、秋梨膏、养阴清肺丸、牛黄清肺散、铁笛丸、至宝锭、贝母瓜蒌散等治疗咳嗽痰多的众多著名中成药中的主药。贝母不仅有显著的化痰止咳作用，而且有较好的清热散结作用，临床应用于治疗瘰疬疮疡肿毒及乳痈、肺痈等症也有较好疗效，故贝母亦是治疮之要药。

在临床上，川、浙贝母虽均具清肺化痰止咳作用，但川贝母性凉而甘，兼有润肺之功，而浙贝母苦寒较重，清火散结力强。故前者多用于肺虚久咳，痰少咽燥；后者多用于外感风热或痰火郁结之咳嗽。在治疮痈方面，因浙贝母清热散结力优，因此多用。治瘰疬病常与玄参、牡蛎等配伍，即消瘰丸；治疮痈、乳痈，常与蒲公英、天花粉、连翘等配伍；治肺痈，可与鱼腥草、鲜芦根、薏苡仁等同用。此外，近年来又以浙贝母用于甲状腺腺瘤，常配合夏枯草、海藻、昆布、莪术等品应用，有较好的疗效。

现代研究表明，贝母类药材主要含有生物碱类，已分离出130多种生物碱，多为甾体生物碱，川贝母含有川贝母碱、去氢川贝母碱等成分；浙贝母含有浙贝母碱、去氢浙贝母碱等。二者的镇咳、祛痰、平喘、镇静、镇痛、降压、抗溃疡及抗菌等药理作用均得到证实。

关于贝母，民间有很多流传的单方或验方，临床证实均有效果。

❶ 治疗咽干咽痒，咳嗽有痰

川贝母10g，冰糖20g，雪梨1个，将梨洗净去皮，把靠近头部的那一部分切开，去核，形成梨盅。将川贝母和冰糖都放入，将雪梨盖盖好，并且用牙签固定住，置炖盅中隔水炖1个小时左右，食梨喝汤。

❷ 治疗瘰疬

用浙贝母、皂角刺等分研末，每次6克，每日2次，以黄酒冲服。

❸ 治疗痉咳期百日咳

贝母、百部，根据年龄确定用量。小于2岁者，各10g；2～5岁者，各 15 g；大于 5 岁者，各 20 g。水煎 2 次，共 200～500 mL。分 3 日服，每日 3 次。亦有人以 2.5 g 浙贝母粉末掺入鸡蛋，煮熟每日吃 1 颗，连服数天。

❹ 治疗乳痈（乳腺炎）初发

浙贝母研粉，每次 6 g，每日 2 次，用温黄酒调服。

❺ 治疗中老年肺炎及慢性支气管炎

浙贝母 10 g，甜杏仁 8 g，冰糖 10 g。先将浙贝母洗净；杏仁用水浸泡片刻，去皮、去尖后洗干净；将浙贝母、杏仁放入砂锅，加适量清水煮沸；加入冰糖煮 30 分钟，去渣留汁，待凉后饮用。

❗ 使用注意

贝母不宜与乌头类的药材如川乌、草乌、附子、天雄等（包括其炮制品）同用。脾胃虚寒及有寒痰、湿痰者慎用。

十、唐刘师贞之兄病风

祛风散寒用羌活

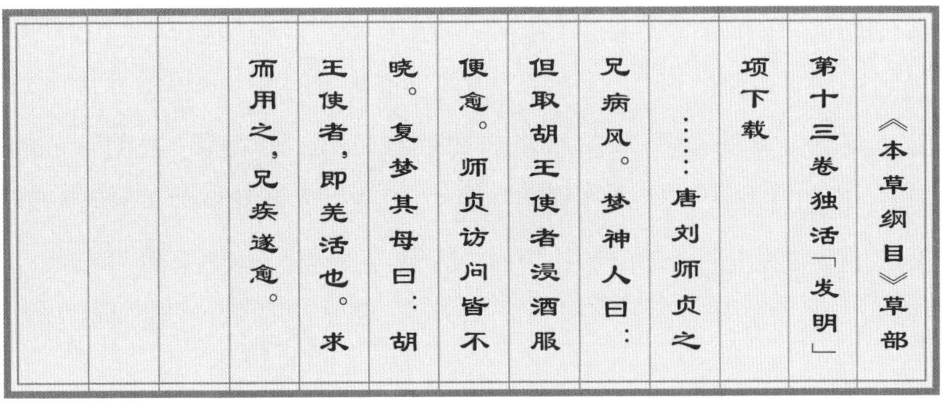

《本草纲目》草部第十三卷独活「发明」项下载……唐刘师贞之兄病风。梦神人曰：但取胡王使者浸酒服便愈。师贞访问皆不晓。复梦其母曰：胡王使者，即羌活也。求而用之，兄疾遂愈。

李时珍在《本草纲目》中记载了这样一个羌活治病的传说。

唐代，有一个名叫刘师贞的人，其兄长患风湿顽症多年，长期卧床不起，家人心急如焚，遍访各地验方，屡试皆无良效。一个晚上，刘师贞梦见自己四处访医，忽遇见一位道骨仙风的老翁，师贞上前求教道："我兄患有严重风湿，虽经多方治疗，仍无良效，请问有何办法?"老翁道："你兄所患风湿，一般药物是治不了的，但有一种药物可治，就是用胡王使者浸酒服用，可愈。"说完后老翁便腾云驾雾而去。师贞醒来便知此是仙人托梦,连忙记住药名。可是他查遍了所有的医药书籍也找不到胡王使者这种药,只好走访名医药农,竟无一人知道是何药物。师贞十分着急,寝食不安。后来,师贞又做了一个梦,梦见逝世多年的老母亲告诉他:“胡王使者就是羌活。”师贞醒后即用羌活浸酒给兄长饮服,其兄长多年顽疾果真慢慢痊愈了。从此,人们便知道了羌活的祛风湿作用。

羌活,又名护羌使者、胡王使者、羌滑、退风使者,为伞形科植物羌活(图 10－1)和宽叶羌活(图 10－2)的根茎或根。羌活药材(图 10－3)为圆柱状略弯曲的根茎,顶端具茎痕,表面棕褐色至黑褐色,外皮脱落处呈黄色。节间缩短,呈紧密隆起的环状,形似蚕,习称“蚕羌”;节间延长,形如竹节状,习称“竹节羌”(图 10－4)。节上有多数点状或瘤状突起的根痕及棕色破碎鳞片,气香,味微苦而辛。宽叶羌活为根茎及根,根茎类圆柱形,顶端具茎及叶鞘残基,根类圆锥形,有纵皱纹及皮

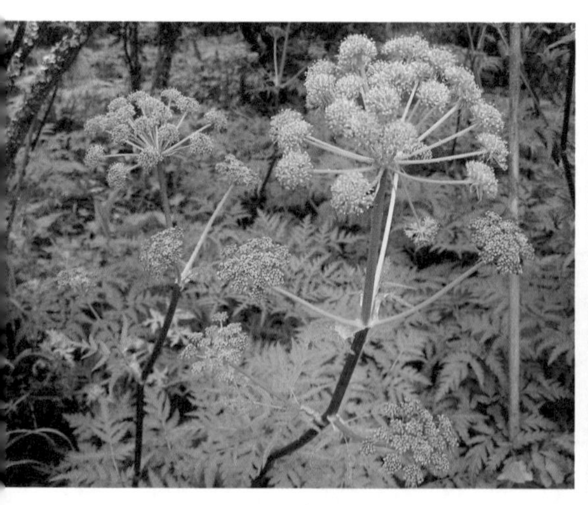

图 10－1 羌活

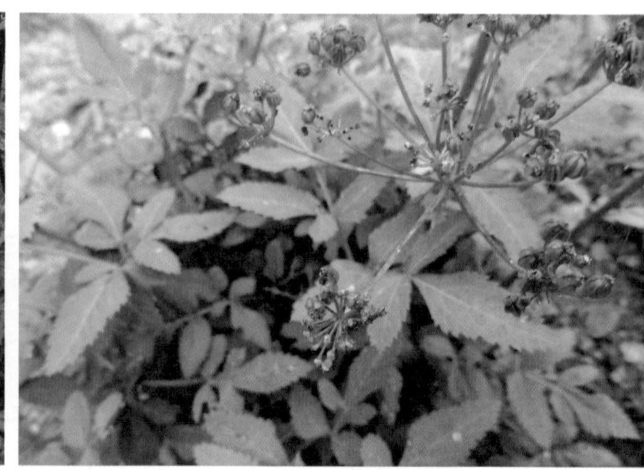

图 10－2 宽叶羌活

孔;表面棕褐色,近根茎处有较密的环纹,习称“条羌”。有的根茎粗大,不规则结节状,顶部具数个茎基,根较细,习称“大头羌”(图 10-5),气味较淡。羌活以条粗壮、有隆起曲折环纹、断面质紧密、朱砂点多、香气浓郁者为佳。一般认为蚕羌的品质最优,竹节羌次之,条羌更次,大头羌最次。

早期的药用羌活与独活是不分的,故羌活最早记载见于《神农本草经》独活项下,直至唐代始将独活与羌活分开。《唐本草》载:“疗风宜用独活,兼水宜用羌活。”其实二者均能祛风湿、止痛、解表,以治风寒湿痹,风寒夹湿表证头痛。若风寒湿痹,一身尽痛,两者常相须为用。但独活性较缓和,发散力较羌活为弱,多用于下半身的风寒湿痹者及头痛属少阴者。独活还可搜剔少阴肾经在里伏风,用治头痛目眩,痛连齿颊,见风即痛的伏风头痛;取其辛散之力,发散郁火,治疗风火牙龈肿痛等。羌活性较燥烈,发散力强,常用

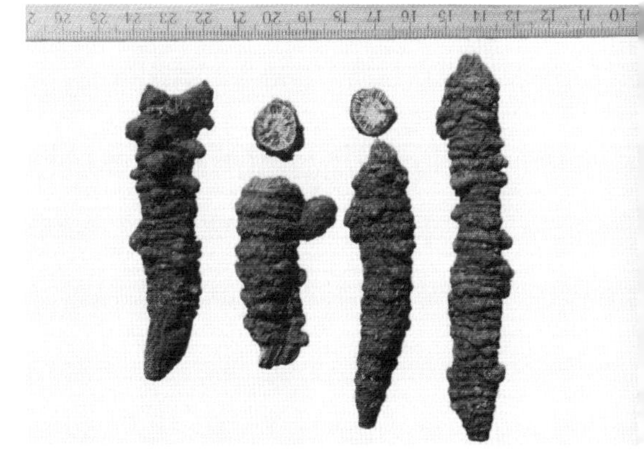

图 10-3 羌活药材

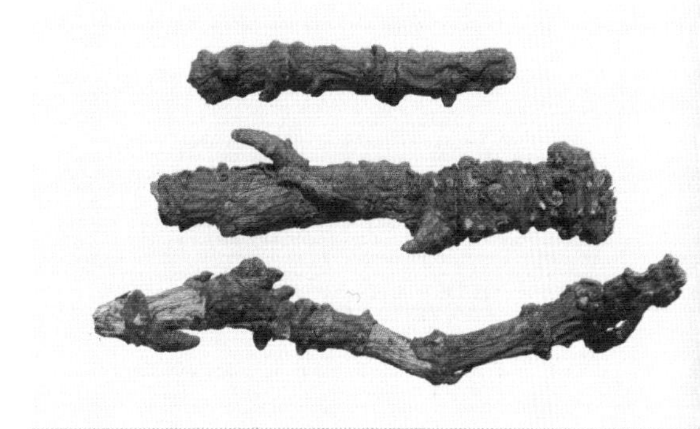

图 10-4 羌活药材(竹节羌)

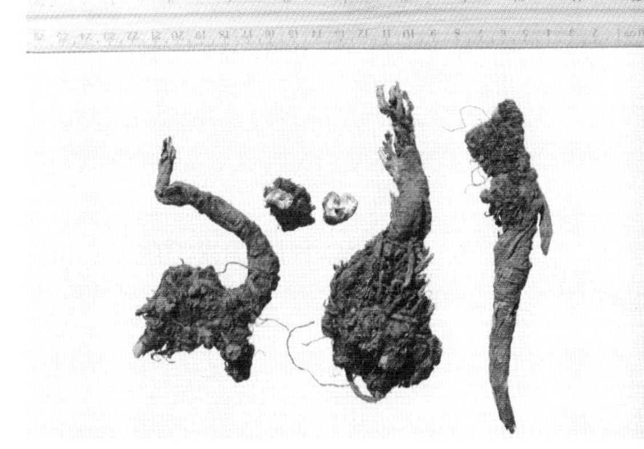

图 10-5 羌活药材(大头羌)

于风寒湿痹，痛在上半身者，治头痛属风寒者。

关于羌活的功用，古代多以祛风湿为主，如《药性论》载："治贼风、失音不语……手足不遂，口面㖞斜，遍身顽痹。"《本草品汇精要》载："主遍身百节疼痛、肌表八风贼邪，除新旧风湿。"近代则以其解表散寒作用为主，并将其划入解表药类，临床多用于治疗外感风寒所引起的发热、恶寒、头痛、身痛等症。

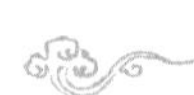

羌活味辛、苦，性温，归膀胱、肾经，功能散寒、祛风、除湿、止痛，用于风寒感冒头痛、风湿痹痛、肩背酸痛。羌活的临床应用多是复方配伍形式，如用羌活配伍防风、白芷、苍术等组成的九味羌活汤治疗感冒、流感呈表寒证表现者，效果较好，尤其是以头痛、身痛明显者效果更好。有用九味羌活汤治疗急性荨麻疹也取得满意疗效。

羌活祛风湿的作用也甚为显著，为祛风胜湿常用之品，但一般认为本品以风湿痹痛在半身以上者为宜，如周身痹痛，可配防风、独活等同用。对于头痛病症，多配合川芎、细辛等应用。以羌活为主药的中药复方及中成药常有九味羌活汤、羌活胜湿汤、蠲痹汤和重感灵片、川芎茶调散（丸、颗粒、口服液、袋泡剂）、复方雪莲胶囊、祛痹舒肩丸等。

现代药理研究发现，羌活除了传统应用于治疗风寒感冒及风湿病外，在防治脑梗死及心脏病等方面也有广阔的前景，值得深入研究开发。

羌活治病的验方流传很多，临床应用多有疗效。

❶ 治疗感冒发热，扁桃体炎

羌活 15 g，板蓝根、蒲公英各 30 g。每日一剂，水煎 2 次，合并煎液，分 2 次服。

② 治疗腰痛

羌活 15 g，独活 15 g，川芎 15 g，藁本 15 g，甘草 6 g，防风 15 g，蔓荆子 15 g，桑寄生 15 g，杜仲 15 g，延胡索 15 g，当归 15 g，鸡血藤 15 g，路路通 15 g，伸筋草 15 g，生白术 20 g。每日 1 剂，加水煎煮 2 次，合并煎液，分早晚 2 次服，连服 2 周。

③ 治疗眉骨痛，不可忍

羌活、防风、炙甘草各 9 g，酒黄芩 3 g(若是在冬季可以不用酒黄芩这味药，若是患者眉骨痛兼有发热，且饮食正常的可以加倍应用酒黄芩，即 6 克)，研粉每服 15 g，加水 300 mL，煎至 150 mL，去渣，食后服之。

④ 治疗真菌性阴道炎、外阴炎

羌活 50 g、白鲜皮 30 g，每日 1 剂，水煎，分早晚熏洗患处，每次 30 分钟，连用 10～15 天。

⑤ 治疗带状疱疹

羌活 10 g，防风 10 g，桂枝 10 g，川芎 10 g，丹参 30 g，徐长卿 30 g，白芷 12 g，当归 6 g，红花 10 g，瓜蒌 15 g，细辛 6 g，生地 15 g，苍术 15 g，黄芪 30 g，龙骨 30 g，乳香 6 g，没药 6 g，白术 10 g，茯苓 15 g。每日 1 剂，细辛先煎，后加入其他药煎煮 2 次，合并煎液，分早晚 2 次服。

! 使用注意

该品辛香温燥之性较烈，用量过多易致呕吐，阴亏血虚、阴虚头痛、气虚多汗者慎用；脾胃虚弱者不宜服，血虚痹痛忌服。

十一、荆穆王妃胡氏，因食荞麦面着怒

延胡索止胃痛

《本草纲目》草部第十三卷延胡索「发明」项下载

……荆穆王妃胡氏，因食荞麦面着怒，遂病胃脘当心痛，不可忍。医用吐下行气化滞诸药，皆入口即吐，不能奏功。大便三日不通。因思《雷公炮炙》论云：「心痛欲死，速觅延胡。」乃以玄胡索末三钱，温酒调下，即纳入，少顷大便行而痛遂止。又华老年五十余，病下痢腹痛垂死，已备棺木。予用此药三钱，米饮服之，痛即减十之五，调理而安。

李时珍在《本草纲目》中讲述了自己用延胡索（即玄胡索）治病的故事。

蕲州荆王府中荆穆王妃胡氏，因吃荞麦面时发怒，患了胃脘疼痛的疾病，痛不可忍。荆王府中的御医就给她用了吐、下、行气、化滞各种药物，但是药一入口马上吐出，不能奏效，已经三天不通大便了。在这种情况下，王府的人不得不请李时珍治疗。李时珍通过诊断，细心琢磨着，想到《雷功炮炙论》中的一句话："心痛欲死，速觅延胡。"于是便开了延胡索末三钱，让王妃用温酒送服，王妃服用后不再呕吐，过了一会，大便通畅，胃痛就好了。后经药物调理，王妃很快康复。

蕲州还有个姓华的老人，已经五十多岁了，患痢疾腹痛，痛不欲生，生命垂危，家里已准备了棺木。李时珍用延胡索末三钱，让老人用米汤送服，服后老人腹痛减轻了一半，经过调理很快好转了。可见延胡索是不可多得的止痛良药，可广泛应用于身体各部位的多种疼痛，尤以气滞血瘀所致的心腹疼痛最为常用。李时珍称其为"活血行气第一品药"。

延胡索亦称元胡、延胡、元胡索、玄胡索。据《本草纲目》记载，延胡索"本名玄胡索，避宋真宗讳，改玄为延也"。延胡索是我国传统中药材，为罂粟科多年生草本植物延胡索(图 11-1)的干燥块茎(图 11-2)。夏初采取，除去须根，洗净，煮至刚好白心消失，取出，晒干。切厚片或捣碎，生用、醋炙或酒炙用，三者均具有活血行气止痛之功。生延胡

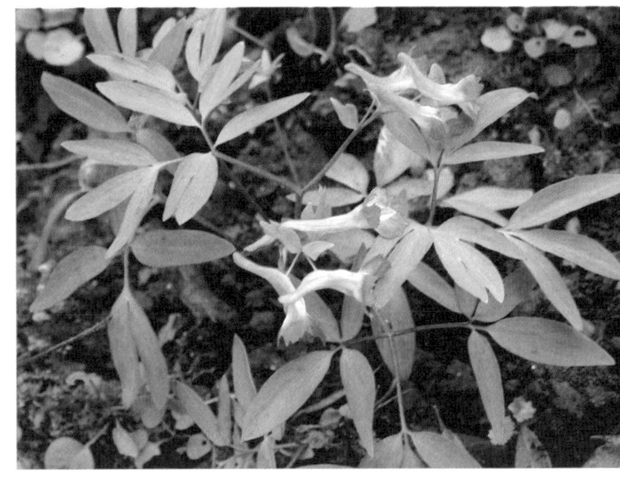

图 11-1　延胡索

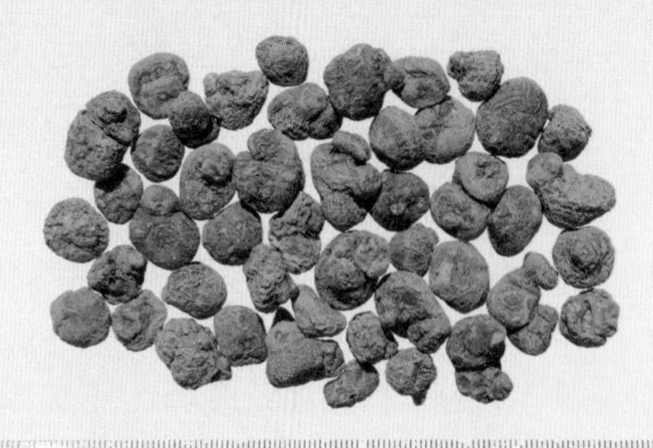

图 11－2　延胡索药材

索因止痛有效成分不易煎出，故止痛效果欠佳，临床少用。醋制后，可使其有效成分的溶解度大大提高而增强止痛药效，故气滞血瘀所致的一身上下诸痛证多用醋延胡索。酒制后，活血祛瘀作用增强。

延胡索的产地几经变更，据《本草拾遗》记载："延胡索生于奚，从安东道来。"《本草纲目》记载："奚乃东北夷也。今二茅山西上龙洞种之。"可见延胡索在唐宋时期是产自东北的，明代开始产地南下，"茅山延胡索"著称于世。茅山延胡索皮青黄，肉黄，形小而坚，此品最佳，出自茅山上龙洞，仁和（今杭州）笕桥亦种之。现以浙江省东阳、磐安等地栽培的延胡索为道地药材，为我国著名的"浙八味"中药材之一。

延胡索药用历史悠久，各家均对其进行论述，《雷公炮炙论》提到"心痛欲死，速觅延胡"。《开宝本草》："主破血，产后诸病，因血所为者。妇人月经不调，腹中结块，崩中淋露，产后血运，暴血冲上，因损下血，或酒摩及煮服。"《本草拾遗》载，止心痛的时候用酒服延胡索。李时珍更是在其《本草纲目》中指出："延胡索，能行血中气滞，气中血滞，故专治一身上下诸痛，用之中的，妙不可言。盖延胡索活血行气，第一品药也。"可见延胡索为重要的止痛药。2020 年版《中国药典》就收录了许多含有延胡索的中成药，如化癥回生片、养血清脑颗粒、元胡止痛片、元胡止痛胶囊、加味左金丸等，效果确切。

中医学认为延胡索味辛、苦，性温，入肝、脾经，止痛、活血、行气之功显著，临床上常用于治疗胸胁脘腹疼痛、胸痹心痛、经闭痛经、产后瘀阻、跌扑肿痛，百治百效。特别是其止痛作用最为显著，在临床上无

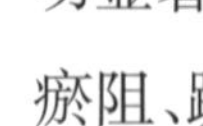

论何种痛证，均可配伍应用。猝然心痛或心痛经年不愈者，与甘草同用，以缓急止痛，如玄胡索散；胃脘痛连及两胁，因肝郁化热者，常配金铃子同用，以疏肝泄热，行气止痛，如金铃子散；心腹冷痛，因寒凝气滞者，常配附子、木香同用，如玄附汤；身体疼痛，四肢拘挛，因风淫血滞，常配当归等同用，如舒筋散；产后因寒而小腹痛者，常配当归、桂心同用，如延胡散；经前腹痛，以胀为甚，因气滞而血瘀者，常配乌药、香附等同用，如加味乌药汤；腰腿疼痛，因肝肾亏虚者，常配牛膝、当归、破故纸同用，如玄胡索散。

现代研究表明，延胡索具有很强的镇痛、镇静和抗心律失常作用。除此之外，延胡索还有其他广泛的生理活性，如改善血液流变性、抗心肌缺血、保护脑缺血再灌注损伤、抗心律失常、催眠、对内分泌系统的影响、抑制胃酸分泌、抗溃疡、抗炎、抗菌、抗病毒、提高抗应激能力以及抗肿瘤作用等。

延胡索为临床上活血行气止痛之良药，民间流传很多单方、验方。

❶ 治疗十二指肠溃疡（症见胃脘部胀痛，食后尤甚，肠鸣作痛，痛必腹泻，泻后痛减）

延胡索 9 g，川楝子 9 g，当归 6 g，杭白芍 12 g，佛手 12 g，海螵蛸 9 g，赤石脂 9 g，黄连 3 g，神曲 12 g，干姜 4.5 g，生甘草 18 g。每日 1 剂，水煎 2 次，合并煎液，分 2 次服。

❷ 治疗腰痛，辨证属血瘀证

延胡索 10 g，当归 10 g，川芎 10 g，制香附 10 g，赤芍 10 g，苏木 10 g，补骨脂 10 g。每日 1 剂，水煎 2 次，合并煎液，分 2 次服。

❸ 治疗气滞血瘀型闭经

延胡索、赤芍、枳壳各 12 g，乌药 10 g，当归、川芎、桃仁、红花、丹皮、制香附各 9 g，炙甘草 5 g。上药以水煎煮，取汁，每日 1 剂，水煎 2 次，合并煎液，分 2 次服用。

❹ 治疗跌打损伤、急慢性扭挫伤

用延胡木金散（醋制延胡索、广木香、郁金各等分，共研细末），每服 9 g，温开水送服。亦可加黄酒适量送服，每日 2 次。

❺ 治疗慢性胆囊炎

延胡索、白芍各 15 g，柴胡、半夏、川楝子、海金沙、鸡内金、郁金、金银花、砂仁各 10 g，黄芩 12 g，金钱草 30 g。水煎后于餐前 30 分钟服，每日 1 剂，连续 4 周。

使用注意

本品具有活血行气之功，故孕妇禁用，血热气虚者禁用；体虚者、经血枯少及产后血虚崩漏者均应慎用。

十二、昔蒙活之囚，今故报过恩

黄连治疗眼疾

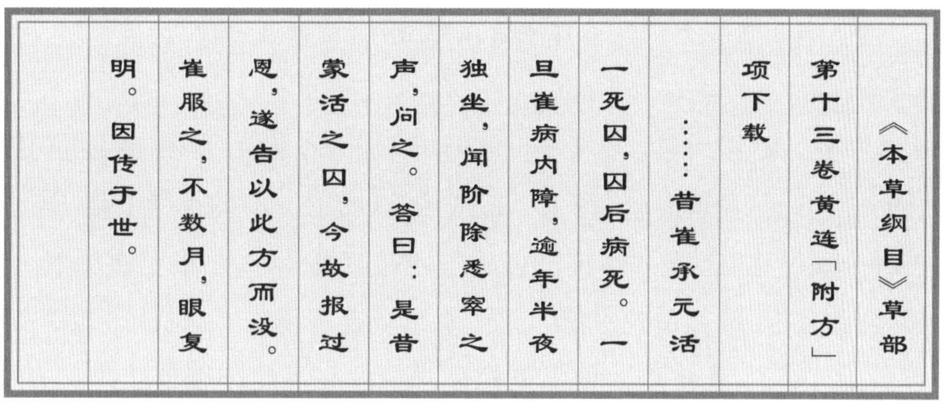

《本草纲目》草部

第十三卷黄连「附方」

项下载

……昔崔承元活

一死囚，囚后病死。一

旦崔病内障，逾年半夜

独坐，闻阶除悉窣之

声，问之。答曰：是昔

蒙活之囚，今故报过

恩，遂告以此方而没。

崔服之，不数月，眼复

明。因传于世。

《本草纲目》中载有关于黄连治眼疾这样一个故事。

早些时候，有一个叫崔承元的人，他担任执掌刑律的官员，为一个被判死刑的囚犯平了反，给他留了一条活命。后来，这个人病故。崔承元晚年患眼疾，内生障翳，双目失明近一年余。有天半夜里，崔承元独坐在卧室，忽然听到屋外台阶上有细小的摩擦声，便问道：“是谁?”有人应道：“我就是你当年救下的那个死囚，特来报恩。”说明来意后，就把一个药方告诉了崔承元。即用黄连末一两，小羊肝一具，去掉表层膜，一起擂烂和丸，如梧桐子般大，每次饭后以暖浆水吞服四十丸。崔按方配药服下，几个月后双眼就恢复了视力，重见光明。这个方子便传了下来，后来收载于刘禹锡的《传信方》。

民间还流传着很多黄连治疗目疾的故事和传说，前两年热播的电视连续剧《芈月传》中，就有芈月为治疗葵姑的眼疾采摘黄连的一段戏。今天黄连仍然是治疗眼疾的良药，现代以黄连为主的中成药中就有治疗眼疾的黄连羊肝丸、明目上清丸、珍珠八宝眼药、小儿明目丸以及麝珠明目滴眼液等，疗效显著。

黄连，又名川连、鸡爪连、宣连、支连等，为毛茛科植物黄连（图12－1）、三角叶黄连（图12－2）或云连（图12－3）的干燥根茎，以上三种分别习称“味连”“雅连”“云连”。味连（图12－4）根茎多簇状分枝，弯曲互抱，形似倒鸡爪状，习称“鸡爪黄连”，单枝类圆柱形，表面灰黄色或黄棕色，外皮剥落处显红棕色，粗糙，有不规则结节状隆起、须根及须根残基，有的节间表面平滑如茎秆，习称“过桥”；上部多残留褐色鳞叶，顶端常留有残余的茎或叶柄。雅连（图12－5）：多为单枝，略呈圆柱形，微弯曲，过桥较长；顶端有少许残茎；云连（图12－6）：多为单枝，弯曲呈钩状，较细小。

黄连多为栽培，主产于四川、云南、湖北等地。秋季采挖，除去须根和泥沙，干燥，撞去残留须根。最早记载于《神农本草经》，被列为上品药，一名“王连”。在唐代《药性论》称为“支连”，李时珍则释名曰：“其根连珠而色黄，故名。”黄连虽别名多种，但后世医家均沿用黄连正名。关于其功效，很多古籍均作出了记载，如《神农本草经》载：“黄连，

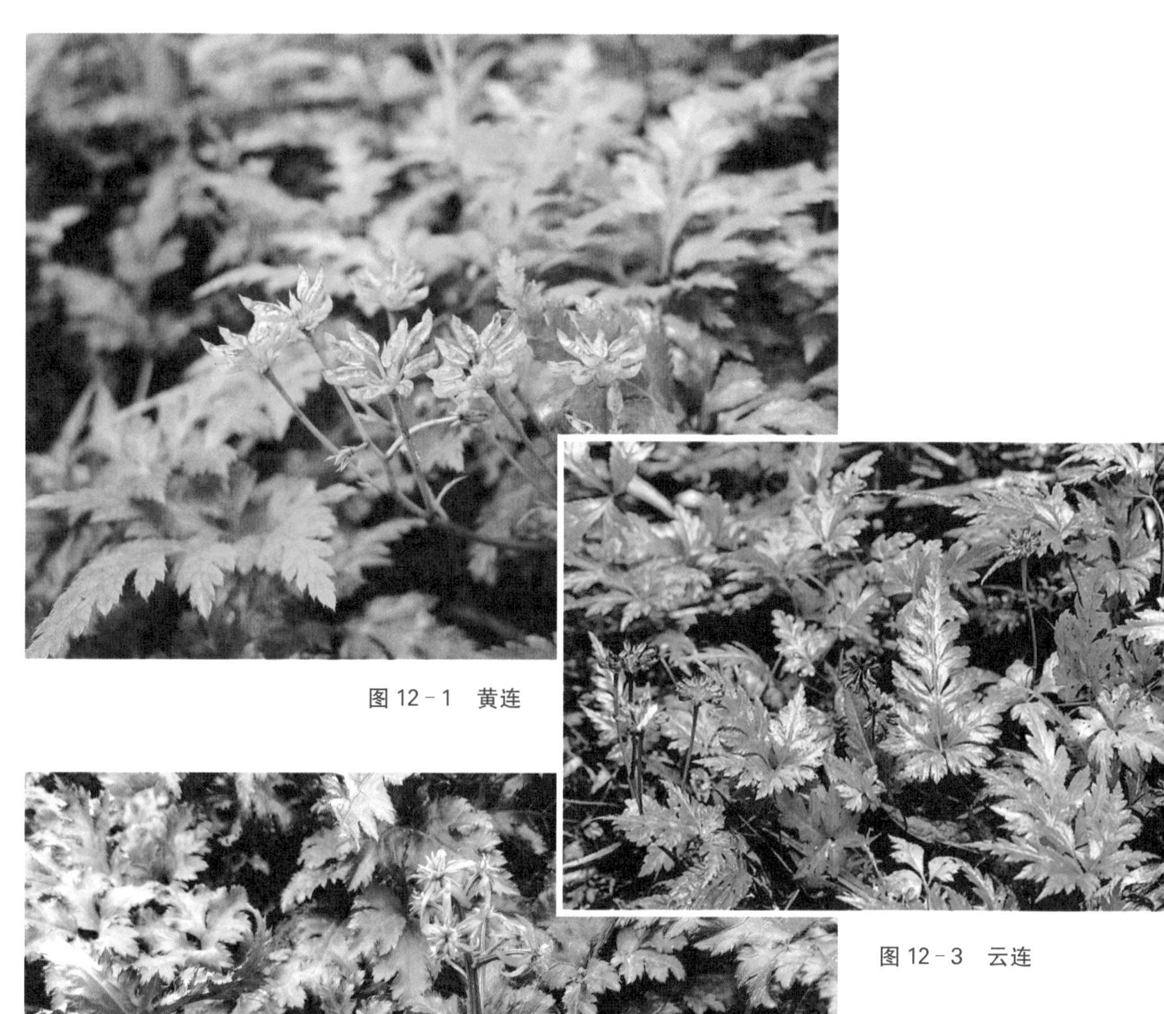

图 12－1　黄连

图 12－3　云连

图 12－2　三角叶黄连

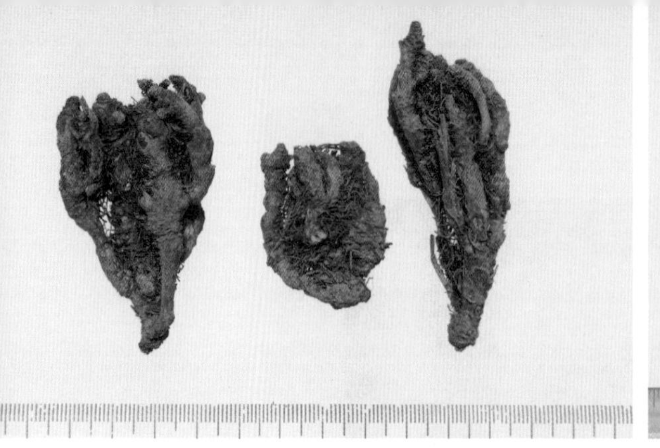

图 12－4　味连药材

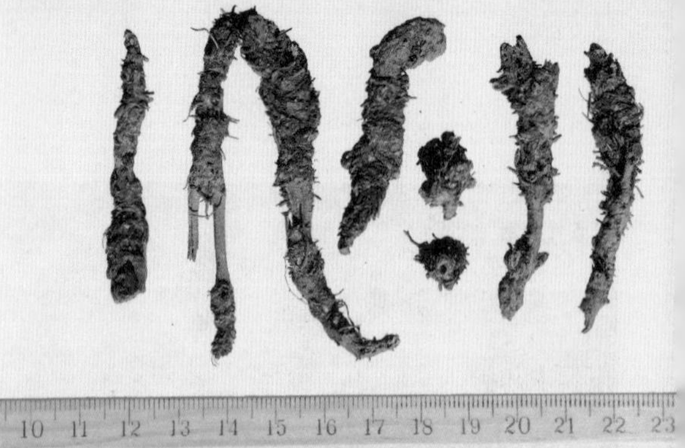

图 12－5　雅连药材

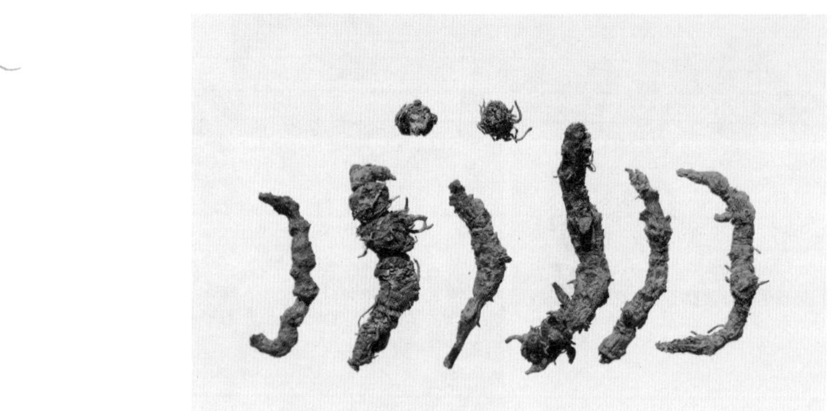

图 12－6　云连药材

味苦寒。主热气目痛，眦伤泣出，明目，肠澼腹痛下痢，妇人阴中肿痛；久服令人不忘。一名王连。生山谷。"《药性论》载："杀小儿疳虫，点赤眼昏痛，镇肝，去热毒。"《药鉴》载："同当归，治眼疾。"《本草纲目拾遗》载："大泻心火，性寒而带散，故治目疾尤效。"

黄连临床应用有不同的炮制品之分，临床上常根据不同病情而选用。黄连生品常用于清心火，解热毒；酒黄连常用于清上焦头目之火；姜黄连清中焦之火，善治胃热呕吐；萸黄连可清气分湿热，散肝胆郁火；炒黄连寒性较缓和，不易伤害脾阳。

中医认为黄连味苦性寒，味苦燥湿而清泄，性寒能清热而泻火，入心、肝、胃、大肠经。清热燥湿之力颇强，善于清中焦湿热，长于治湿热中阻、脘腹痞满、恶心呕吐；且善除脾胃大肠湿热，尤为治湿热泻痢之要药。临床上有广泛的应用。用于湿热诸症，常与厚朴、白豆蔻等同用，如王氏连朴饮。用于胃火牙龈肿痛，常配石膏、升麻同用，如清胃汤。用治咽喉肿痛，口舌生疮，可配青黛、人中黄研末外掺，如青黛散。用治湿疹、黄水疮、烫伤，可单用研末调敷或熬膏用，如黄连膏。用于痰热互结，胸脘痞闷，按之则痛，常配半夏、瓜蒌，以辛开苦降，宽胸散结，如小陷胸汤。用治肝火上炎，头晕头痛，常加入龙胆草、芦荟等清肝泻火药同用，如当归龙归丸。

现代研究表明，黄连药材中含有黄酮、生物碱、萜类、挥发油、有机酸、香豆素等多种化学成分，从而表现出广泛的药理活性，如抗菌、抗病毒、抗原虫、抗炎、镇痛、抗心律失常、抗心肌肥厚、抗心肌缺血、抑制血小板聚集、降血压、抗肿瘤、降血糖、增强免疫功能、抗氧化、抗溃疡、抗焦虑、抗癫痫以及对平滑肌的作用等。

关于黄连，民间流传很多单方、验方，临床应用均有效果。

❶ 治疗烧烫伤、湿疹

黄连 100 g，地榆 150 g，冰片 20 g，麻油 500 g，蜂蜡适量。将黄连、地榆洗净，晾干，切片，浸泡在麻油内 48 小时后，再用文火煮至药物呈黑黄色，过滤，加冰片溶化后，用蜂蜡搅拌成油膏，再制成油膏纱布，消毒备用。烧伤部位用 0.1%洗必泰(氯己定)清洗消毒，去除腐皮，较大的水疱刺破引流，以黄榆油膏纱布包扎固定。伤后前 3 天每天换药 1 次，直到创面愈合。烧烫伤面积超过 5%以上者，同时给予抗感染和补液治疗。

❷ 治疗溃疡性结肠炎

黄连、木香各30 g。每日1剂，水煎2次，合并煎液，早晚分2次温服。

❸ 治疗慢性胃炎

将黄连10 g，陈皮10 g，放于大茶杯中，加沸水200 mL浸泡，15分钟后饮用，可重复浸泡，每日3～5杯。

❹ 治疗失眠，症见内心烦躁、头晕耳鸣、盗汗、舌尖红少苔、脉细者

黄连12 g，黄芩6 g，芍药6 g，鸡子黄2枚，阿胶9 g。黄连、黄芩和芍药先用1.2 L水煎煮，煎取600 mL去渣，放入阿胶烊化，稍冷，放入鸡子黄搅匀。每次温服200 mL，每日3次。

❺ 治疗结膜炎、沙眼瘙痒、麦粒肿痛、角膜眼睑炎等

以生药黄连片0.5～0.8 g，用奶汁或温开水浸汁，搽目眦及滴入目中，轻者2～4次，重者4～8次则愈，疗效显著。或用黄连10 g，蝉蜕8 g，煎水20 mL，待药液温后洗双目，每日3～4次。

❗ 使用注意

本品苦寒易伤脾胃，脾胃虚寒者禁用；苦燥易伤阴津，阴虚津伤者慎用。

十三、予年二十时，病骨蒸发热

黄芩善治肺热咳嗽

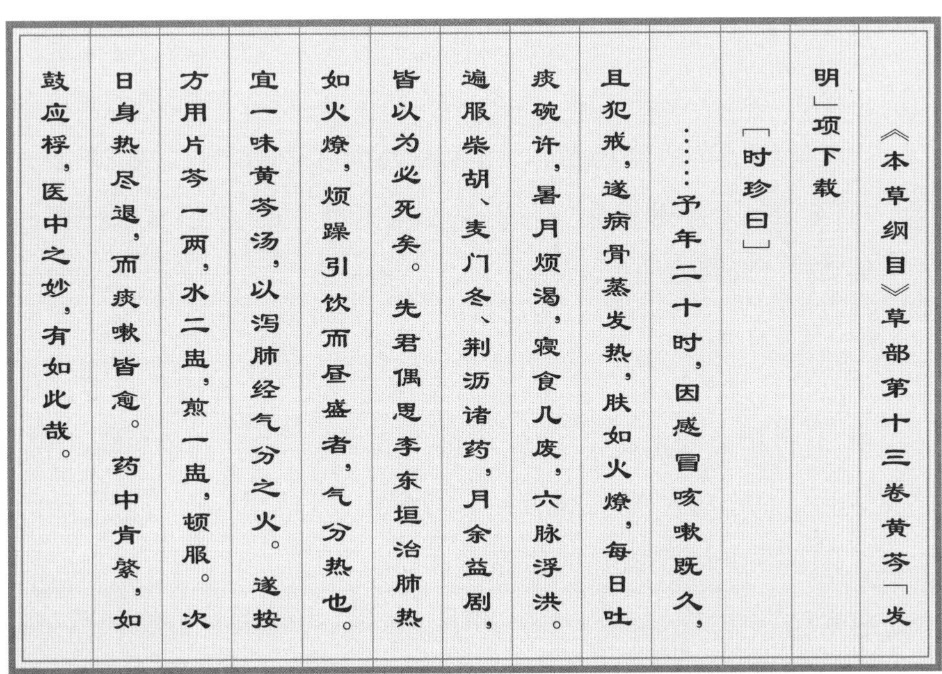
《本草纲目》草部第十三卷黄芩「发明」项下载
［时珍曰］
……予年二十时，因感冒咳嗽既久，且犯戒，遂病骨蒸发热，肤如火燎，每日吐痰碗许，暑月烦渴，寝食几废，六脉浮洪。遍服柴胡、麦门冬、荆沥诸药，月余益剧，皆以为必死矣。先君偶思李东垣治肺热如火燎，烦躁引饮而昼盛者，气分热也。宜一味黄芩汤，以泻肺经气分之火。遂按方用片芩一两，水二盅，煎一盅，顿服。次日身热尽退，而痰嗽皆愈。药中肯綮，如鼓应桴，医中之妙，有如此哉。

关于黄芩善治肺热咳嗽，在《本草纲目》中记载有李时珍自己亲身经历的故事。

在李时珍20岁的那年，因感冒引起咳嗽，开始自己并不在意，而且在感冒未好的情况下和妻子同房了，导致病情加重，越咳越厉害，还引起潮热、盗汗、发热，每天吐痰一碗多，常烦躁口渴，既不能吃又不能睡，六脉浮洪。父亲李言闻亲自给他诊治，并对症下药，先后应用了柴胡、麦冬、荆芥、竹沥等一些治疗感冒咳嗽以及阴虚症状的中药，一个多月过去了仍不见好转，且病情还在不断加重。李言闻十分担心，他认真查阅历代医书，发现《东垣十书》中记载有治疗肺热咳嗽的清金散，这是金代名医李东垣医治肺热如火燎、烦躁的病人在夜间特别爱喝水的一个方剂，李东垣认为此病是气分热之故，就用一味黄芩，以泻肺经气分之火。李言闻就按照李东垣的药方，用上好的黄芩一两，水二碗，煎至一碗，亲自端给李时珍服下。第二天，李时珍体热全退，咳嗽吐痰也随之停止而痊愈。

从这件亲身经历的事情中，李时珍深有感慨，认为用药只要抓住了关键，就像用鼓槌击鼓，一敲就响起一样，对症下药，药到病除，中医之奥妙就是如此。后来，在编修《本草纲目》时，他用自己的亲身经历肯定了黄芩泻肺火、清湿热的功能。

黄芩，又名子芩、宿芩、片芩、枯芩、条芩，为唇形科植物黄芩（图13－1）的干燥根。春、秋二季采挖，除去须根及泥沙，晒后撞去粗皮，晒干入药（图13－2）。李时珍在《本草纲目》中载："芩，《说文》作莶，谓其色黄也……宿芩乃旧根，多中空，外黄内黑，即今所谓片芩……子芩乃新根，多内实，即今所谓条芩。"

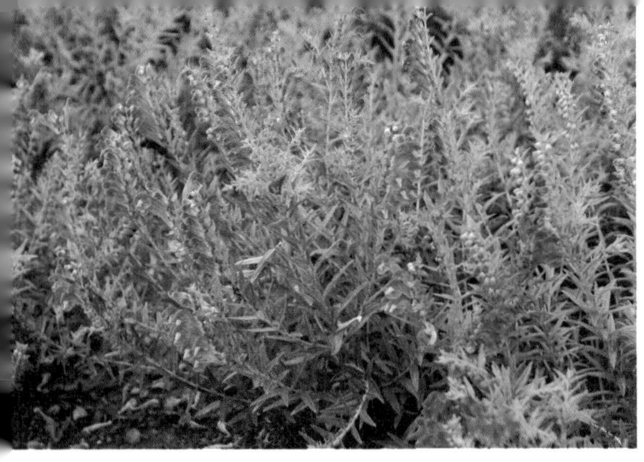
图 13－1　黄芩

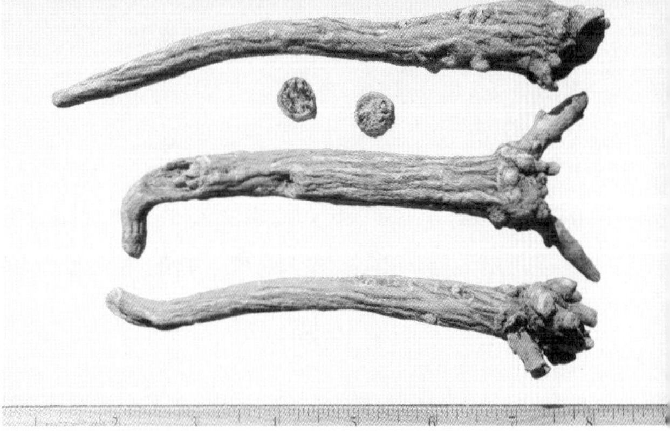
图 13－2　黄芩药材

据明末出版的《药品化义》一书记载：黄芩中枯者名枯芩，条细者名条芩，一品宜分两用。枯芩体轻主浮，专泻肺胃上焦之火，主治胸中逆气、膈上热痰、咳嗽喘急、目赤齿痛、吐衄失血、发斑发黄、痘疹疮毒，以其大能凉膈也。条芩体重主降，专泻大肠下焦之火，主治大便秘结、小便淋浊、小腹急胀、肠红痢疾、血热崩中、胎漏下血、挟热腹痛、谵语狂言，以其能清大肠也。现代中医临床上对湿温发热，多与滑石、白蔻仁、茯苓等配合应用；对湿热泻痢、腹痛，又常与白芍、葛根、甘草同用；对于湿热蕴结所致的黄疸，与绵茵陈、栀子、淡竹叶等同用。治热病高热，常与黄连、山栀等配伍；治肺热咳嗽，与知母、桑白皮等同用；治血热妄行，与生地、丹皮、侧柏叶同用；对热毒疮疡，与银花、连翘等药同用。

黄芩还有安胎作用，常与白术、竹茹、紫苏等配合应用治疗胎动不安。电视连续剧《女医明妃传》中就介绍过明代著名女医家谈允贤的故事：一名妇女先后经众多医师治疗，仍然流产六次，谈允贤发现这名妇女性情抑郁、容易发怒，认为是肝气郁结郁火内动，从而导致习惯性流产。用紫苏汤送服黄芩、白术粉后，这名妇女终于顺利产下了一名女婴。

中医认为黄芩性味苦、寒，归肺、胆、脾、大肠、小肠经，功能清热燥湿、泻火解毒、止血、安胎，临床上对湿温发热，湿热泻痢、腹痛，湿热蕴结所致的黄疸，热病高热，肺热咳嗽，血热妄行，热毒疮疡以及胎动不安等，均有较好疗效。

现代研究表明黄芩有很好的抗菌、抗病毒作用，还有抗炎、抗过敏、降压、降脂作用，以及抗血小板聚集、抗凝及抗血栓形成和抗心律失常的作用等。特别是黄芩所含黄芩苷、黄芩素、汉黄芩素，抗菌谱较广，即使对青霉素等产生耐药性的金黄色葡萄球菌，黄芩仍能对其有抑制和杀灭作用。临床上用黄芩治疗小儿急性呼吸道感染、传染性肝炎、慢性气管炎、急性菌痢等，均可获良效。

黄芩为临床常用药，民间流传很多单方、验方，临床应用均有效果。

❶ 治疗小儿急性呼吸道感染

用50%黄芩煎液，1岁以下每天6 mL，1岁以上8～10 mL，5岁以上酌加，皆分3次服。有较好疗效，体温多在3天内恢复正常，症状消失多为4天。

❷ 治疗妊娠恶阻

用黄芩杞果汤，由黄芩、枸杞子各50 g组成。将上药置于杯中，沸水冲之，候汁温时，频频饮用。

❸ 治疗急性细菌性痢疾

黄芩、诃子等量，加水煎煮，浓缩至1∶2的浓度时加入饱和的明矾水，边加边搅拌，产生大量的沉淀，滤取沉淀制成粉剂。每日4次，每次2 g，温开水送服。

❹ 治疗鼻衄

黄芩 30 g，白茅根 30 g，蜂蜜 20 g，每日一剂，水煎二次，分 2 次服，三剂为一疗程。

❺ 治疗复发性口疮

黄芩 20 g，冰片 2 g，研为粉，泡于 100 mL 高浓度白酒中，1 个月后即可使用。使用时用棉签蘸药酒涂于口疮处，每日 3～4 次。

❗ 使用注意

黄芩苦寒伐胃，脾胃虚寒者不宜使用。脾胃虚弱，食少便溏者慎用。临床有报道，应用本品后有人皮肤潮红、瘙痒异常，并出现散在性水疱或红色斑块样皮疹等过敏反应。

草部芳草类

澤州白芷

十四、王定国病风头痛，至都梁求医

白芷善治头痛

《本草纲目》草部第十四卷白芷「发明」项下载

按王璆《百一选方》云

王定国病风头痛，至都梁求明医杨介治之，连进三丸，即时病失。恳求其方，则用香白芷一味，洗晒为末，炼蜜丸弹子大。每嚼一丸以茶清或荆芥汤化下。遂命名都梁丸。其药治头风眩晕、女人胎前产后伤风头痛、血风头痛，皆效。

《本草纲目》草部第十四卷白芷「附方」项下载

毒蛇伤螫：临川有人被蝮蛇伤，即昏死，一臂如股，少顷遍身皮胀黄黑色。一道人以新汲水调香白芷末一升，灌之。觉脐中搰搰然，黄水自口出，腥秽逆人，良久消缩如故云。以麦门冬汤调尤妙，仍以抹搽之。又径山寺僧为蛇伤，一脚溃烂，百药不愈。一游僧以新水数洗净腐败，见白筋，挹干，以白芷末，入胆矾、麝身少许掺之，恶水涌出，日日如此，一月复平。洪迈夷坚志。

《本草纲目》草部第十四卷白芷中介绍了白芷治疗顽固性头痛的故事。

有一个叫王定国的人长期患头痛病，经多方治疗，效果均不理想。于是他慕名来到都梁求名医杨介对其头痛顽症进行治疗。杨介诊脉辨证之后，立即给他服了三颗丸药，头痛的毛病顿时就消失了。王定国很想知道这个药丸到底是什么，于是就求着杨介把药方公开出来。杨介说，这个药丸就是用白芷一味药，将其洗净晒干之后，研为粉末，炼蜜制成药丸，每次服一丸，用茶水或用荆芥煎汤送服。于是，王定国便把这个药方带回去，传给他人用于治疗顽固性头痛，并取名都梁丸。

《本草纲目》中还介绍了一个白芷治疗蛇伤的故事。

临川有一个人被蝮蛇咬伤，当即昏死过去，手臂肿得有大腿那么粗大。不久，浑身的皮肤也肿胀起来，呈现黄黑色，家人以为必死无疑。一位道人路过看到这个情况，立即进行救治，他用新打上来的井水调白芷末一斤，给病人喂下。没多久，病人肚中呼啦呼啦地响，呕出大量黄色的液体，又腥又臭。过了一段时间，肿胀消失，恢复到了原来的样子。后为巩固疗效，接着以麦门冬煎汤调白芷末涂敷伤口，病人逐渐痊愈。后来又有径山寺的一位和尚被毒蛇咬伤，一只脚都溃烂了，用了许多药方都没有治好。一日遇见一云游来寺庙的和尚主动帮他治疗，用新打上来的井水洗净腐烂的伤口，擦干脓水，用白芷末加入少许胆矾、麝香，掺杂一起搅拌后涂敷伤口，不一会便有脓水不断涌出。每日换药一次，一个月以后伤口就愈合了。

从这两个故事中可以看出，白芷不仅治头痛有效，治疗毒蛇伤螫亦颇有效果。

白芷（图 14－1）产自我国，其花秀丽、香味诱人，深受古代诗人的厚爱，尤其是屈原，在他的很多诗篇中都有描述白芷。白芷最初是作为香草使用的，白芷之名最早出现于屈原的《离骚》："菉蘋齐叶兮，白芷生……杂申椒与菌桂兮，岂惟纫夫蕙茝。"徐锴云："初生根干为芷，则白芷之义取乎此也"，许慎《说文》云："生于下泽，芬芳与兰同德，故骚人以兰为咏，而本草有芬香、泽芬之名，古人谓之香白芷云。"白芷自古别名众多，有"香白芷""芳芷""白茝""芳香""苻蓠"等多种称呼。

据《本草图经》记载，白芷"生河东川谷下泽，今所在有之，吴地尤多。根长尺余，白色，粗细不等；枝秆去地五寸以上；春生，叶相对婆娑，紫色，阔三指许；花白，微黄；入伏后结籽，立秋后苗枯。二月、八月采根，曝干。以黄泽者为佳。楚人谓之药"。白芷在我国不仅有悠久的药用历史，而且还有悠久的栽培历史，据史料记载，四川、河南、河北等地从 13～16 世纪就已开始栽培，但最早进行白芷家种的地区是浙江。白芷有很多不一样的品种，大多是按照生长的地域不同来区分的，如兴安白芷、川白芷、杭白芷（图 14－2）、祁白芷、亳白芷等，每一类型都有着一些细微的差别。主要作为药材使用的还是北方所产的白芷，2020 版《中国药典》收载的白芷为伞形科植物白芷（图 14－3）或杭白芷（图 14－4）的干燥根，以条粗壮、质坚硬、体重、色白、粉性足、香气浓者为佳。

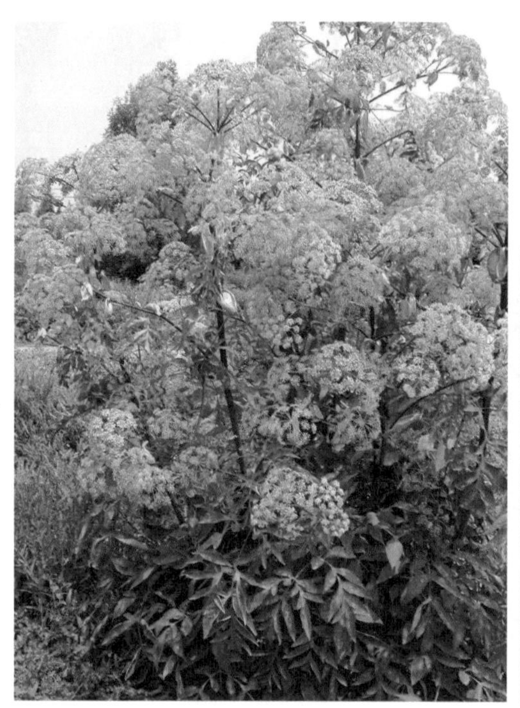

图 14－1　白芷

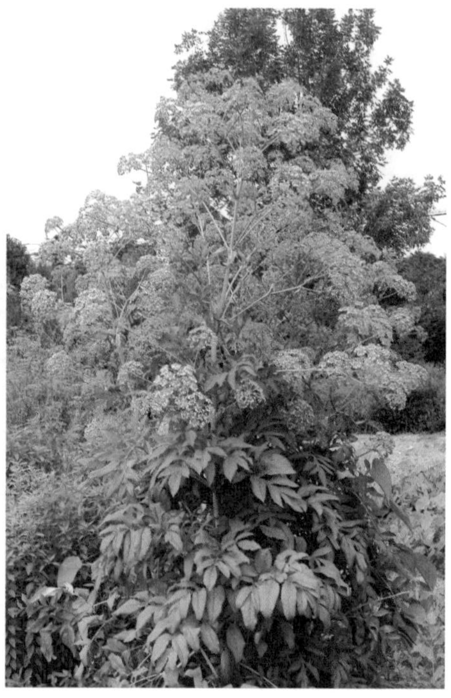

图 14－2　杭白芷

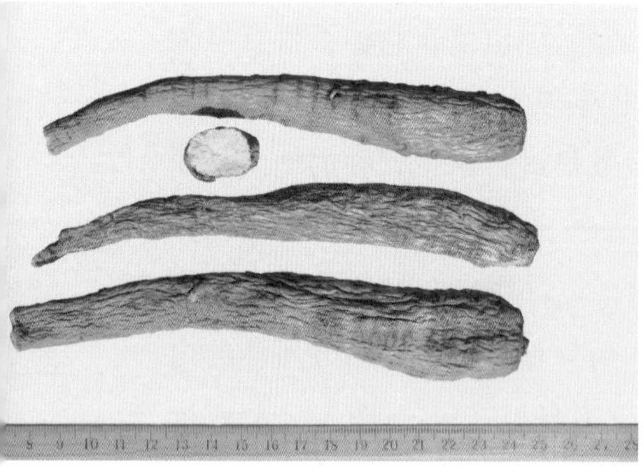

图 14－3　白芷药材

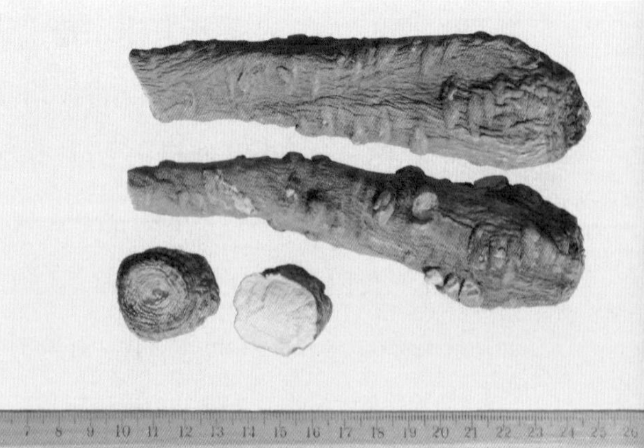

图 14－4　杭白芷药材

白芷的根为圆锥形，根头部多为圆形，顶端有凹陷的茎痕，具同心环状纹理；表面灰黄色至黄棕色，有多数纵皱纹，可见皮孔样的横向突起散生，习称“疙瘩丁”；形成层环棕色，近圆形，木质部约占断面1/3。而杭白芷上部近方形或类方形，具多数较大的皮孔样横向突起，排列成近四纵行，使根体具有4条棱脊，根上部的形成层环近方形，木质部约占1/2。

白芷辛、温，归胃、大肠、肺经，功效解表散寒、祛风止痛、宣通鼻窍、燥湿止带、消肿排脓，可用于感冒头痛、眉棱骨痛、鼻塞流涕、鼻渊、牙痛、带下、疮疡肿痛。

《五十二病方》最初提出用白芷治病。汉代《神农本草经》正式记载了白芷的功效：“主女人漏下赤白，血闭阴肿，寒热，风头侵目泪出，长肌肤，润泽颜色，可作面脂。”《本草汇言》则记载了白芷的应用：“白芷，上行头目，下抵肠胃，中达肢体，遍通肌肤以至毛窍，而利泄邪气。如头风头痛，目眩目昏；如四肢麻痛，脚弱痿痹；如疮溃糜烂，排脓长肉；如两目作障，痛痒赤涩；如女人血闭，阴肿漏带；如小儿痘疮，行浆作痒，白芷皆能治之。”白芷与其他药物配伍使用，应用范围更广。白芷与乌头同用，可治疗头痛及目睛痛（《朱氏集验医方》白芷散）；与细辛、石膏、乳香、没药同用，可治疗偏头痛（《种福堂公选良方》白芷细辛吹鼻散）；与黄芩同用，可治疗眉框痛（《丹溪心法》）；与辛夷、防风、苍耳子、川芎、细辛、甘草同用，可治疗鼻渊（《疡医大全》）。

现代药理研究发现，白芷中的主要药效成分为挥发油和香豆素类、生物碱类、多糖类、黄酮类等。主要有解热镇痛、抗炎、抗菌、抗肿瘤、抗氧化、美白、护肤等作用。

值得注意的是，白芷含有光毒性成分，会吸收一定量的紫外线，如在服用白芷的过程中经常晒太阳就会造成皮肤发黑，因此用白芷美白的过程中要避免晒太阳，否则皮肤可能会更黑。白芷在用量问题上也需注意，因为白芷内含有白芷素，少量可使血压升高，若单独内服过量，则可能会导致恶心呕吐、头晕等症状，大量使用的话还会导致烦躁。

另外，白芷含有欧前胡素乙，这种成分会对动物产生副作用，引起血压上升、脉搏变慢、呼吸加深、呕吐等，大量可产生强迫性间歇性惊厥，继之全身麻痹。因此，养宠物的家庭要避免宠物误食含有白芷的食物。

关于白芷，民间流传有很多偏方、验方，现列举一些常用方剂，仅供参考。

❶ 治疗头风头痛、眩晕

取白芷适量，洗净晒干，研为细末，炼蜜丸如弹子大。每次嚼服 1 丸，以清茶或荆芥汤化下，每日 2 次。

❷ 治疗烧伤

取白芷 20 g，忍冬藤 10 g，紫草 15 g，白前 10 g，冰片 5 g，共研细粉，香油调敷患处。

❸ 治疗过敏性鼻炎

白芷 20 g，辛夷花 10 g，苍耳子 5 g，薄荷 1 g，共研粉，每服 10 g，每天 3 次，饭后温开水送服。

❹ 治疗下肢溃疡

取白芷 15 g，白及 15 g，硫黄 15 g，枯矾 15 g，炉甘石 15 g，硼砂 10 g，共研细粉，桐油调匀涂患处。

5 治疗痔疮

取白芷 60 g，紫草 15 g，苦参 30 g，滑石 30 g，黄柏 30 g，水煎熏洗，每日 2 次，每次 40 分钟左右。

使用注意

阴虚血热者忌服。

十五、越地卑湿，伤于内外，阳气衰绝

温肾助阳补骨脂

《本草纲目》草部第十四卷补骨脂「发明」项下载

[颂曰]

……此法出于唐郑相国。自叙云：予为南海节度，年七十有五。越地卑湿，伤于内外，众疾俱作，阳气衰绝，服乳石补药，百端不应。元和七年，有诃陵国舶主李摩诃，知予病状，遂传此方并药。予初疑而未服。摩诃稽首固请，遂服之。经七八日而觉应验。自尔常服，其功神效。十年二月，罢郡归京，录方传之。用破故纸十两，净择去皮，洗过曝，捣筛令细。胡桃瓤二十两，汤浸去皮，细研如泥。即入前末，更以好蜜和，令如饴糖，瓷器盛之。旦日以暖酒二合，调药一匙服之，便以饭压。如不饮酒人，以暖熟水调之，弥久则延年益气，悦心明目，补填筋骨。

关于补骨脂的药效,《本草纲目》中记载了这样一个故事。

相传,在唐朝元和年间,七十五岁高龄的相国郑愚被皇上任命为节度使,出使南海。年迈体弱的郑相国舟车劳顿前往。由于当地气候湿热,且常年劳心劳力,不久郑相国便外感风热,还内伤脾胃,以致百病缠身,阳气衰竭。服用了不知多少当时流行的钟乳石之类灵丹补药,却总是不见效果。元和七年,有一个做生意的诃陵国船主叫李摩诃,知道郑相国久病缠身,治疗效果不好,就依据他的病情告诉了他一个配方,并将配方中所有药物都赠与他。起初郑相国对这个药方充满疑虑而没有服用,李摩诃向他磕头跪拜,坚持说明其来源并恳请服用,最后郑相国看在李摩诃诚心的份上,抱着试一试的心态服用了此药,七八天以后竟然获得了意想不到的效果。从此以后,便经常服用,身体逐渐好转。三年过后,郑相国回京复命,将这个药方传授给大家。该方中使用补骨脂十两,洗干净挑选去皮后曝晒,捣碎过筛成细粉,以胡桃(核桃)肉二十两,(汤浸去皮)仔细研磨如泥,和入补骨脂粉中,再加入纯净蜂蜜适量调和,使其如饴糖一样,用瓷罐盛装,每天早晨取一匙,以温酒二合送下,然后进饭食以压药。如果不会饮酒,则用温开水送下也可。长期服用此方则能延年益气,悦心明目,填筋补骨。

李时珍肯定了这个药方,并说也可做成丸药服用,还引用古人的话"破故纸无胡桃,犹水母之无虾也"来强调补骨脂与胡桃二药配伍的重要性。李时珍还进一步强调了补骨脂补肾的作用,他说:"孙真人(孙思邈)言补肾不若补脾,予曰补脾不若补肾。肾气

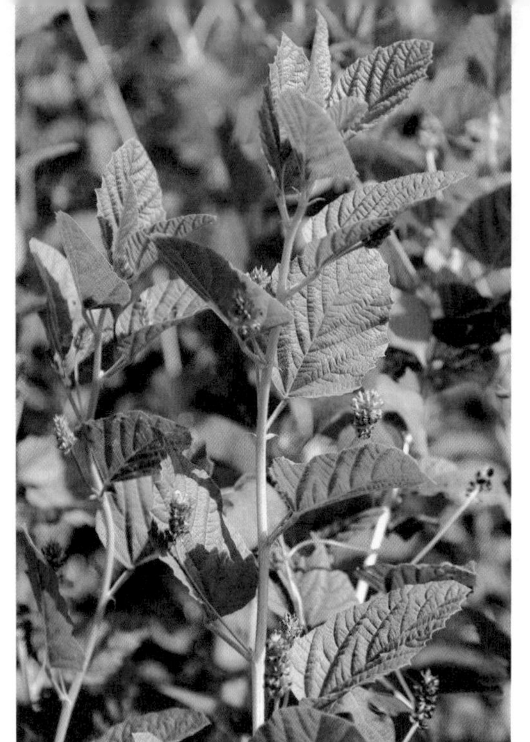
图 15－1 补骨脂

虚弱，则阳气衰劣，不能熏蒸脾胃。”李时珍这段话的意思是：孙思邈认为补肾不如补脾，我认为补脾不如补肾，肾气虚弱，则阳气衰微，这样就不能促进脾胃的消化，使脾胃虚弱而诸病发生。

补骨脂为豆科一年生草本植物补骨脂（图 15－1）的果实。在《开宝本草》中又称作破故纸，《药性论》中称婆固脂，此皆由梵语音译，故名字多有不同，《日华子本草》称其为胡韭子。李时珍在《本草纲目》中对其名字的来源做了这样的解释：“补骨脂言其功，胡人呼为婆固脂，而俗讹为破故纸也。胡韭子，因其子之状相似，非胡地之韭子也。”并转载“补骨脂生岭南诸州及波斯国”，推测该药并非中华本土产品，而由古时波斯国来朝觐见引入，发现其疗效，从而广为栽培。补骨脂性温，味辛、苦，按中医五行之分当属火，与之对应的脏器即为心，能使心包之火和命门之火相通，从而坚固元阳，使骨髓充实，以防涩脱。

补骨脂之名始见于《雷公炮炙论》，其作为药物则是始载于《开宝本草》，现广泛分布于四川、河南、山西、安徽、江苏、浙江等地，以四川合川、河南商丘为主产地，产于四川的补骨脂商品习称“川故子”，产于河南的则称“怀故子”。补骨脂常微炒后再用，即炒故子。将采收洗净的生故子用文火炒至微黄，有香气、微微迸裂后的炮制品，既可以缓和补骨脂的苦燥之性，削减辛窜作用，增强温阳止泻的功效，又可以通过微炒后使种子壳爆裂开，有利于有效成分的煎出（中药炮制中有"逢子必炒"之说）。此外，还有盐故子，即用盐水将补骨脂拌匀焖润后再炒。盐在中医中入肾经，经此炮制后，可引药下行，加强补肾的功效。

在中药界还有一味也叫"破故纸"的中药，其名虽和补骨脂的别称一样，但二者来源、形态和功效均不同。前者入药常称为木蝴蝶，来源于紫葳科木蝴蝶的干燥成熟种子，又称为千张纸、云故纸。木蝴蝶外形为蝶形薄片，除基部外三面延长成宽大菲薄的翅，表面浅黄白色，翅半透明，有绢丝样光泽，上有放射状纹理，边缘多破裂，体轻，外形极似蝴蝶；而补骨脂（图 15－2）为扁圆状肾形的黑色细小的种子，一端略尖，少数有宿萼，表面黑棕色或棕褐色，具微细网纹，在放大镜下可见众多点状凹凸纹理，质较硬脆。木蝴蝶味苦、甘，性凉，有清肺利咽、疏肝和胃之功效，常用于肺热咳嗽、喉痹、音哑、肝胃气痛等治疗，其性味、功效与应用均与补骨脂不一样。

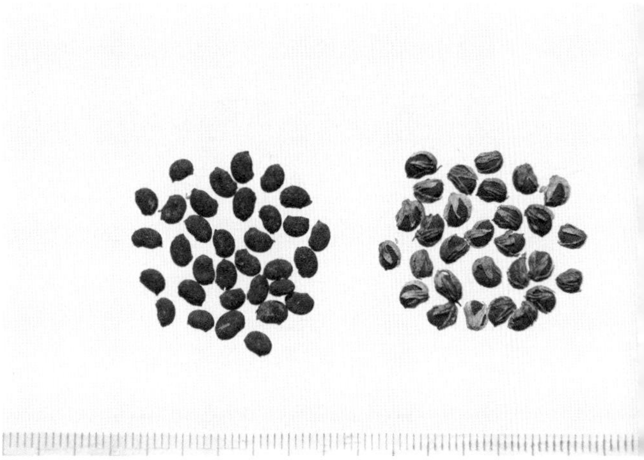

图 15－2　补骨脂药材

现代中医认为，补骨脂味辛、苦，性温，入肾、脾经，具有温肾助阳、纳气、止泻的功效。多用于阳痿遗精、遗尿尿频、腰膝冷痛、肾虚作喘、五更泄泻，还可用于治疗白癜风、斑秃等症。补骨脂用途广泛，因此衍生出白驳丸、四神丸、千金止带丸、白蚀丸、肠胃宁片、补骨脂丸、青蛾丸等中成药。补骨脂既能温补肾阳，又可固精缩尿。用于肾阳虚损的遗精，可单用，与青盐为末服，或与桑螵蛸、金樱子等同用；用于小儿遗尿，单用炒后研末服，或与桑螵蛸、益智仁、覆盆子同用；用于肾气虚冷、夜尿频数，配小茴香；用于肾阳虚衰所致的阳痿，与菟丝子、胡桃肉等同用，如补骨脂丸；用于肾虚腰膝冷痛或酸软无力，与杜仲、胡桃仁等同用，如青娥丸；补骨脂还有温脾阳而止泻之功，治疗脾肾阳虚的五更泄泻，与肉豆蔻、吴茱萸同用，如四神丸。此外，补骨脂配伍胡桃仁、蜂蜜等又治虚寒喘咳。

现代药理研究表明，补骨脂具有调节免疫、抗肿瘤、抗菌、保护心血管系统等作用。补骨脂还有致光敏作用，内服或外涂皮肤，经日光或紫外线照射，可使局部皮肤色素沉着。故补骨脂外用有治疗白癜风的功效。此外，补骨脂还有神经保护作用，可减轻相关的帕金森病症状。

除经典医药典籍中的名方，还有许多关于补骨脂的临床验方，仅在此列出一二，供大家参考借鉴。

❶ 治疗五更腹泻

补骨脂 30 g，五味子 10 g，吴茱萸 12 g，肉豆蔻（面粉包裹煨去油脂）20 g，一起水煎服，每日 1 剂，水煎 2 次，合并煎液分 2 次服。

❷ 治疗跌打损伤引起的腰痛

补骨脂（炒）40 g，杜仲（炒断丝）40 g，胡桃肉 40 g，淮山药 40 g，前 3 味药研成粉末，用淮山药糊成丸剂，每次 12 克，每日早晚各 1 次，以淡盐水送服。

③ 治疗白癜风

补骨脂30g，黑桑葚30g，制何首乌30g，黑芝麻30g，当归15g，丹参15g，刺蒺藜15g，防风15g，川芎15g，红花10g，以水煎服，每日1剂水煎2次，合并煎液分2次服。或同时外用补骨脂泡酒液涂抹局部白斑处（从小面积开始），再以日光照晒，可根据光线强弱，晒5～20分钟。

④ 治疗骨质疏松

盐补骨脂15g，骨碎补30g，盐巴戟天15g，熟地黄20g，牛膝15g，菟丝子12g，黄芪25g，砂仁10g，红花6g，赤芍15g，炙甘草9g。上药加水浸泡30分钟后大火煮开，文火煮25分钟，倒出头煎药液，再次加水大火煮开，文火煮25分钟。取2次药液混合后，分3次饭后温服，每日一剂，连服4个月。

⑤ 治疗腹泻型肠易激综合征

补骨脂15g，肉豆蔻10g，炮姜6g，肉桂10g，炙黄芪15g，麸炒白术15g，党参15g，木香10g，延胡索10g，炒白芍10g，甘草5g，每日一剂，用水煎煮2次，合并煎液分2次服用，早晚饭后温服，连服4周为一疗程。

! 使用注意

补骨脂属温热之品，能助热，味辛、苦，易伤津液、辛能发汗，因而热盛大便燥结者、阴虚火旺者均不宜使用。

十六、有妇人癫狂十年，至人授此

郁金入心去恶血

《本草纲目》草部第十四卷郁金「发明」项下载

［时珍曰］

……有妇人癫狂十年，至人授此。初服心胸间有物脱去，神气洒然，再服而苏。此惊扰痰血络聚心窍所致。郁金入心去恶血，明矾化顽痰故也……又范石湖文集云：岭南有桃生之害。于饮食中行厌胜法，鱼肉能反生于人腹中，而人已死，则阴役其家。初觉胸腹痛，次日刺人，十日则生在腹中也。凡胸膈痛，即用升麻或胆矾吐之。若隔下痛，急以米汤调郁金末二钱服，即泻出恶物。或合升麻、郁金服之，不吐则下。李巽岩侍郎为雷州推官，鞫狱得此方，活人甚多也。

《本草纲目》中讲述了两则关于中药郁金的故事，一则与《本事方》的白金丸有关。

有位妇女患了十余年的癫狂病，长期疯疯癫癫，闹腾得鸡犬不宁，全家四处延医请治，都没见到好效果。一天，终于得到一个据说是治失心癫狂的经验方百金丸。药方的制法是“用真郁金七两，明矾三两，将两味药打成细药粉，用薄米糊制成如梧桐子大小的药丸，每次服五十丸，用白水送服”。求效心切，家人自然是迅速按方配制药丸妥当，数出五十粒梧桐子大小的药丸，让患者服下。第一次服用后不久，患者的神气似乎一下子清爽了许多，往日常见的癫狂状态明显减轻了不少，感觉胸间堵了很久很久的一大团污脏杂物，好像突然被拿掉了一样。效不更方，于是又继续按嘱服用了一段时间，患者逐渐感到头脑越来越清醒，疯癫状态也就慢慢地消失了，缠身十余年的癫狂病竟慢慢好了起来，未再复发。李时珍点评这个病例说：癫狂病原本是由于心神受到惊扰，痰涎瘀血阻塞包络心窍所致。从方中药物来看，郁金入心经及心包络，善于治血病，可概括为有“入心去恶血”之功；白明矾则能化顽痰，这都是前辈医家经验之谈，故这白金丸将顽疾治愈了。

第二则是李时珍引用《范石湖文集》中的一个故事。

宋朝有一名官拜侍郎、名叫李巽岩的官员，在雷州任推官期间审问犯人时得到的一个药方，后面他用这个处方救活了不少人。当时传说岭南有“桃生之害”的蛊毒术，害人的巫者在饮食中用法术来坑害人，说是能使鱼肉反生于人腹中，致人以死。人死后，阴魂不散，祸害家人。一开始患病觉得胸腹痛，第二天就觉得刺挠人，十天后就鱼生腹中。大凡痛在胸膈部位，就用升麻或郁金引吐；假若属膈下痛，急用米汤调郁金粉末二钱服用，服后即泻出恶物。也可以将升麻、郁金合并服用，不吐则下泻，吐泻之后病自然痊愈。当然，传说中的“桃生之害”和“行厌胜法”是荒诞的，但从呕吐或泻出物描述来分析，不外乎气郁、血瘀、痰浊交结于里之症。无论是催吐，还是导泻，都有赖于郁金能够破其气郁、血瘀、痰热，将恶物排出体外，故范石湖说用郁金可以治疗蛊毒。依据现代医学知识推测，这种病症可能由食物中毒引起。所以，李时珍在《本草纲目》中总结的郁金，能“治血气心腹痛，产后败血冲心欲死，失心癫狂，蛊毒”。

关于郁金的得名，在《本草从新》有这样的记载：“能下气而解肺金之郁，故名郁金。”郁金最初仅用于祭祀和染料，后开始用于治疗马病，直到唐朝才普遍用于医药，因而唐代的《药性论》始有郁金药用记载。郁金，亦常写作玉金，又叫川郁金、温郁金、黑郁金、广郁金、黄郁金，还有马蒁、五帝足等别名。为姜科多种植物郁金、广西莪术、姜黄或莪术的干燥块根，自 1963 年版《中国药典》收载后，各版药典均有收载，但 1990 年版《中国药典》开始将郁金来源修订为温郁金（图 16－1）、姜黄（图 16－2）、广西莪术（图 16－3）或蓬莪术（图 16－4）的干燥块根，并一直沿用至今。前两者分别习称“温郁金”（图 16－5）和“黄丝郁金”（图 16－6），其余按性状不同习称“桂郁金”或“绿丝郁金”。郁金多在冬季茎叶枯萎后采挖，除去须根，用沸水煮或蒸至透心，晒干，切片或打碎，生用。煎汤内服，5～10 g；磨汁或入丸、散。

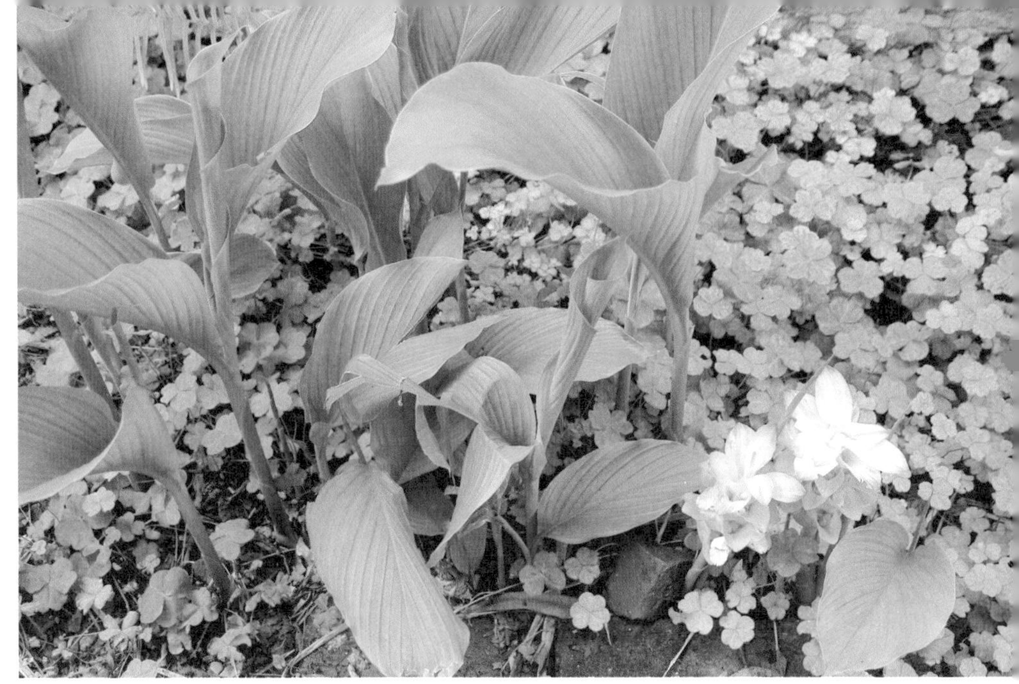

图 16－1
温郁金

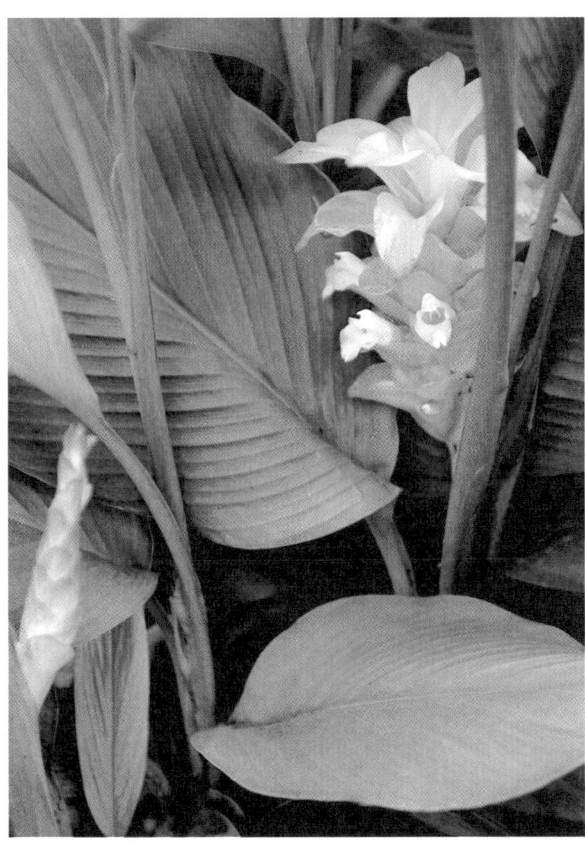

图 16－2　姜黄

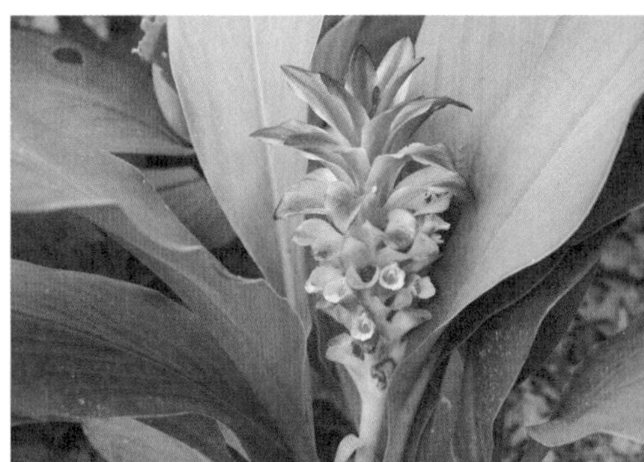

图 16－3　广西莪术

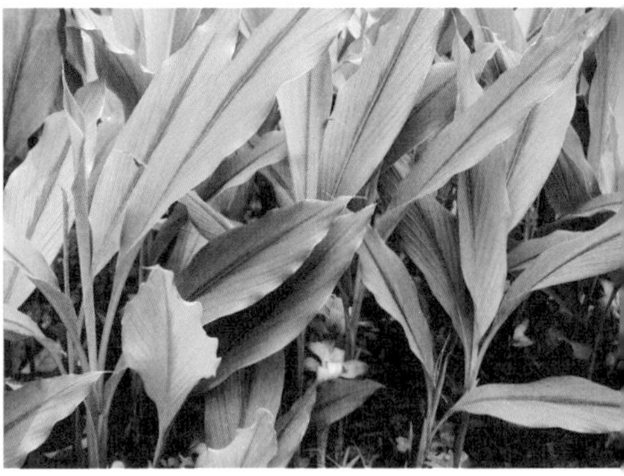

图 16－4　蓬莪术

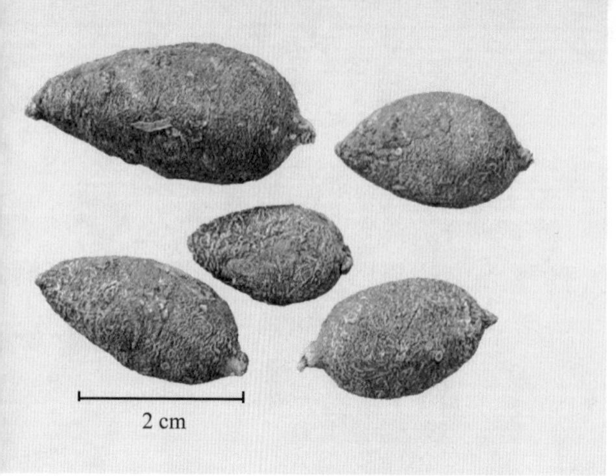

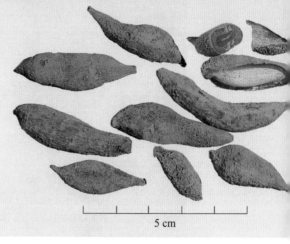

图 16－5　温郁金药材

图 16－6　黄丝郁金药材

桂郁金主产于广西，现主产地为广西钦州市灵山县等地。黄丝郁金为川产道地药材，现主产地为成都双流与乐山犍为两地。绿丝郁金主产地为成都金马河流域双流、崇州等地。温郁金主产地为浙江瑞安、温州，为著名的“浙八味”之一。

姜黄、温郁金、广西莪术、蓬莪术 4 种植物，均存在“一物两用”的现象，它们的块根均可作郁金入药，而姜黄的根茎则作为姜黄入药，温郁金、广西莪术、蓬莪术的根茎则作为莪术入药。药用部位的不同，功效也有不同，如姜黄活血行气、通经止痛，而莪术破血行气、消积止痛，多用于气滞血瘀之重症，这就是中医药的奥妙之处。

郁金是历代行气活血、化瘀止痛之良药，还是用于新冠肺炎临床治疗的明星中药之一。国家卫健委发布的《新型冠状病毒感染的肺炎诊疗方案》的中医治疗部分，有含佐药郁金的多个推荐处方。重症患者的重证期（内闭外脱）的推荐用药中——安宫牛黄丸、醒脑静注射液均是以郁金为原料药的中药制剂。研究人员也在探索其预防或早期发挥其化瘀作用，防止症状进一步加重或减轻肺部损伤。

现代中医认为，郁金味辛、苦，性凉，入心、肺、肝经，具有活血止痛、行气解郁、凉血清心、利胆退黄等功效。多用于气滞血瘀引起的胸、胁、腹痛，痛经、经闭等症；热病神昏，癫痫发狂等症；肝胆湿热引起的黄疸，尿赤等症；气火上逆引起的吐血等出血症。

《本草纲目》中记载郁金有去恶血作用，在《本经逢原》中有更详细的介绍："郁金辛香不烈，先升后降，入心及包络，治吐血、衄血、唾血血腥，破恶血。血淋、尿血、妇人经脉逆行、产后败血冲心，及宿血心痛，并宜郁金末加姜汁、童便同服，其血自清。"可见，郁金的确是一味"破恶血"的要药。

郁金作为常用中药，用途广泛。根据经方、验方而生产的安宫牛黄丸、利胆排石片、郁金银屑片、舒肝和胃丸等中成药，郁金都是重要的组方药材。全国名老中医孙浩认为郁金具有辛开苦降之功，善治上中二焦之病，能"开肺金之郁"，自创多组药对妙用，多有奇效：郁金配紫苏，发表消痰治咳嗽；郁金配贝母，降气化痰治哮喘；郁金配橘核，行气散结治乳癖。老中医张希文以擅治顽固性哮喘闻名，治疗方剂中恒用郁金。

现代药理研究表明，郁金具有调节免疫、调节情绪、抗心律失常、抗早孕、抗自由基、保肝利胆、抑制真菌等作用。尤其是抗新冠肺炎的众多研究中，有报道温郁金具有显著抗病毒（抗流感病毒、呼吸道合胞病毒、腺病毒等）功效，还具有较好的抗血栓形成和抑制血小板聚集、调节血液流变性、抗肺纤维化等药理作用。

含郁金的廉便单方、验方也很多，流传甚广，应用颇有效验。现采撷若干，以飨于君。

1 治疗癫痫

郁金 15 g，广木香 15 g，蚤休 9 g，香附 9 g，朱砂 1.5 g。共研细末，分成10包，成人每日服1包，温开水送服，儿童减半，3个月为1疗程。

② 治疗自汗症

郁金30g，五倍子9g，共研细末。每次用10～15g，用蜂蜜调成湿软药饼，分贴两乳上，上覆纱布并固定，每日换药1次。一般用药3～5天即见效。

③ 治疗急性乳腺炎

郁金9g，红枣3枚（温水浸泡去核），冰片3g，共捣成泥状。左侧乳痈塞右侧鼻孔，右侧乳痈塞左侧鼻孔。每日1次，每次用1/4量。治疗乳痈初起未化脓者，一般用药2次即有效。

④ 治疗胆囊炎

郁金250g，炒枳实250g，烘干研成细末，再兑入人工牛黄25g，混匀后装成胶囊口服，每次5粒（每粒0.5克），每日3次。

⑤ 治疗热积、食积、热病便秘而热不退，腹胀满之夹瘀者

用郁金9g，冷开水磨汁（注意：煎汤则无通便功能），汁连渣一并内服，4～6小时，即解软溏大便而不稀泄，屡用未见流弊。最宜于虚人与小儿。

❗ 使用注意

郁金虽好，也有禁忌。阴虚失血及无气滞血瘀者忌服，孕妇慎服，郁金不可与丁香同用。此外，郁金的精油成分曾有肝损害性的报道，使用时应注意用量。

十七、贞观中，上以气痢久未痊

荜茇止痢显奇功

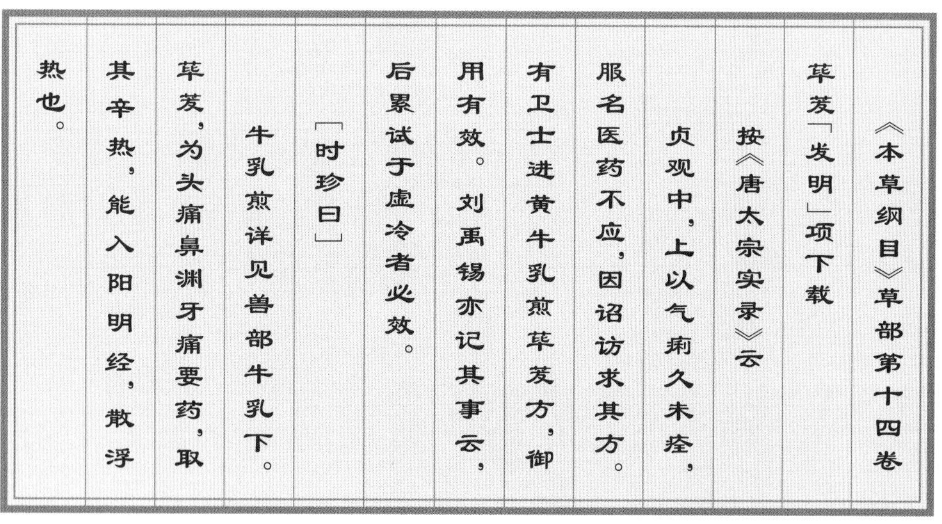

《本草纲目》草部第十四卷

荜茇「发明」项下载

按《唐太宗实录》云

贞观中，上以气痢久未痊，服名医药不应，因诏访求其方。有卫士进黄牛乳煎荜茇方，御用有效。刘禹锡亦记其事云，后累试于虚冷者必效。

[时珍曰]

牛乳煎详见兽部牛乳下。

荜茇，为头痛鼻渊牙痛要药，取其辛热，能入阳明经，散浮热也。

关于荜茇善治冷痢，在《本草纲目》中曾记载一个真实的故事。

唐贞观年间，太宗李世民因患痢疾而腹痛腹泻，苦不堪言，以致食欲大减，身体消瘦，卧床不起。宫廷的御医们绞尽脑汁，凡所知能用于治疗痢疾的药物都用上了，但太宗的病情却丝毫没有改善。于是又赶紧招四方名医会诊，想尽办法，也无能为力。无奈发布诏令,悬重赏征集能医治的方药。

当时,长安城中有位名叫张宝藏的民间医生,曾用牛奶慢火缓煎荜茇后内服,治好过自己的顽固性痢疾。他见到诏令后,便把这个验方通过宫廷守卫献给了御医。御医按此方法先煎一剂自己服食后,见无明显副作用,便按方制药给唐太宗服用。太宗服药后腹痛腹泻症状很快就好转了,可谓是药到病除。太宗甚是高兴,便赐张宝藏五品官衔。唐代诗人刘禹锡获此验方后,曾多次试用于治疗痢疾,也效果显著,便将此方收载入他所撰著的《传信方》中。李时珍不仅肯定了其止痢功效,还指出其"为头痛鼻渊牙痛要药"。

荜茇止痢这一验方至今仍在民间流传应用,其具体方法是荜茇9 g,牛奶500 mL,同煎至250 mL时,去荜茇,服牛奶,空腹顿服。现代研究表明,荜茇含有挥发油,有较强的抑制痢疾杆菌作用,而牛乳润大肠,利于排大肠之毒。

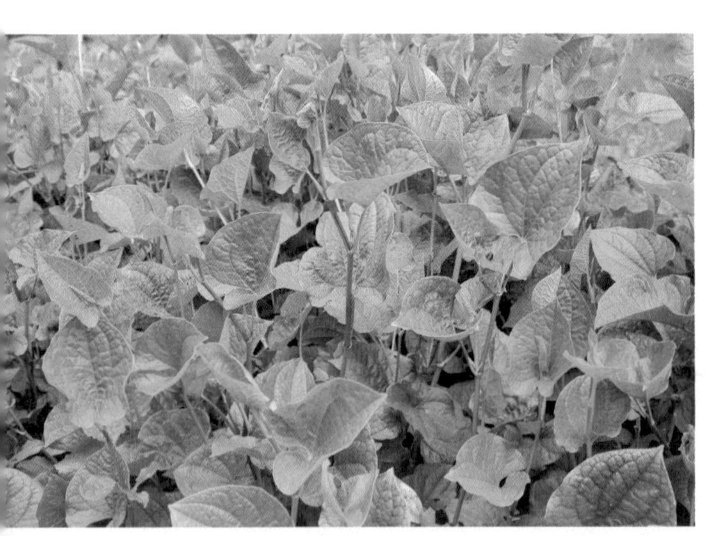

图 17-1 荜茇

荜茇为胡椒科多年生草质藤本植物(图 17-1),主产于印尼、菲律宾、越南等国,我国主产于广东、云南等地。荜茇药用为其未成熟果穗(图 17-2),记载最早见于唐《新修本草》,专门收载自海外传入我国药物的《海药本草》载其:"主老冷心痛、水泻、虚痢、

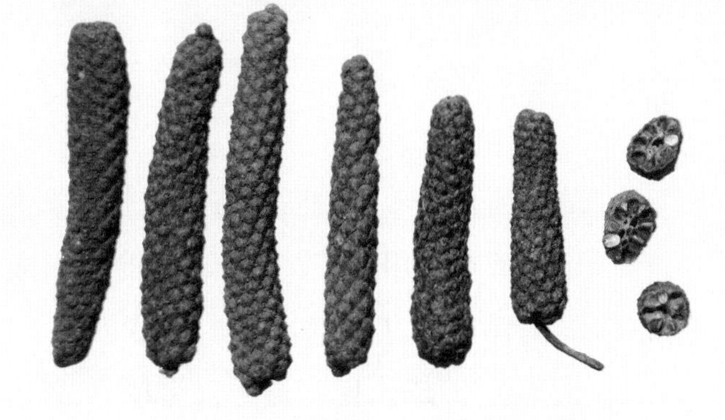

图 17－2 荜茇

呕逆醋心、产后泄利。”

荜茇不仅是一味中药，在古代的摩洛哥，还是一种顶级的香料，现在在我国南方某些菜系中也偶尔会用到。荜茇香气特异，味辛辣，有矫味增香的作用，从中医的角度来讲，又可温中散寒、止痛，治疗脘腹冷痛，呕吐泄泻。荜茇作为香料，适合做复合调料及较长时间腌制，使其味渗透后，再采用烧、烤、烩、卤、酱、炸、涮等方法烹饪。因此，广东卤水中常常会应用到荜茇，在川菜火锅、串串香、兰州牛肉拉面等美食中，它也是不可或缺的香辛料。可以说，荜茇是粤菜卤水和重庆火锅汤料配方的秘密武器。荜茇添加在甜点中，尤其是与水果完美互补，也会成为意想不到的美食，如荜茇冰姜饼干、朗姆酒及荜茇烤菠萝等。

虽然荜茇既能入药又能入食，但是其属于辛热物质，过食可使体内湿从热化，长期大量食用，会引起胃脘灼热、腹胀、腹痛、恶心、呕吐、眩晕，甚至呕血、尿血、衄血等。因此任何体质的人都不适合过度服用荜茇。

现代中医认为荜茇味辛，性热，入脾、胃、大肠经，有温中散寒、下气止痛作用，主治心腹冷痛、呕吐吞酸、肠鸣腹泻、冷痢等有显著疗效，为治疗脾胃虚寒之冷痢的重要药物。荜茇不仅治痢效果显著，其治头痛、鼻炎、牙痛的效果也是颇佳的。据《本草纲目》载：“荜茇，为头痛鼻渊牙痛要药，取其辛热，能入阳明经散浮热也。”

现代研究证明荜茇含有的挥发油对白色和金黄色葡萄球菌、枯草杆菌、大肠杆菌、痢疾杆菌及流感病毒等均有较强的抑制或杀灭作用。

荜茇所含的荜茇酰胺具有抗血小板凝聚作用，所含胡椒碱有抗癫痫作用。曾有人用荜茇、胡椒等分提取制成抗痫片内服，并发现单用荜茇亦同样有效，且副作用少。

关于荜茇，民间流传很多单方、验方，临床应用均有效果。

❶ 治疗偏头痛

荜茇粉碎成细粉末，口含温水，左侧头痛以左鼻孔吸入荜茇细粉，右侧头痛则以右鼻孔吸入。每天1～3次，痛时吸入。

❷ 治疗虫牙疼痛

荜茇、胡椒等分研末混均，将药粉塞入蛀孔中，1～3分钟即可见效。

❸ 治疗牙本质过敏症

荜茇100g，乌贼骨100g，共研细粉，装入干净玻璃瓶备用。将不含任何药物的中华牙膏挤到牙刷头上，在其表面蘸取一层中药粉刷牙用。每天早晚各1次，每次刷牙3分钟，敏感区刷60下。

❹ 治疗腹胀、肠鸣

荜茇10g，肉桂10g，干姜8g，水煎服，每日1剂分2次服。

❺ 治疗腹泻、冷痢

荜茇3g，肉豆蔻6g，干姜3g，炒白术6g，甘草6g，木香5g，每日1剂水煎2次，合并煎液分2次服。或牛乳250g，荜茇9g。同煎空腹顿服。

❗ 使用注意

荜茇性味辛热，故实热郁火，阴虚火旺者忌服。

十八、秀川进士陆迎，忽得吐血不止

药食同源话益智

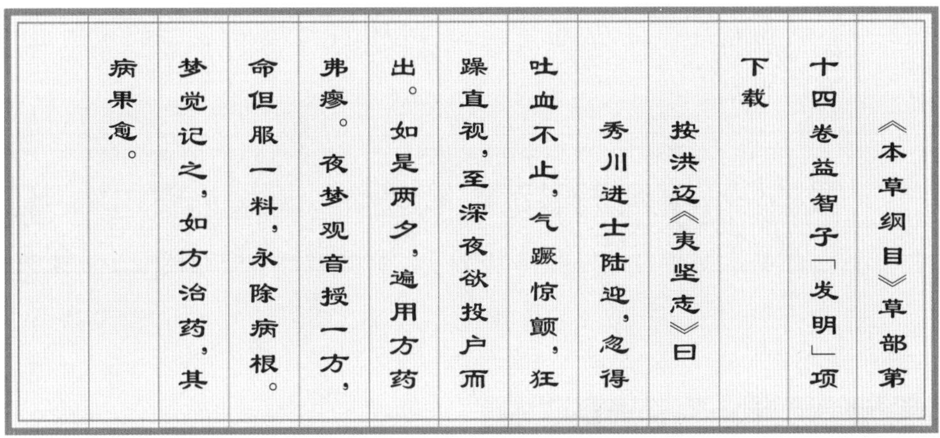

《本草纲目》草部第十四卷益智子「发明」项下载

按洪迈《夷坚志》曰

秀川进士陆迎，忽得吐血不止，气蹶惊颤，狂躁直视，至深夜欲投户而出。如是两夕，遍用方药弗瘳。夜梦观音授一方，命但服一料，永除病根。梦觉记之，如方治药，其病果愈。

《本草纲目》草部在介绍这味药时，讲述了《夷坚志》中的一个故事。

秀川有个进士名叫陆迈，忽然发病，症见吐血不止，气蹶惊颤，狂躁不安，双目直视，一到深夜就想要破门而出。这样一直持续了两个晚上，用了各种各样的药都不见效。一天晚上睡梦中遇见观世音菩萨传授一个方剂给他，并说：只需要服一剂药，便可以永久消除此病。他记住了这个药方，睡醒后依方抓药，服后果然病愈。其方是：益智仁一两，生朱砂二钱，青橘皮五钱，麝香一钱，碾为细末，每服一钱，空腹用灯心草煎汤服下。

益智仁为姜科植物益智（图 18－1）的果实（图 18－2）。别名益智子，摘艼子。益智之名载于《南方草木状》，云：“益智子，如笔毫，长七八分，二月花，色如莲，着实，五、六月熟。味辛，杂五味中，芬芳，亦可盐曝。”古人认为“服之令人智慧，故名”。李时珍在《本草纲目》指出：“脾主智，此物能益脾胃，故也。”说到益智仁这个药物名字的来历，还有一个有趣的故事。

相传有个家缠万贯的员外，年过半百才得一子，取名为来福。来福自小体弱多病，头长得特别大，爱流口水，反应迟钝，行为呆滞木讷，每天都尿床。一转眼几年过去了，来福依旧少言寡语，记

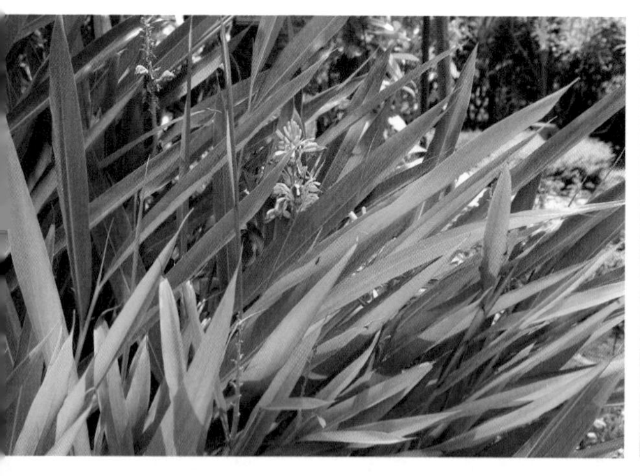

图 18－1　益智

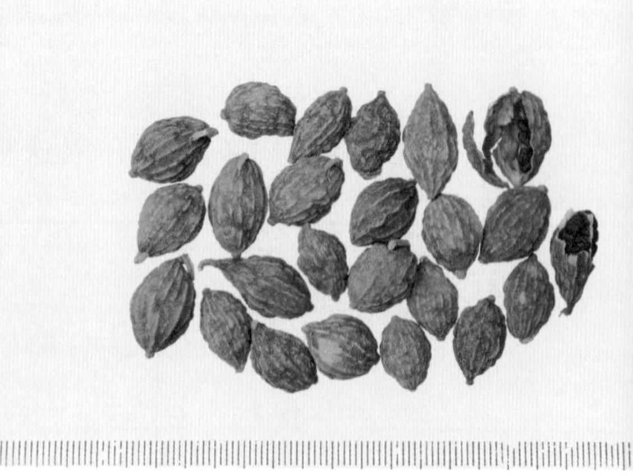

图 18－2　益智仁药材

性特别差，长到十岁了还不会数数，四处求医而不得治。一天有个道士云游至此，说距此地几千里外有一种仙果可以治好此病，并在地上画了一幅画。画的是一棵叶子长得像羌叶的小树，根部还长着几颗榄核状的果实，画完之后道士便走了。为了医好几代单传的儿子，员外一路跋山涉水找到此药，返程途中因没有食物便每天吃十颗仙果充饥，发现记性越来越好，精力也十分旺盛。来福吃完以后身体日渐强壮，性格变得活泼开朗，后来参加科举考试中了状元。此后人们将仙果取名为“状元果”，又因其能益智、强智，又称为益智仁。

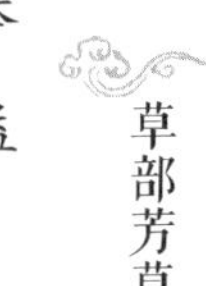

益智主要分布于广东和海南，在福建、广西、云南亦有栽培。益智仁呈不规则扁圆形的种子或种子团残瓣，种子略有钝棱，直径约 3 mm；表面灰黄色至灰褐色，具细皱纹；外被淡棕色膜质的假种皮；质硬，胚乳白色。有特异香气，味辛、微苦。

益智仁为四大南药之一，也是药食同源的药物，临床应用极为广泛，常用于治疗脾胃虚寒诸症。张元素《医学启源》记载其“治人多唾，当于补中药内兼用之”。

益智仁温而不热，暖而不燥，补而不峻，涩而不泄，有缓和之性，很适合长期从事脑力劳动的人和体质虚弱者作为健脑益智、延缓衰老和益寿延年之品服用。作为食材，与核桃仁、杏仁、枸杞等制成益智仁核桃羹，可健脑益智；红参益智仁粉可健脾固肾；与粳米同煮得益智仁粥，可和中健脾。此外，从益智仁中提取出益智油，制作成保湿霜，具有除皱、抗老化作用。

中医认为益智仁味辛、性温，归脾、肾经，主要功效为暖肾固精缩尿，温脾止泻摄唾。用于肾虚遗尿，小便频数，遗精白浊，脾寒泄泻，腹中冷痛，口多唾涎。益智仁作为药物，始见于陈藏器《本草拾遗》，谓之辛温，不言其涩。关于其功效，诸多本草均有记载，刘翰、马志等在《开宝本草》中写道："治遗精虚漏，小便余沥，益气安神，补不足，安三焦，调诸气，夜多小便者，取二十四枚，碎，入盐同煎。"又汪昂《本草备要》载："能涩精固气，温中进食，摄涎唾，缩小便。治呕吐泄泻，客寒犯胃，冷气腹痛，崩带泻精。"长期的临床应用过程中，形成了益智仁"生品入脾，盐炙入肾，生熟有别"的传统认识，即生品辛温而燥，主归脾经，以温脾止泻、收摄涎唾力胜，常用于脾胃虚寒的腹痛吐泻、口涎自流等症，如临床上用于治疗伤寒阴盛、呕吐泻痢的益智散；而益智仁盐炙后主入肾经，兼入脾经，增强温肾缩尿的作用，主治肾虚小便清长，夜尿频多或遗尿，2020 年版《中国药典》中许多成方制剂中用其盐炙品。

现代中医临床上益智仁常配伍应用，如常配伍金樱子、覆盆子、山茱萸治遗精、滑精；配葛根、肉豆蔻治脾肾虚泄；配干姜、丁香治胃寒呕吐、多涎；配川乌、干姜治伤寒阴盛，症见心腹痞满、呕吐泻痢、手足厥冷。与萆薢等同用温肾化浊分清，如《丹溪心法》萆薢分清饮，治夜梦遗精，并与人参、远志、龙骨等同用，共奏补益心神、安神涩精之效。治寒凝疝气冷痛，可与茴香、乌头、青皮等驱寒行气之品同用，如《济生方》益智仁汤。

现代药理研究表明益智仁及其有效成分具有多种药理作用，主要有对中枢神经的保护及益智作用，以及强心、抗溃疡、止泄泻、抗癌作用。此外，益智仁还具有镇痛、延缓衰老、抑制前列腺素、抗过敏、保肝、抗疲劳、耐缺氧、耐高温等作用。

益智仁民间单方、验方临床应用效果极佳，现整理几个附后，以供参考。

① 治疗小儿遗尿

益智仁、金樱子各6g，乌药5g。将上3味药加水1碗，煎成半碗即成。代茶徐徐服，每天1剂。或用益智仁15g、淮山药10g、芡实10g、红枣15g、鸡内金5g、荔枝肉10g、粳米50g，将益智仁、鸡内金、淮山药烘干，研成细末备用；粳米淘洗干净，加入芡实、红枣、荔枝肉共煮粥，待粥将成时，放入上述药粉调匀，煮10分钟即可。每天早晚各服1次，连食1周。

② 治疗单纯性腹泻

益智仁50g，加入清水250mL，煎为100mL，每天服1～2次。或用固本药袋(由益智仁、白胡椒、吴茱萸、冰片、艾叶等量。上药研为细末，每袋5g)外敷神阙、肾俞穴，每袋可用7天。

③ 治疗阳痿、早泄、遗精

益智仁9g，牛肉30g，糯米100g，盐适量。将益智仁研细粉，牛肉切成肉末，糯米洗净煮粥。半小时后加入牛肉末煮20分钟，再加入益智仁粉及盐适量，再煮片刻，温热食用。每天食用1次。

④ 治疗小儿流涎

取益智仁、生白术各6g，加水煎煮半小时服用，每天1剂早晚各服一次。或用益智仁、茯苓、糯米煮粥食用，每天早晚食一次。

⑤ 治疗习惯性流产

益智仁9g，升麻、白术、艾叶各10g，每日1剂，水煎2次，合并煎液，分早晚 2 次服。

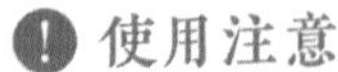

阴虚火旺或因热而患遗滑崩带者忌服。

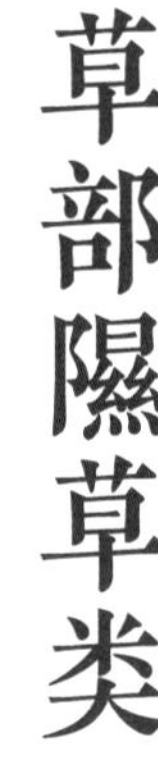

草部隰草类

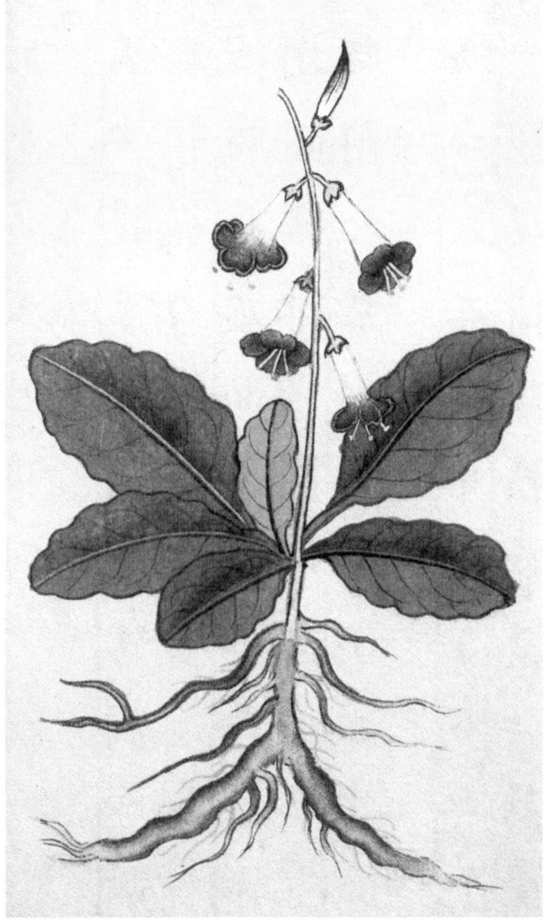

十九、朱瑞章任淮西幕府时，牙疼大作

天名精治疗牙痛

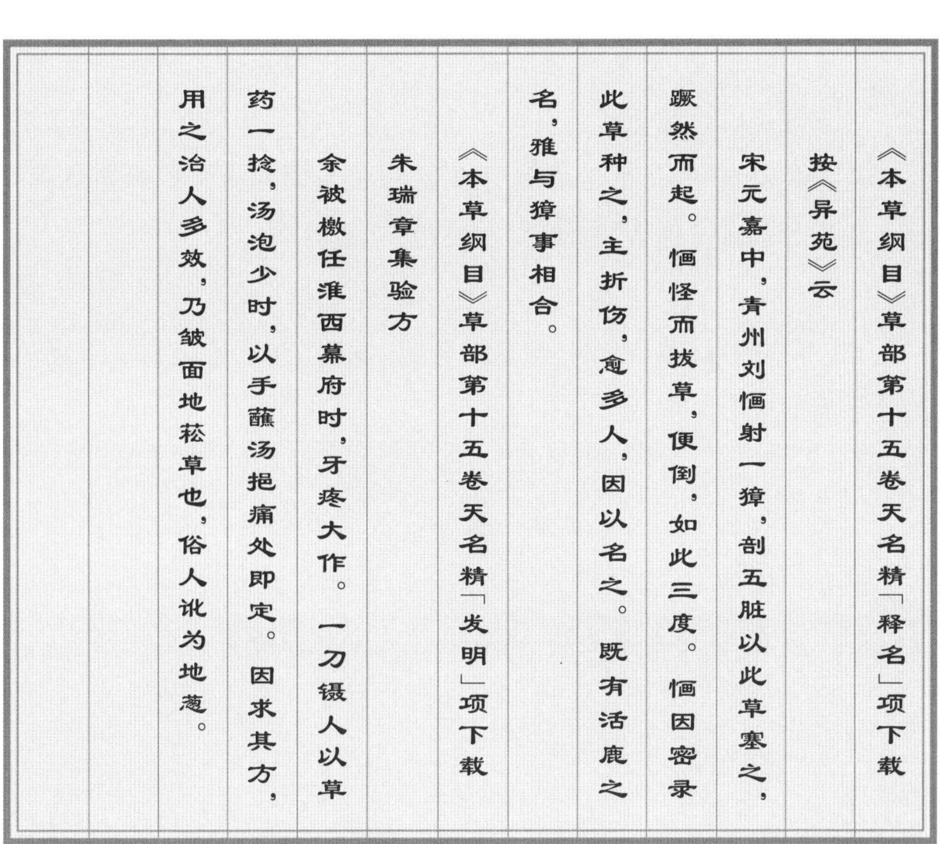

《本草纲目》草部第十五卷天名精「释名」项下载

按《异苑》云

宋元嘉中，青州刘愐射一獐，剖五脏以此草塞之，蹶然而起。愐怪而拔草，便倒，如此三度。愐因密录此草种之，主折伤，愈多人，因以名之。既有活鹿之名，雅与獐事相合。

《本草纲目》草部第十五卷天名精「发明」项下载

朱瑞章集验方

余被檄任淮西幕府时，牙疼大作。一刀镊人以草药一捻，汤泡少时，以手蘸汤挹痛处即定。因求其方，用之治人多效，乃皱面地菘草也，俗人讹为地葱。

关于天名精，在《本草纲目》草部第十五卷天名精“释名”项下记载了一个传奇的故事。

从前有一个叫刘愐的人，是青州的一名猎户。一天，他上山狩猎时射到了一只獐，剖开肚子，去掉五脏，准备带回去吃。为了防止血水一直流，就顺手找了一些草塞到獐的肚子里。结果，神奇的事情发生了，獐竟然慢慢活过来并一跃而起。刘愐感到很奇怪，就赶紧将这些草拔了出来，结果，獐立即倒下；再将这些草塞进獐的肚子里，獐又蹦跳起来。反复三次均是如此。刘愐心想：这应该是一种神奇的药草吧！于是，有心的刘愐将这种草记录下来并加以栽种，用它治疗好许多跌打损伤的病人。因獐与鹿同，故这种草因而得名“鹿活草”。实乃“天名精”也。

在《本草纲目》草部第十五卷天名精“发明”项下还记载了天名精治疗牙痛的故事。

宋代名医朱瑞章在淮西担任行政官员的时候，因工作忙，生活也不规律，又常吃辛辣食物，导致牙疼突然发作，疼得非常厉害。常言道：牙痛不是病，痛起来真要命。痛得实在无法忍受，就去找一位郎中看病。这位郎中仔细观察了牙齿患病情况后，直接取了一把草药，用开水泡了一会，再用手指蘸药水搽痛处。一会儿，疼痛消失了。朱瑞章觉得这个药太有效了，故求问郎中，得知是“天名精”一药。后来朱瑞章用这个药物治好了很多人的牙痛，并把这个例子收载进他编写的《集验方》中。《本草纲目》还介绍了一些治疗牙痛的方子：用鹤虱（天名精的果实）一枚，放入牙齿缝隙中；也可用鹤虱和米醋煎汤用来漱口；还可以用防风、鹤虱煎水，含在嘴里漱口。

天名精，为菊科天名精属植物天名精的全草（图19-1）。别名有：玉门精、蟾蜍兰、地菘、葵松、鹿活草、鹤虱草、土牛膝、癞蛤蟆草、臭草等。7～8月采收全草，洗净，鲜用或晒干。此药采收容易，随手可得，尤宜推广。天名精始载于《神农本草经》，位列上品，应用历史悠久，但今天在中医临床上应用更为广泛的是其果实，药材名为鹤虱，历版《中国药典》均有收载。

天名精夏秋抽条，非常像薄荷，花紫白色，叶如菘菜而小，故叶称为"地菘"；香气似兰，故名蟾蜍兰；状如蓝，故名虾蟆蓝。结的果实如茼蒿子，最黏人衣，狐气尤甚。炒熟则香，名鹤虱（习惯称之为"北鹤虱"），俗名鬼虱。根黄白色，如牛膝而稍短，故名土牛膝。《本草纲目》载："天名精，并根苗而言也，地菘言其苗叶也，鹤虱言其子也。具功大抵只是吐痰、止血、杀虫、解毒，故擂汁服之，能止痰疟，漱之止牙疼，挼之敷蛇咬，亦治猪瘟病也。"

我国著名的本草学家赵燏黄先生在上个世纪初就考证过天名精，认为天名精的果实即我国北方药店出售的"北鹤虱"，为中药杀虫方中的重要药物，主治蛔虫病、蛲虫病、绦虫病、虫积腹痛，有显效。《杭州药植志》载其为"强力杀虫药，可以杀蛔虫及绦虫。"全草也供药用，功能清热解毒、祛痰止血。主治咽喉肿痛、扁桃体炎、支气管炎；外用治创伤出血、疔疮肿毒、蛇虫咬伤。

目前在药材商品市场上，市售鹤虱品种较乱，鹤虱商品中还有一

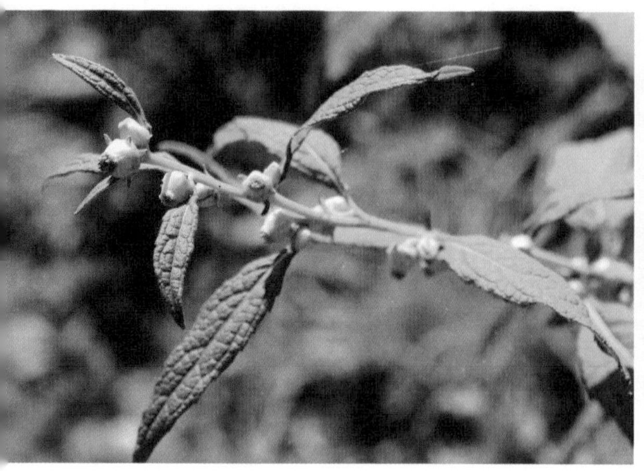
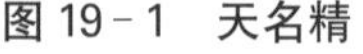
图 19－1　天名精

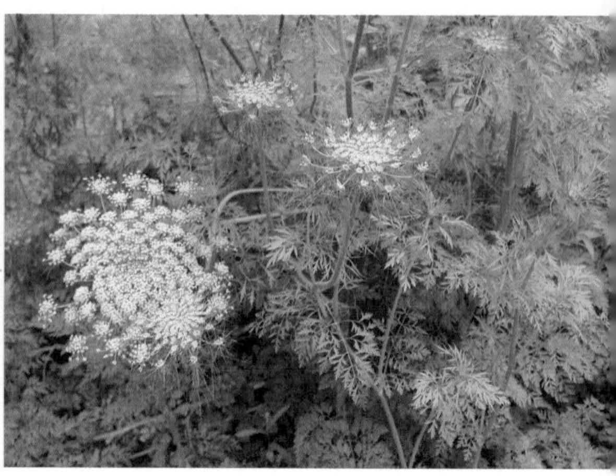
图 19－2　野胡萝卜(南鹤虱)

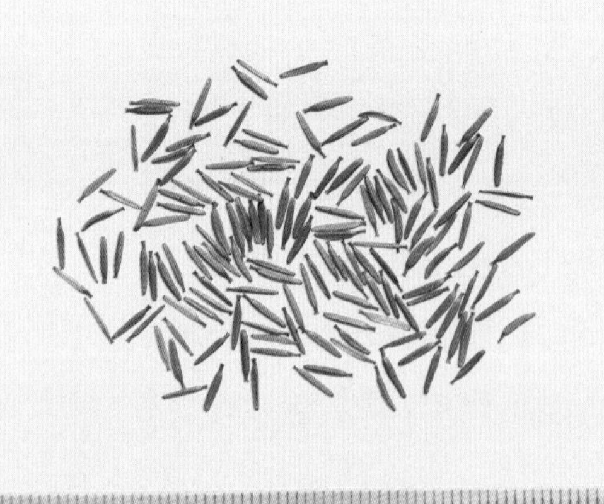
图 19－3　鹤虱药材

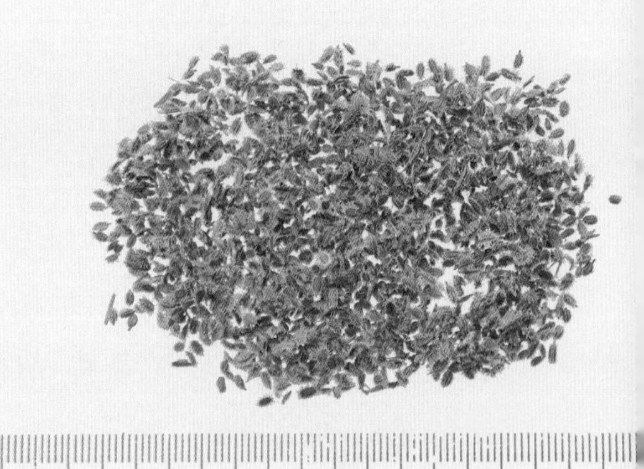
图 19－4　南鹤虱药材

种“南鹤虱”，为伞形科植物野胡萝卜(图 19－2)的果实。2020 年版《中国药典》对两种“鹤虱”分别以鹤虱和南鹤虱之名进行了收载，它们的性味归经相同，功能主治接近，并且均有小毒，但是两者的性状却有天壤之别。鹤虱药材(图 19－3)为圆柱状，细小，长 3～4 mm，直径不及 1 mm；表面黄褐色或暗褐色，具多数纵棱；顶端收缩呈细缘状，先端扩展成灰白色圆环；基部稍尖，有着生痕迹。南鹤虱（图 19－4）为双悬果，呈椭圆形，多裂为分果，分果长 3～4 mm，宽 1.5～2.5 mm；表面淡绿棕色或棕黄色，顶端有花柱残基，基部钝圆，背面隆起，具 4 条窄翅状次棱，翅上密生 1 列黄白色钩刺，刺长约 1.5 mm；次棱间的凹下处有不明显的主棱，其上散生短柔毛，按合面平坦，有 3 条脉纹，上具柔毛；体轻，搓碎时有特异香气。

北鹤虱除天名精果实外，尚有同属植物挖耳草（金挖耳）（图 19－5）和倒盖菊的果实，也作"鹤虱"使用，但非正品。南鹤虱除野胡萝卜果实外，江苏和湖南等地把同科植物香根芹（当地亦称野胡萝卜）的果实作"鹤虱"使用，临床用药时应该注意区别。

天名精味辛、性寒，入肝、肺经，有祛痰、清热、破血、止血、解毒、杀虫的作用。《神农本草经疏》载："天名精，辛能散结，寒能除热，故主瘀血，血瘕欲死，下血止血。"《开宝本草》载："主金疮，止血，解恶虫蛇螫毒，挼以敷之。"另外，此药内服外用对外科疮疡亦有很好的疗效。

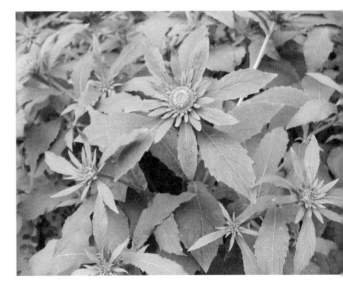
图 19－5　金挖耳

现代研究表明，南鹤虱和鹤虱的化学成分具有明显的不同。天名精主要药理作用有抗肿瘤作用，此外天名精有一定抗菌抗炎作用。天名精含有天名精内酯、天名精酮，对中枢神经作用显著，可使短暂兴奋后转入抑制，使肌肉松弛，呈麻醉状态，因而具有较好的镇痛作用。值得注意的是天名精内酯、天名精酮有一定的毒性，可使小鼠短暂兴奋后转入抑制，四肢肌肉松弛，呈麻醉状态，大量则引起阵发性痉挛而致死。

关于天名精及鹤虱，民间流传很多单方、验方，均有很好的临床效果。

❶ 治疗乳痈

天名精嫩叶一把，洗净凉干，捣烂后敷于乳痈肿痛处，外用塑料薄膜覆盖，边周用胶布固护，用药当天即可止痛退热。脓成者1次即溃，收口快且不留瘢痕，初起者经2～3次敷后即可自行消退。

❷ 治疗扁平疣

取鲜天名精洗净，捣烂取汁，以棉签蘸之涂擦患处，每日3次，5天为1疗程。如1疗程皮损未完全消失，可连续治疗2～3个疗程，治疗期间停用其他疗法。

❸ 治疗带状疱疹

取鲜天名精洗净，捣烂取汁，装于瓶内，用时以灭菌棉签或脱脂棉球蘸药液涂于患处，每日3～5次。如无鲜品，亦可以干品研为细末，香油调糊，敷于患处，每日换药1～2次。

❹ 治疗慢性下肢溃疡

取50%天名精煎液100 mL，加温浸洗患处，每次10～30分钟，每日3次。个别病人用天名精液湿敷时有痛感，可略加稀释。

❺ 治疗神经性皮炎

将天名精地上部分100 g，切碎，与樟脑40 g合并浸于75°酒精500 mL

中，浸泡一周即成。以棉球蘸药液涂搽患处。1日3～4次，连用10日为1疗程。

使用注意

天名精性寒，脾胃虚寒者慎服。

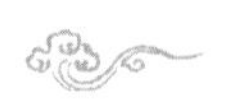

二十、郑中拯食肉一顿，便中暴风

牛蒡治突然风

《本草纲目》草部第十五卷恶实「发明」项下载

……刘禹锡传信方

疗暴中风，用紧细牛蒡根，取时避风，以竹刀或荆刀刮去土，生布拭了，捣绞取汁一大升，和好蜜四大合，温分两服，得汗出便瘥。此方得之岳鄂郑中拯，郑因食肉一顿，便中暴风，外甥卢氏为颍阳令，有此方。服，当时便瘥。

关于牛蒡治突然风，李时珍在《本草纲目》中引用了一个故事。

在很久以前，有一个人叫郑中丞，他的外甥姓卢，是颍阳县令。一次他去颍阳看望外甥，外甥设宴热情招待舅爷，于是舅爷吃了很多狗肉、羊肉这些热性食物，结果突然中风。郑中丞的外甥有个治疗风疾的药方，便按药方给他配制，他服药后很快病就好了。后来唐代刘禹锡便把这个药方录入他的《传信方》一书。这个方子是：用紧细牛蒡根，以竹刀刮去牛蒡根外皮的泥土，洗净，用布擦干后，将牛蒡根捣烂，绞取汁一大升，加蜜得四大合的量，将其煮沸放温后分两次服下。等到病人出一身汗，风疾便痊愈了。

另有传说在2800多年以前，齐国国君襄公被杀。他的两个儿子，一个是在鲁国的公子纠，一个是在莒国的公子小白，都急着回齐国争夺君位，最后是鲍叔牙帮助公子小白夺取了王位。当时公子小白为了得到齐国重臣的支持，和他们结盟，回国时带了很多能强身健体的补益佳品——牛蒡，用来贿赂各位重臣。大臣们非常高兴，全力支持公子小白，公子小白因此顺利称王。可见，牛蒡在春秋时期就已经是备受欢迎、功效显著的滋补品了。

牛蒡入药以果实最为常用，称为牛蒡子，又称恶实，李时珍谓"其实状恶，而多刺钩，故名"，又名大力子、鼠粘子、牛子等，为菊科牛蒡属植物（图20-1）。首载于《名医别录》，列为中品，在历代医药古籍中均有记载。《药性论》中载其："除诸风，利腰脚，又散诸结节筋骨烦

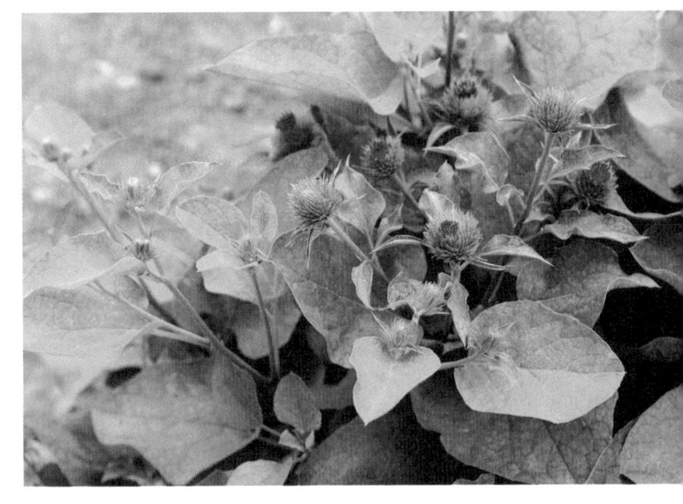

图20-1　牛蒡

热毒。”《本草纲目》载“牛蒡(亦云大力子)乃两年所生之草本,其子、根均可入药,亦可食用”,并称其“通十二经脉,洗五脏恶气”“久服轻身耐老”。《本草经疏》记载:“恶实至秋而成,得天地清凉之气,为散风除热解毒之要药。”

牛蒡通身是宝,其果实、根、茎叶、花均可入药,中医临床上最常用的是其果实——牛蒡子(图 20-2),收录于历版《中国药典》。其外观呈倒长卵形,稍弯曲,表面灰褐色或灰棕色,有数条纵棱,中间 1~2 条较明显,果皮较硬。牛蒡子主要有四大原产地,产于浙江桐乡的牛蒡子质量最好,称为“杜大力”,如今由于经济的发展,浙江桐乡地区已不再栽培牛蒡,更不生产牛蒡子药材了。产于东北的牛蒡子称为“北大力”或“关大力”,产量最高;产于四川及湖北地区的分别为“汉大力”和“川大力”。

牛蒡根,又叫恶实根、鼠粘根、牛菜,呈纺锤形,肉质而直立,皮部黑褐色,有皱纹,为药食两用之佳品。其食用价值更高。牛蒡花、茎叶亦可药用,有疏散风热、清利咽喉作用,用于感冒咽痛、咽喉不利等,嫩叶外用可治头痛、乳痛、皮肤瘙痒。宋人苏颂曾这样描写牛蒡:“叶如芋而长,实似葡萄核而褐色,外壳如栗木小而多

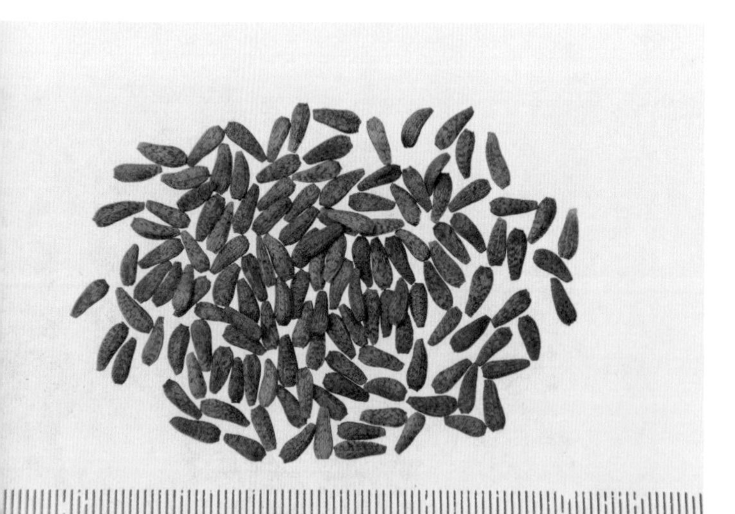

图 20-2 牛蒡子药材

刺”“根有极大者，作菜茹尤益人”。牛蒡是药食两用植物，李时珍称其“剪苗淘为蔬，取根煮，曝为脯，云其益人”。

牛蒡原产中国，随后日本从我国引进，培育出许多优良品种，并将牛蒡根作为保健的蔬菜，与人参媲美，美誉其“东洋参”。上世纪80年代末，做蔬菜用的牛蒡根又从日本引种回了中国大陆，被当作高档蔬菜或制成保健品广为使用。现在牛蒡根常被用来泡茶或者是煲汤，还可以拿来凉拌、泡酒、炒和炖，有人还用来包饺子、腌制成咸菜等。牛蒡根在台湾一直被当作有补肾、壮阳、滋补之功的蔬菜来食用。在广东，牛蒡排骨汤就是一道传统名菜，汤汁清淡，有降火解毒之效。还有由牛蒡根和山药加上龙骨煲汤熬制的广东牛蒡汤，不但健体强身，还能美容养颜。

中医临床认为，牛蒡子味辛、苦，性寒，入肺、胃经。功善疏散风热，宣肺透疹，解毒消肿，利咽散结；用于风热咳嗽，咽喉肿痛，斑疹不透，风疹瘙痒，疮疡肿毒，为临床常用的宣散风热，消肿利咽药。牛蒡根性味苦、寒，入脾、肺经；功善散风热，消毒肿；用于风热感冒，头痛，咳嗽，热毒面肿，咽喉肿痛，齿龈肿痛，风湿痹痛等。

牛蒡的药理作用很广泛，特别值得注意的是它的抗菌和抗病毒、抗氧化和抗肿瘤作用。此外还有降血压、调节血脂及降血糖等作用。

牛蒡在中医临床上较为常用，现介绍一些方剂，供参考。

❶ 治疗急性咽炎、咽喉肿痛

鲜牛蒡根100 g，水煎，分3次服。或用牛蒡根捣汁，细咽之。

❷ 治疗急性乳腺炎

牛蒡叶9 g（鲜品30 g），水煎当茶。或牛蒡鲜叶适量，捣烂外敷。

③ 治疗肾炎水肿、蛋白尿

牛蒡子 15 g，蝉蜕 15 g，浮萍 5 g，茯苓 10 g，石韦 15 g，连翘 15 g，白术 20 g，地肤子 10 g，益母草 15 g。每日 1 剂，水煎 2 次，合并煎液，分 2 次服。

④ 治疗斑疹时毒及痄腮肿痛

牛蒡子、柴胡、连翘、川贝母、荆芥各 6 g，每日 1 剂，水煎 2 次，合并煎液，分 2 次服。

⑤ 治疗麻疹出疹不透

牛蒡子 6 g，芫荽 5 g，蝉衣 2 g，金银花 5 g，每日 1 剂，水煎 2 次，合并煎液，分 2 次服。

❗ 使用注意

牛蒡性寒滑肠，脾虚便溏者禁服。牛蒡根若作食用，须先经蒸或煮过，以减弱其寒凉降泄之性。

二十一、宋高祖微时伐荻新洲，遇一大蛇

刘寄奴治外伤

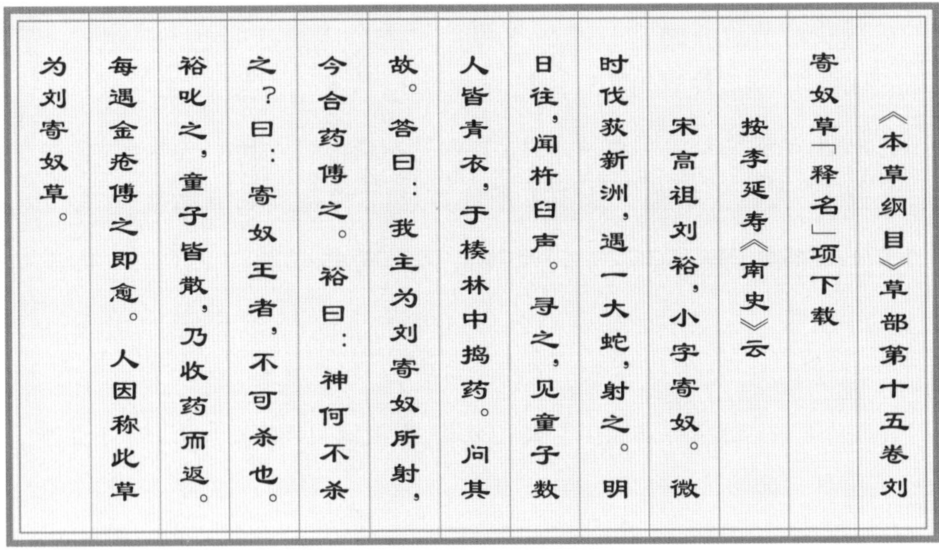

《本草纲目》草部第十五卷刘寄奴草「释名」项下载

按李延寿《南史》云

宋高祖刘裕，小字寄奴。微时伐荻新洲，遇一大蛇，射之。明日往，闻杵臼声。寻之，见童子数人皆青衣，于榛林中捣药。问其故。答曰：我主为刘寄奴所射，今合药傅之。裕曰：神何不杀之？曰：寄奴王者，不可杀也。裕叱之，童子皆散，乃收药而返。每遇金疮傅之即愈。人因称此草为刘寄奴草。

刘寄奴这个中药名字是有来历的，《本草纲目》草部第十五卷记载了一个故事。

南北朝时期的宋武帝刘裕，字德舆，小名叫寄奴，生于晋陵郡丹徒县京口里(今江苏镇江市京口区)，是中国东晋至南北朝时期

杰出的政治家、改革家、军事家，南朝时刘宋王朝的开国君主。刘裕自幼家贫，后投身北府军为将。他早年贫困微贱的时候，有一次到新洲江边砍伐荻禾，遇见一条大蟒蛇，立即用箭向它射去。虽被射中，但蟒蛇一闪身就不见了。他很奇怪，想要寻找，可天色已晚，只得回家。第二天，他前去寻找，却隐隐约约听到附近的树林中有杵臼之声，沿着声音走过去，看见林中有几个青衣童子正在树下捣药草。刘寄奴忙上前问道："你们在这里为谁捣药，治什么病呢？"其中一位青衣童子答道："我家主人被刘寄奴所射，令我们杵捣草药敷伤。"刘寄奴又问："你主人怎么知道是刘寄奴射伤？他既有如此神通，何不将刘寄奴杀死？"童子答："我主人说了：寄奴将为帝王，不可伤害。"刘寄奴听后大声呵斥道："我就是刘寄奴，专来捉拿你们。"童子当即吓得丢下杵臼和药草四散逃跑。刘寄奴拾取药草返回，并将此草药试予受伤者敷于伤口，治外伤果有神效。自此之后每遇到有人受金疮之伤，刘寄奴就捣碎此草敷之，敷后不久伤口即愈。后来，刘寄奴驰骋疆场，率军先后灭了桓楚、西蜀、南燕和后秦，于公元420年建立了刘宋王朝，当了皇帝。在南征北战中，刘寄奴用此草药治愈了无数受伤的将士，然而，人们却不知此草药叫什么，只知此草药是刘寄奴发现的，于是人们就将此草称为"刘寄奴"，以作纪念。

从上面的故事中可以看出，刘寄奴是因为南朝刘宋开国皇帝刘裕(小名寄奴)发现了这味药物的功效而得名的。刘寄奴为菊科植物奇蒿(图21－1)的全草，主产于江苏、浙江、江西、湖南、湖北、云南、四川等地。秋季开花时采割，除去杂质，晒干。以叶绿、花穗黄、香气浓郁者为佳。

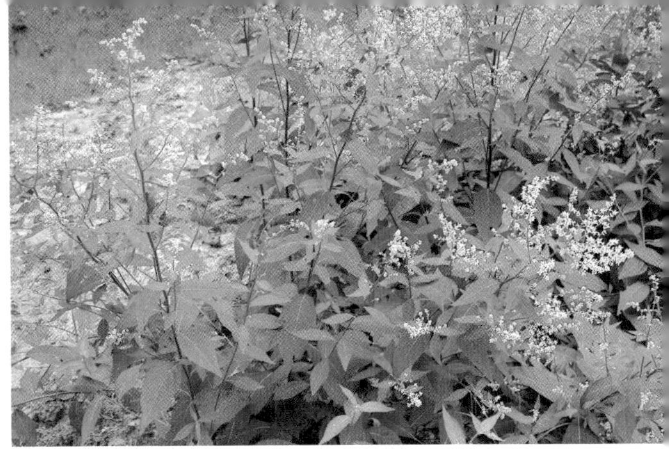
图 21-1　奇蒿

刘寄奴最早记载见于《唐本草》，载其："生江南，茎似艾蒿，长三四尺，叶似兰草尖长，子似稗而细，一茎上有数穗，叶互生。"宋代《开宝本草》记载："（刘寄奴）疗金疮，止血为要药；产后余疾，下血、止痛极效。"《本草求真》载："刘寄奴，味苦微温，多能破瘀通经，除癥下胀，及止金疮血出，大小便血，汤火伤毒。缘血之在人身，本贵通活，滞而不行，则血益滞而不出，而癥瘕胀满愈甚；行而不止，则血亦滞而不收，而使血出益甚，寄奴总为破血之品，故能使滞者破而即通，而通者破而即收也。"由此可见，刘寄奴确实是一味治疗金疮出血的良药。

值得注意的是商品刘寄奴，各地所用品种很不一致。唯上述一种（菊科植物奇蒿）与本草史料所载近似，但仅在江苏、上海、浙江、江西、福建等地使用，习称"南刘寄奴"。另一种"北刘寄奴"，系玄参科植物阴行草（图 21-2、图 21-5、图 21-6）的带果全草，主产河北、山东、河南、吉林、黑龙江等地。虽与所载者不同，但亦有较长的使用历史。此外，四川所用的刘寄奴为菊科植物狭叶艾（图 21-3）的全草，又名红陈艾、芦蒿。广东刘寄奴为来源于菊科植物白苞蒿（图 21-4）的全草，别名鸭脚艾、四季菜、珍珠菊、甜艾。临床应用时应注意区分。

中医认为刘寄奴味辛、微苦，性温；归心、肝、脾经。具有活血通经、散瘀止痛、止血消肿、消食化积的功效，常用于治疗瘀滞经闭、产后腹痛、跌打损伤、外伤出血、疮痈肿毒、食积腹痛。现代常用于急性黄

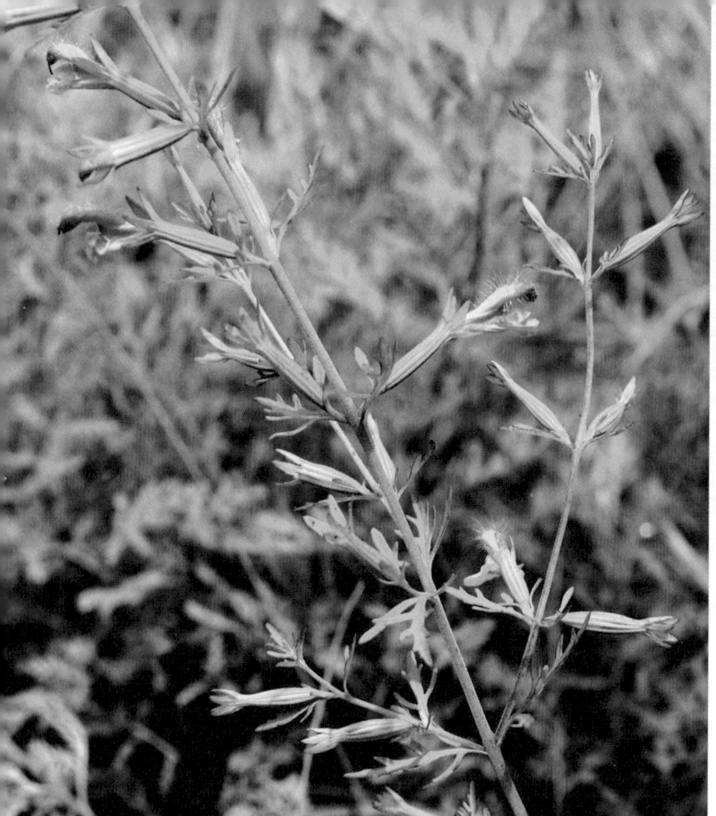

图 21-2　阴行草

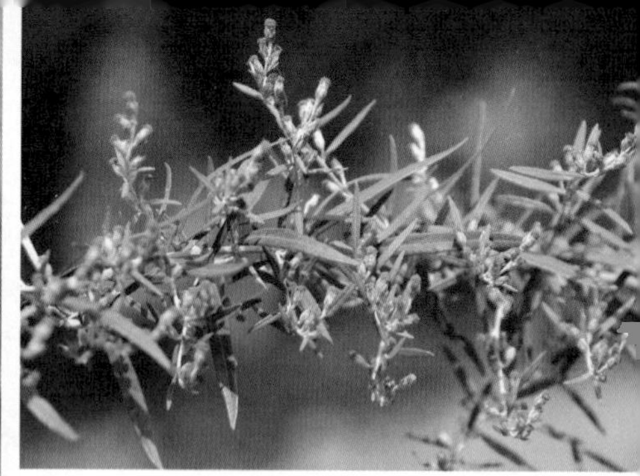

图 21-3　芦蒿(狭叶艾)

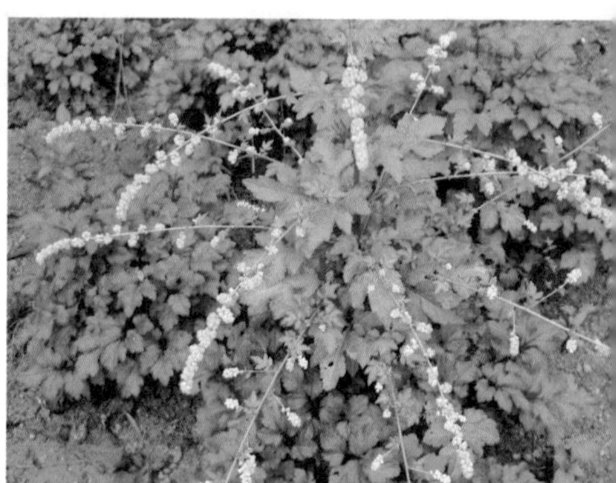

图 21-4　白苞蒿

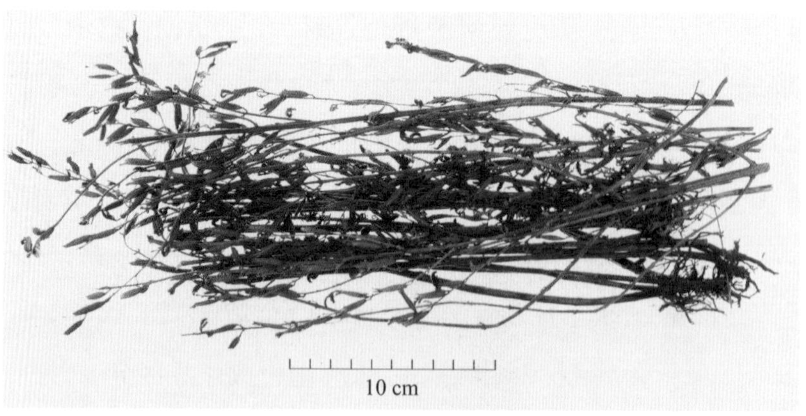

图 21-5　北刘寄奴药材

疸型肝炎、牙痛、慢性气管炎、口腔炎、咽喉炎、扁桃体炎、肾炎、疟疾；外用治眼结膜炎、中耳炎、疮疡、湿疹、外伤出血等，均有较好疗效。

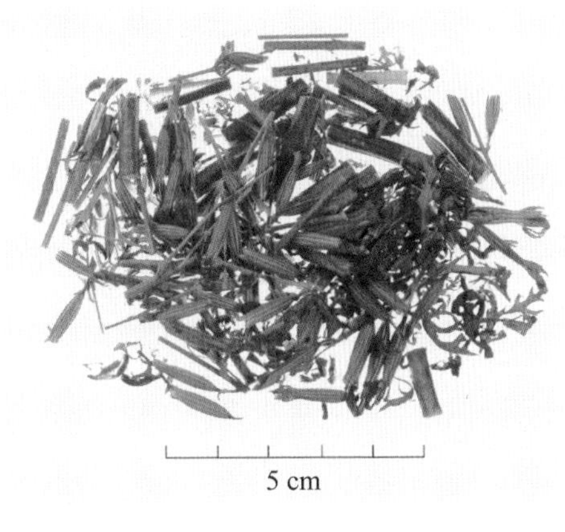

图 21－6　北刘寄奴饮片

现代研究表明，刘寄奴挥发油对多种细菌有抑制作用，总生物碱和总黄酮均能防治肝损害。动物实验还证明，刘寄奴有解除平滑肌痉挛、加速血液循环和促进凝血等药理作用。

关于刘寄奴，民间流传很多单方、验方，临床应用均有效果。

❶ 治疗跌打损伤，腹中有瘀血

刘寄奴、延胡索、骨碎补各 30 g。以上三味药切细，水煎服，用少量黄酒送服。

❷ 治疗刀枪伤口，止疼痛

采取新鲜刘寄奴，捣烂后外敷伤口；或用刘寄奴干品捣为细粉，掺在伤口上，用纱布包裹。

❸ 治疗肝硬化腹水

刘寄奴 15 g，生白术 12 g，枳壳 12 g，青皮 12 g，赤芍 15 g，虎杖 15 g，垂盆草 15 g，冬瓜皮 15 g，益母草 15 g，当归 15 g，柴胡 12 g，炒麦芽 15 g。水煎服，每日 1 剂，分 2 次服。

❹ 治疗痛经

刘寄奴 15 g，桃仁 6 g，当归 12 g，川芎 5 g，吴茱萸 3 g，生姜 5 g，延胡索 10 g，五灵脂 10 g，香附 10 g，娑罗子 9 g，炙甘草 3 g。每日一剂，水煎 2 次，合并煎液分 2 次服。

5 治疗老年膝关节痛

刘寄奴 50 g，威灵仙 30 g，伸筋草 30 g，透骨草 30 g，鸡血藤 30 g，鹿角胶 30 g，牛膝 30 g，五加皮 20 g。将以上诸药捣碎，装入细纱布袋里，扎紧口，放入大玻璃容器内，倒入 50～60 度优质白酒 3 000 mL，密闭浸泡半个月，即可饮用。于每日早晚佐餐各 1 次，每次 15～25 mL。外用：临睡前取刘寄奴药酒适量，按摩膝关节，至局部发热感为度，每晚 1 次。

使用注意

孕妇禁服本品，气血虚弱、脾虚作泄者忌服。另据《新修本草》载："多服令人痢。"《本草经疏》载其："病人气血虚、脾胃弱、易作泄者勿服。"

二十二、一僧因伤寒后发汗不彻

茵陈利湿退黄

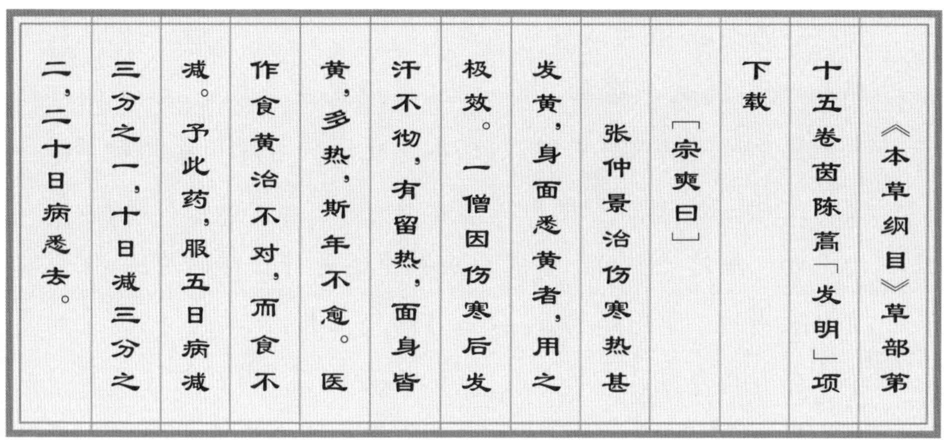
《本草纲目》草部第十五卷茵陈蒿「发明」项下载

［宗奭曰］

张仲景治伤寒热甚发黄，身面悉黄者，用之极效。一僧因伤寒后发汗不彻，有留热，面身皆黄，多热，斯年不愈。医作食黄治不对，而食不减。予此药，服五日病减三分之一，十日减三分之二，二十日病悉去。

茵陈为湿热黄疸要药，其退黄效果历来被医家推崇。东汉著名临证医学家张仲景治疗伤寒热甚发黄，通身都黄，用了茵陈后效果极好。李时珍在《本草纲目》中收录了宋代医家寇宗奭《本草衍义》中用茵陈退黄的一个病例。

一个和尚，因患伤寒病治疗不彻底，留有余热，通身皮肤发黄，持续有一年多，多方治疗无效。有医生将其当作“食黄”来治疗，仍然无效，寇宗奭后用茵陈为主的茵陈栀子散，服药五天，病就减三分之一，服药十天病就减三分之二，服药二十天，病就痊愈了。由此可见，茵陈治湿热黄疸的疗效是十分显著的。

茵陈药用是讲究采摘时间的，民间曾经还流传过这样一个华佗为一黄痨(即黄疸)病人治病的故事。

相传古代有一个黄疸病人，面色萎黄，眼睛凹陷，骨瘦如柴。经过很多名医治疗均无效果，他便到华佗那里求医。华佗见病人得的是黄疸病，便摇摇头，无奈地说："眼下医生们都还没找到治黄疸病的办法，我对这种病也是无能为力啊!"半年后华佗又碰见那人，没想到这个病人不但没死，反倒变得身体强壮，满面红润了。他急忙问病人服用何药，病人说吃了一种绿茵茵的野草。华佗一看是茵陈，便立即到野地里采集，给其他黄疸病人服用，但是均无效。华佗又去问已痊愈的病人吃的是什么样的茵陈，他说三月里采摘的。华佗知道了，春三月阳气上升，百草发芽，三月的蒿子才会有药力。第二年春天，华佗又采集了三月的茵陈给黄疸病人服用，吃一个好一个，但过了三月份之后又没有功效了。第三年华佗又把根、茎、叶进行分类服用，证实只有幼嫩的茎叶疗效最好。所以华佗就将"三月茵陈四月蒿"传于后人，"三月茵陈治黄痨，四月采来当柴烧"这句话现在已是世人耳熟能详的俗语。

茵陈，别名茵陈蒿、绵茵陈、花茵陈、黄蒿等，为菊科植物滨蒿(图22-1)或茵陈蒿(图22-2)的干燥地上部分。春季幼苗高6～10cm时采收或秋季花蕾长成至花初开时采割，除去杂质和老茎，晒干。春季采收的习称"绵茵陈"，秋季采割的称"花茵陈"或"茵陈蒿"(图22-3)。

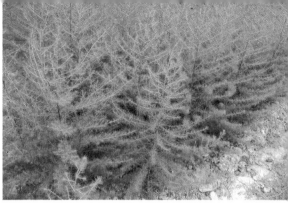

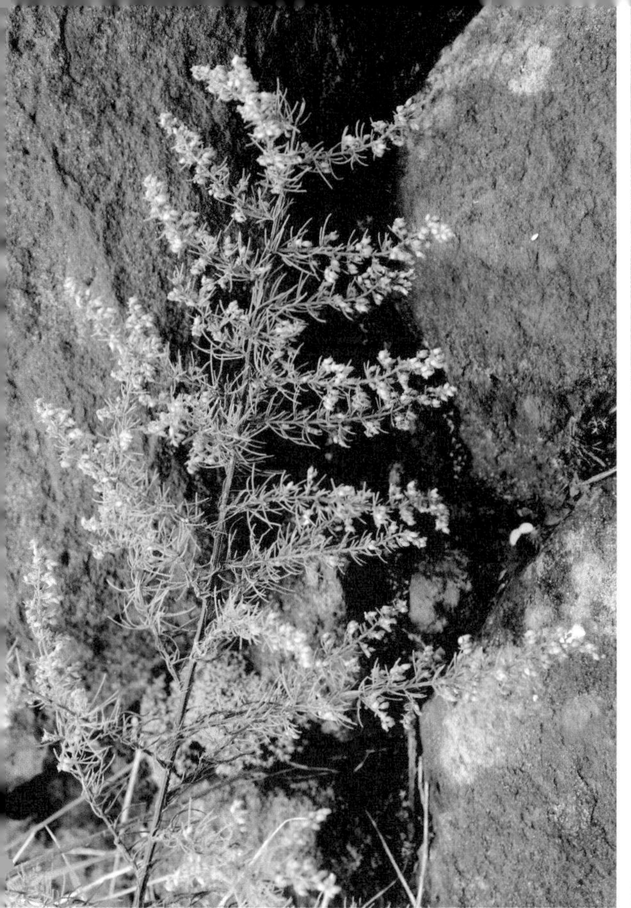

图 22－1　滨蒿

图 22－2　茵陈蒿

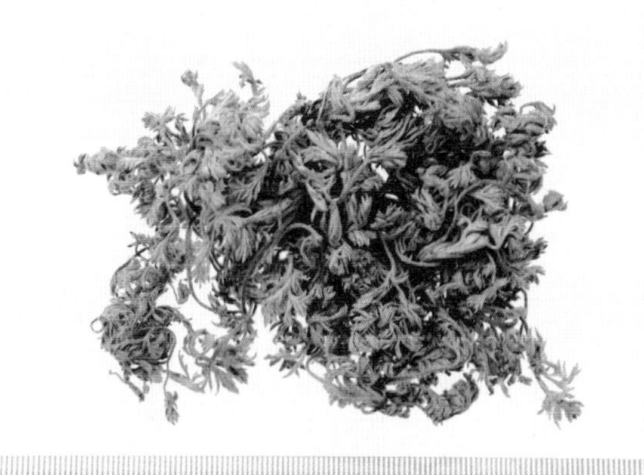

图 22－3　茵陈蒿药材

绵茵陈多卷曲成团状，灰白色或灰绿色，全体密被白色茸毛，绵软如绒；茎细小，除去表面白色茸毛后可见明显纵纹；质脆，易折断，叶具柄；气清香，味微苦。花茵陈茎呈圆柱形，多分枝，表面淡紫色或紫色，有纵条纹，被短柔毛；体轻，质脆，断面类白色；叶密集或脱落，头状花序卵形，多数集成圆锥状，有短梗；瘦果长圆形，黄棕色；气芳香，味微苦。

茵陈始载于《神农本草经》，列为上品。李时珍谓："今山茵陈二月生苗，其茎如艾叶。其叶如淡色青蒿而背白，叶歧紧细而扁整。九月开细花黄色，结实大如艾子……"

茵陈与青蒿，在历史上被误认为是一种植物。青蒿茎是呈圆柱形，上部多分枝，表面黄绿色或棕黄色，具纵棱线。质略硬，易折断，断面中部有髓。叶互生，暗绿色或棕绿色，卷缩易碎，两面被短毛。气香特异，味微苦，具有清虚热、除骨蒸、解暑热、截疟、退黄之功。清代名医张锡纯在《医学衷中参西录》中提道："茵陈者，青蒿之嫩苗也。茵陈与青蒿，两者均气微芳香，均能清湿热，对于湿热黄疸、湿温、暑湿之证均可应用。然茵陈主入脾胃，利胆退黄，为治疗湿热黄疸的要药，也是治疗湿疮瘙痒常用药。然青蒿主入肝胆，善清退虚热，凉血除蒸，功专退虚热，解骨蒸劳热，又能泄暑温之火，为骨蒸劳热、疟疾寒热及暑温壮热所常用。"可见茵陈与青蒿无论在形态以及功用上都是有很大区别的，因此要注意茵陈和青蒿的鉴别与应用。

中医认为茵陈味苦、辛，性微寒，功能清热利湿、利胆退黄，主治黄疸尿少、湿温暑湿、湿疮瘙痒。对于黄疸之湿热阳黄最宜，寒湿阴黄亦可配伍应用，亦可用治湿温病、湿疮、湿疹。茵陈善利湿退黄，为治湿热黄疸之要药，张锡纯称其为"退黄之圣药，活肝之要药"。用于湿热熏蒸而发生黄疸的病症，可单用一味，大剂量煎汤内服；亦可配合大黄、栀子等同用。湿重于热，发热身困，脘痞恶心，舌苔白腻，配苍术、厚朴、白鲜皮；若小便不利显著者，又可与泽泻、猪苓等配伍；用于湿热郁蒸、身目发黄、黄色鲜明、小便短赤，常与栀子、大黄配伍；寒湿瘀滞，发为阴黄，症见神疲畏寒、黄色暗晦、腹胀便溏，佐附子、白术、干姜等。以茵陈为主药的中成药临床应用较为广泛，且大多都被收录于2020年版《中国药典》，如胆石通胶囊、护肝片（胶囊）、利肝隆颗粒、利胆片、利胆排石颗粒等。

现代研究发现，茵陈除具有利胆、保肝等传统药理作用外，还具有解热、镇痛、抗炎、抗病毒、抗肿瘤、降血压、调血脂、抗骨质疏松、神经保护、免疫调节、代谢调节、预防阿尔茨海默病等多种药理活性。

关于茵陈，民间流传很多单方、验方，临床应用均有效果。

1 治疗高脂血症

茵陈15 g，水煎代茶饮，1个月为1疗程。

2 治疗胆石症

茵陈30 g，生山栀10 g，生大黄10 g，元明粉10 g，金钱草30 g，广郁金15 g，蒲公英15 g，广木香9 g，枳实10 g。每日1剂，水煎2次，合并煎液，分2次服。

3 治疗急性黄疸性肝炎

绵茵陈30 g，制大黄9 g，焦山栀子15 g，炒川黄柏9 g，黄芩9 g，炒枳壳9 g，地骨皮12 g，炒知母9 g，茯苓9 g，泽泻9 g，甘草3 g，红枣12只。每日一剂，水煎2次，合并煎液分2次服，连服药5剂后，隔日1剂服1月，每日晨起喝淡盐水1杯，多食水果。

4 治疗口腔炎、口腔溃疡

茵陈20 g，加水150 mL，用文火煮沸10分钟，过滤取药液。代茶饮。

5 治疗荨麻疹、皮肤肿痒、湿疹

茵陈30 g，荷叶15 g，蜂蜜适量。将前2味烘干，研末，每次5 g，蜜水送服。3天为1个疗程。或用茵陈30 g，苦参20 g，石菖蒲15 g，千里光20 g。煎水洗患处。

使用注意

茵陈其气辛香，长期或大量服用易耗气伤血，蓄血发黄者及血虚萎黄者慎用。用量过大可引起头昏、恶心、上腹饱胀、灼热感、腹泻、急性黄疸性肝炎、急性胆道感染。

二十三、一锦衣卫夏月饮酒达旦，病水泄

麻黄乃肺经专药

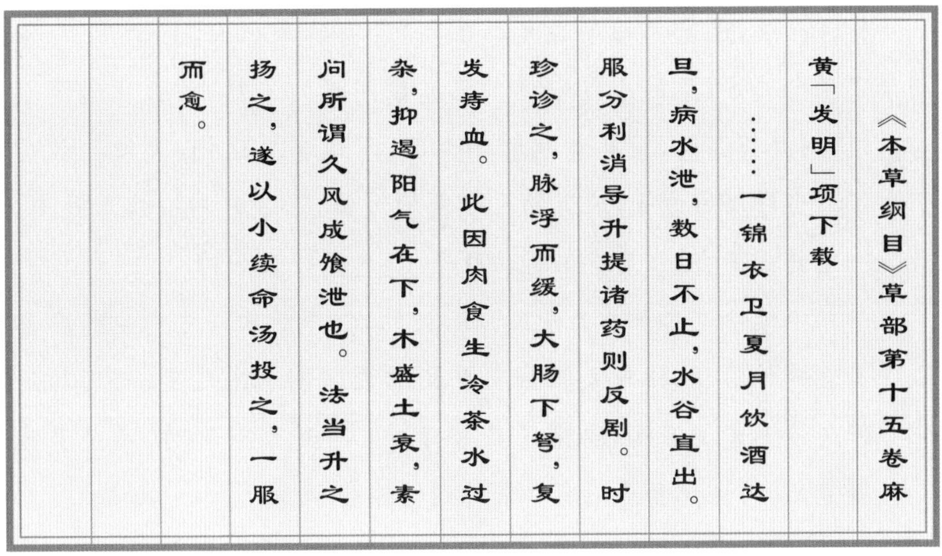

《本草纲目》草部第十五卷麻黄「发明」项下载……一锦衣卫夏月饮酒达旦，病水泄，数日不止，水谷直出。服分利消导升提诸药则反剧。时珍诊之，脉浮而缓，大肠下弩，复发痔血。此因肉食生冷茶水过杂，抑遏阳气在下，木盛土衰，素问所谓久风成飧泄也。法当升之扬之，遂以小续命汤投之，一服而愈。

关于麻黄治疗吃坏肚子而导致的腹泻不止，李时珍在《本草纲目》中讲了一个故事。

明嘉靖年间的夏日，一锦衣卫因与一众久未见面的兄弟聚餐，大家十分高兴，忆起当年离家外出从军过程，激情澎湃，连干

了几大坛酒。因天气炎热，店家拿来冰镇西瓜，大家贪凉又狼吞几块，再吹个凉风，舒坦。休息片刻，黄昏已至，叫店家再摆酒上桌，又是一场觥筹交错。眼看已近黎明，此时众人皆已醉倒，唯锦衣卫大人一人仍在自斟自饮。忽然，他只觉腹中隐痛，有强烈的里急后重感，急急跑去茅厕，结果这一拉就拉了三四天，且便出不爽，几欲虚脱。家中请了几个名医，用了常用的清热利尿、消食化积、升提之药，却不见好转，反而愈加严重。只好差人去请李时珍诊治。李时珍详细询问了患者情况，望闻问切一番后，发现患者脉浮而缓，反复拉稀导致大肠下坠，且有痔疮出血，赶忙开了《备急千金要方》里的小续命汤。他抓住问题的本质，肺脏主通调水道，用升药温药，用麻黄宣肺调大肠，水道自然通畅，大便也就实了。当即写好方子，府上的人赶紧按方抓药，煮好药给病人服用。一剂药喝下去，立马就不再拉肚子了，真是效果如神。

小续命汤本来是为中风证而设的，但李时珍以方中主药麻黄有宣肺作用，取肺与大肠相表里及肺主通调水道之义，而用其治疗久治不愈之泄泻，取得了显著疗效。可见李时珍对“麻黄乃肺经专药”的认识和应用有非常独到的体会和经验。

麻黄为麻黄科植物草麻黄（图 23－1、图 23－4）、中麻黄（图 23－2、图 23－5）或木贼麻黄（图 23－3、图 23－6）的干燥草质茎。又名麻黄草、龙沙、狗骨等。李时珍指出：“诸名殊不可解，或云其味麻，其色黄，未审然否？张揖广雅云：龙沙，麻黄也，狗骨，麻黄根也，不知何以分别如此？”看来李时珍对麻黄的命名也是不太清楚的。麻黄药用历史悠久，至今已有两千多年的应用历史，最早记载见于《神农本草经》中，被列为中品，其发汗解表之功，为历代医家赞赏，被誉为“解表第一要药”。麻黄除了应用于伤寒、感冒外，还广泛用于治疗风寒湿痹、皮肤疾患、痈疽肿痛、损伤瘀肿等，内服外用皆可。

麻黄为草本状灌木，高约一米左右，下部为少量木质茎，上部为草质茎，表面淡绿色至黄绿色，药用部位为草质茎。主产于山西、河北、甘肃、内蒙古、新疆。秋季采割绿色的草质茎，晒干，除去木质茎、残根及杂质，切段。作为药材，麻黄以干燥、茎粗、淡绿色、内心充实、味苦涩者为佳；其常生于平原、山坡、河床、草原等处，易于采收且其生物碱含量丰富，木质茎少，易加工提炼；是提取麻黄碱的重要资源。

麻黄的茎和根均可入药，但作用却截然不同。麻黄的茎是发汗解表药，而麻黄根则恰恰相反，是收涩固表止汗药，用于自汗、盗汗，为临床止汗专品。如李时珍说：“麻黄发汗之气，驶不能御，而根节止汗，效如影响，物理之妙，不可测度如此……”根

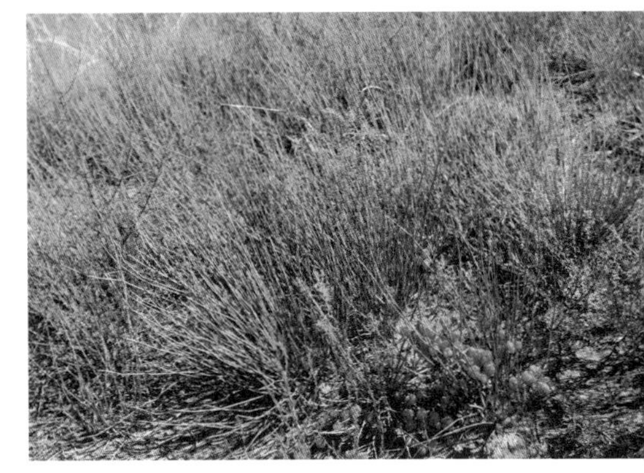

图 23－1　草麻黄

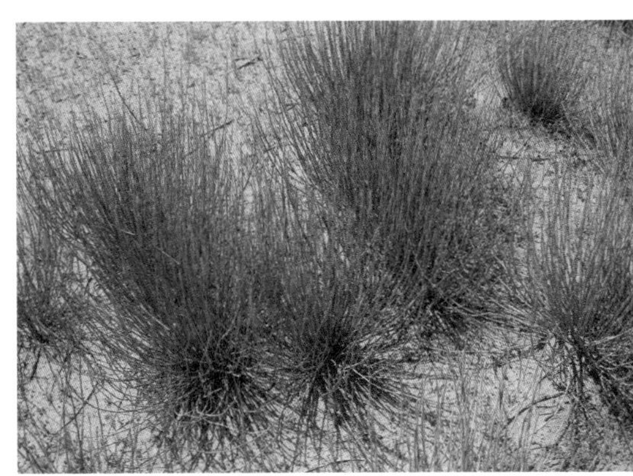

图 23－2　中麻黄

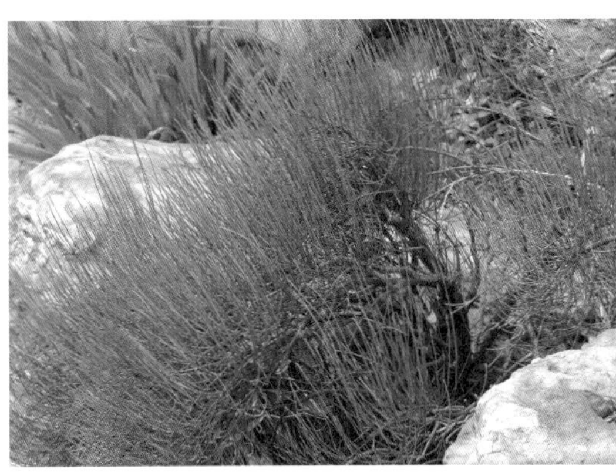

图 23－3　木贼麻黄

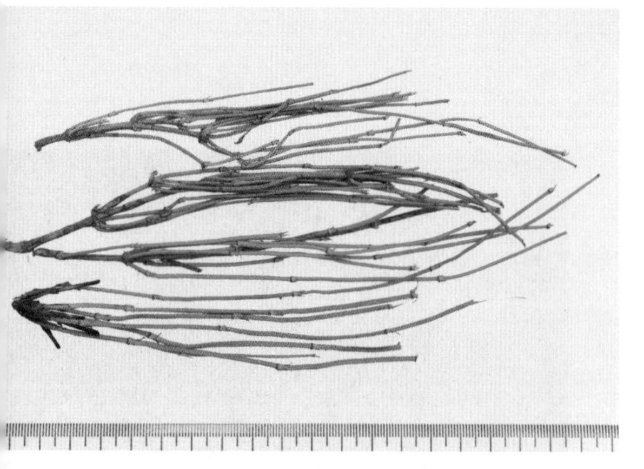

图 23-4　麻黄药材

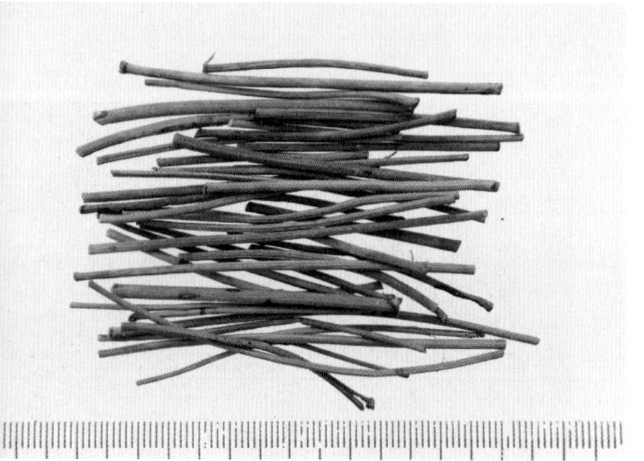

图 23-5　中麻黄药材

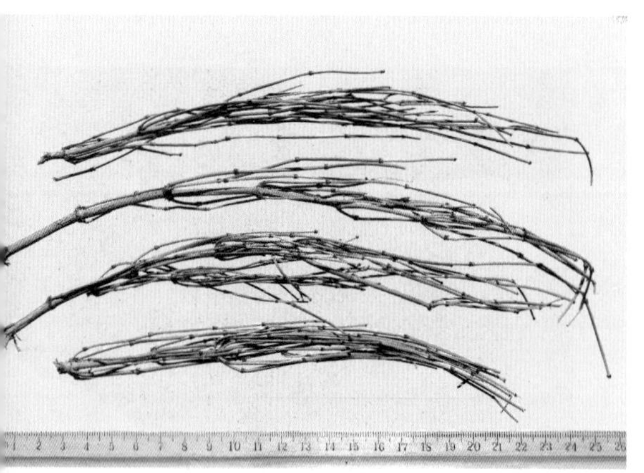

图 23-6　木贼麻黄药材

茎互相加用，盖其性能行周身肌表，引诸药至卫分而固腠理。因麻黄节有止汗作用，故麻黄带节发汗力弱，去节发汗力强。麻黄蜜炙发汗力弱，捣绒去末（麻黄绒）发汗力更弱，蜜炙麻黄绒发汗力最弱，临床应用时需根据患者的具体情况选用。

麻黄治疗感冒是有效的，其主要有效成分之一就是麻黄碱。麻黄碱是从植物麻黄草中提取的生物碱，也可通过化学合成制得，是全世界由中药衍生单体应用人群最多、时间最长的化学成分。麻黄碱还是制造冰毒的原料，因此我国对麻黄草实行严格控制，禁止自由买卖。据统计，含麻黄碱类药品的品种至少有 500 种以上，多为感冒药、止咳平喘药、治哮喘、滴鼻剂和外用膏剂等，生活中常用的“白加黑”“新康泰克”“日夜百服宁”等感冒药中都含有微量麻黄碱成分。感冒周期通常很短，按疗程服药约为一个星期，因此，正常感冒服用的剂量并不会成瘾。

尤其值得注意的是，在抗击新冠肺炎的过程中，作为中药界的传统抗疫中坚力量，麻黄发挥了不可替代的作用。备受推崇的“抗疫三方”即清肺排毒汤、宣肺败毒方和化湿败毒方，皆是选用了以麻黄为主的复方“麻杏石甘汤”等多个方剂巧妙结合，利用麻黄解表发汗的效果解除病人的发热症状，达到较好的治疗效果，并均被写进了相关的治疗指南里。

传统医学认为麻黄味辛、微苦，性温，归肺、膀胱经，既能发汗散寒而解表，又可散风透疹，用治外感风寒所引起的发热恶寒、无汗等症，常与桂枝相须为用，有发汗解表的功效。麻黄能宣畅肺气而止咳平喘，故临床往往用治外邪侵袭、肺气不畅所致的喉痒咳嗽、咯痰不爽等症；如寒邪咳喘，多配杏仁、甘草同用；外有寒邪，内有痰饮，常配细辛、干姜、五味子、半夏等同用；至于肺热咳喘，常配石膏、杏仁、甘草等同用；用治风疹瘙痒，可与薄荷、蝉衣等药配伍应用；如治麻疹透发不畅，兼有咳嗽气急症状时，可在辛凉透疹药中酌加麻黄，既能宣肺，又能发散，起到透疹、平喘的效果。麻黄既能发汗，又能利尿，故适用于水肿而伴有表症者，常与白术、生姜等同用。

现代研究表明，麻黄主要有发汗作用，口服或注射给药均有效，作用强，起效较快，维持时间长。此外，麻黄还有平喘、利尿、抗炎和兴奋中枢神经系统等药理作用。

关于麻黄，民间流传很多单方、验方，现介绍几个常用的偏方，供参考。

❶ 治疗风寒感冒无汗

麻黄 3 g，葛根 10 g，荆芥 3 g，生姜（切片）10 g，葱白 2 g，粳米 100 g。先将上药煎沸 5～10 分钟，去渣留汁，再放入粳米煮粥，趁热分服。

② 治疗急性支气管炎

麻黄 5 g，杏仁 15 g，粳米 100 g，土茯苓、茶树根各 15 g。将麻黄用水煎汤，去沫去渣，将杏仁（最好甜杏仁）去皮尖，放入汤中煮 6～7 分钟，再放入粳米，煮熟成粥，即可食用。

③ 治疗急慢性麻疹

麻黄 4.5 g，蝉蜕 4.5 g，甘草 2.4 g。水煎，一日分 2 次服完。

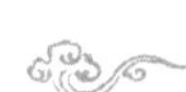

④ 治疗过敏性鼻炎

麻黄 15 g，生姜 15 g，桑白皮 10 g，苦杏仁 10 g，赤小豆 10 g，连翘 10 g，炒白术 10 g，蝉蜕 10 g，防风 6 g，白芷 6 g，苍耳子 6 g，辛夷 6 g。每日 1 剂，水煎 2 次，合并煎液分 2 次服。

⑤ 治疗低血压

用麻黄 6 g，生晒参 3 g，甘草 5 g。每日 1 剂，水煎，分 2 次服。

❗ 使用注意

麻黄发汗能力较强，表虚自汗、阴虚盗汗、肺肾虚喘者慎用；失眠患者慎用；有高血压、心律异常者慎用。

二十四、江陵节度使弟年三十一中风，伏枕五年

豨莶草治疗中风

《本草纲目》草部第十五卷豨莶「发明」项下载

按江陵节度使成讷进豨莶丸方表略云

臣有弟䜣，年三十一中风，伏枕五年，百医不瘥，有道人钟针因睹此患，曰：可服食豨莶丸，必愈。其草多生沃土，高三尺许，节节相对，当夏五月以来收之……凡九蒸九曝，不必太燥，但以取足为度，乃熬捣为末，炼蜜丸如梧子大，空心温酒或米饮下二三十丸。服至二千丸，所患忽加，不得忧虑，是药攻之力。服至四千丸，必得复故。至九千丸，当服丁壮。医依法修合，令䜣服之，果如其言……又知益州张咏进豨莶丸表……臣自吃至百服，眼目清明，即至千服，髭须乌黑，筋力轻健，效验多端。臣本州有都押衙罗守一曾因中风坠马，失音不语，臣予十服，其病立瘥。又和尚智严，年七十，忽患偏风，口眼㖞斜，时时吐涎，臣予十服，亦便得痊。

李时珍在《本草纲目》中讲了这样一个故事。

唐代，江陵府节度使成讷有一弟名成䜣，三十一岁时中风卧床不起达五年之久，请了不少名医诊治都没有多大效果。一天偶遇一位叫钟针的道士，他仔细观察了成䜣的病情后对成讷说："您弟弟的病可服食豨莶丸治疗，只要能坚持服药就一定会好。"并介绍了豨莶草性状、采集方法和豨莶丸的制作方法。成讷叫家人五月采药，离地五寸剪割，以温水洗去泥土，摘去叶及枝头，九蒸九曝，后熬捣为末，炼蜜为丸，如梧桐子大，让成䜣每日空腹温酒或米汤饮服二三十丸，服后再吃三五匙饭。

钟道士还说：服药一个月后没有明显效果，再坚持服药到两个多月、约服到两千丸时，病情会突然加重，此时不必惊慌也不必担忧，这是药力的作用，继续坚持服用。事实果然如此，后来在成䜣服到四千丸（大约四个多月）时，身体明显恢复了健康，服到九千丸时，身体变得比以前强壮了。成讷觉得这么好的一个治疗中风的药物不应该埋没在民间，应该让皇帝和老百姓都能用得上，于是他向朝廷上表献方，奉朝廷之旨令太医院详录此方并推广应用。

《本草纲目》中还记载了当时向朝廷上表进献豨莶丸方的另一个故事。

当时进献豨莶丸方的还有益州知州张咏，他也介绍了自己应用豨莶丸的效果。张咏在上表书中说：我服用了豨莶丸一百多剂，眼目清明；接着服至一千剂，发须乌黑，筋力轻健，并经多次应

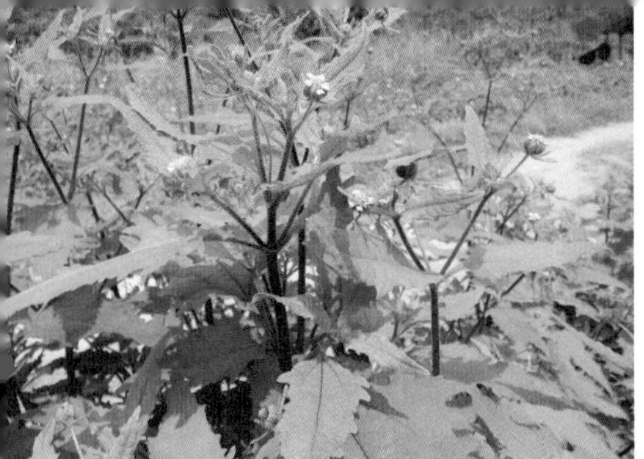

图 24－1　豨莶

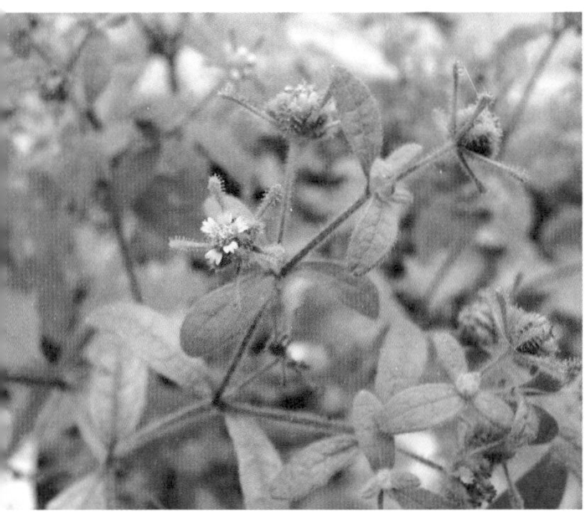

图 24－2　腺梗豨莶

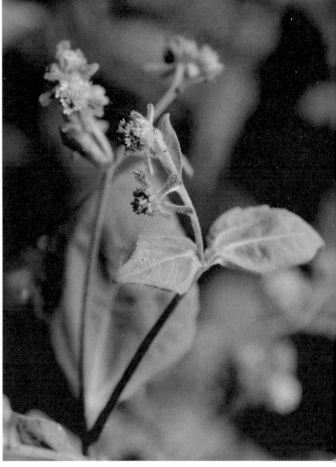

图 24－3　毛梗豨莶

用均有显著效果。我们州里有一个都押衙名叫罗守一，曾因突患中风从马上坠落，摔伤后不会说话。我给他吃十剂这个药，其病立刻就好了。还有一个和尚名叫智严，年过七十，忽患偏风，口眼㖞斜，时时吐涎，我同样令他吃十剂豨莶丸，也很快痊愈。这两个献方的事在《本草纲目》中也都有详细记载。

豨莶草别名肥猪菜、粘糊菜，为菊科植物豨莶（图 24－1）、腺梗豨莶（图 24－2）或毛梗豨莶（图 24－3）的干燥地上部分。豨莶草遍布全国，随处可见，夏季开花前或花期均可采收。割取地上部分，晒至半干

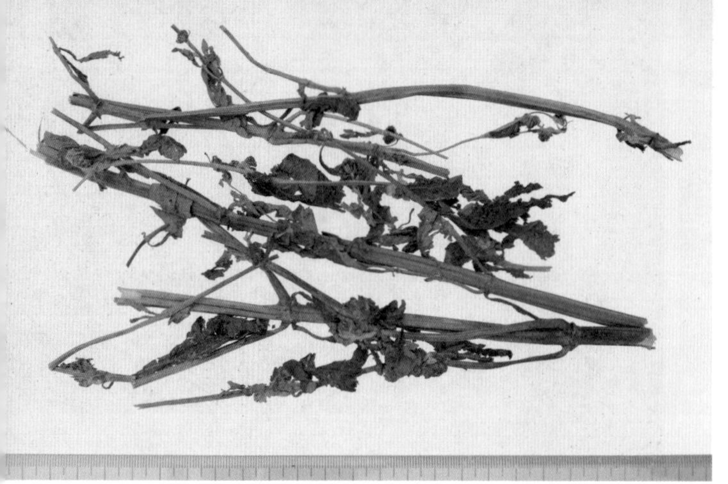

图 24－4　豨莶草

时，放置干燥通风处，晾干（图 24－4）。临床应用除了生品外，还有酒豨莶草、蜜豨莶草和酒蜜豨莶草等炮制品。

豨莶草记载最早见于唐代《唐本草》，明代《本草品汇精要》载："治中风失音不语，口眼歪斜，时吐涎沫。补虚，安五脏，生毛发。明眼目，乌髭发，壮筋力。"《本草蒙筌》载："疗暴中风行邪，口眼㖞斜者立效；治久渗湿痹，腰脚酸痛者殊功。"《本草纲目》载："治肝肾风气，四肢麻痹，骨痛膝弱，风湿诸疮。"

从前面所讲的传说故事以及这三本明代著名的本草著作记载来看，豨莶草主要是用于中风类疾病和风湿类疾病的治疗。豨莶草治疗中风疗效的发现应该是在唐代，而且被多位要人向朝廷作为宝贵验方献出，历经 1 500 多年的临床应用，仍然效果非常好。

2020 年版《中国药典》收载了 6 种以豨莶草为主药的中成药，其中豨红通络口服液、豨莶草通栓丸及豨莶草通栓胶囊是治疗中风类疾病的，特别适合于瘀血阻络、风痰痹阻脉络等引起的中风及其后遗症。豨莶丸、豨桐丸及豨桐胶囊是治疗风湿类疾病的，特别适合于风湿热阻经络及风湿热痹证。

中医认为豨莶草味辛、苦，性寒。功能祛风湿，利关节，解毒，用于治疗风湿痹痛、筋骨无力、腰膝酸软、四肢麻痹、半身不遂、风疹湿疮等症，有较好的疗效。今天的豨莶草主要用于中风、半身不遂、腰膝无力

等症，酒制蒸熟又能强筋骨。用于风湿痹痛、筋骨不利等症，常与臭梧桐同用；且本品性味苦寒，又有化湿热作用，故痹痛偏于湿热的病症尤为适宜。豨莶草生用还能清热解毒，用于疮疡肿痛、风疹湿疹瘙痒等症，内服外用均可。

现代研究表明豨莶草主要有抗炎镇痛、免疫抑制、抗血栓形成、改善肠系膜微循环、降血压作用，以及扩张血管、抗单纯疱疹病毒等作用。这些药理作用研究结果从现代科学的角度，为传统中医应用豨莶草治疗中风类、风湿类以及皮肤炎症、风疹湿疮类疾病提供了可靠的依据。

关于豨莶草，民间流传很多单方、验方，临床应用均有效果。

1 治疗疟疾

取干豨莶草 50 g，每日一剂，水煎 2 次，合并煎液分 2 次服，连服 2～3 天。小儿递减。

2 治疗高血压

豨莶草、臭梧桐、夏枯草各 9 g。每日 1 剂，水煎 2 次，合并煎液分 2 次服。或用豨莶草 30 g，地骨皮 10 g，每日 1 剂，浓煎分 2～3 次服。

3 治疗风湿性关节炎

豨莶草 1 份，臭梧桐 2 份，按此配伍，研末，制成药丸，每次 6～8 g（渐增至 12～15 g），每日 2 次，温开水送服。

4 治疗急性黄疸型传染性肝炎

豨莶草 30 克，山栀子 9 克，车前草、广金钱草各 15 克。加水 1000 mL，煎至 300 mL，分 2 次服，每日 1 剂。

⑤ 治疗银屑病

豨桐丸(用豨莶草、梧桐子等分打粉,炼蜜为丸),每次 9～18 克,每日 2～3 次,温开水送服。

❗ 使用注意

无风湿者慎服,阴血不足者忌服。本品生用或大剂应用,易致呕吐,故内服不宜过量。

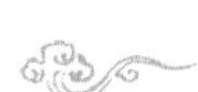

二十五、宋张叔潜秘书，其阁下病血痢

续断治痢疾

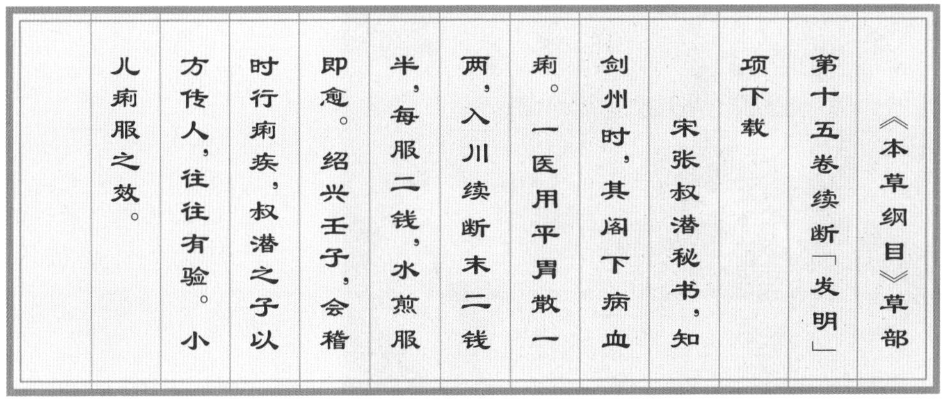

《本草纲目》草部第十五卷续断「发明」项下载

宋张叔潜秘书，知剑州时，其阁下病血痢。一医用平胃散一两，入川续断末二钱半，每服二钱，水煎服即愈。绍兴壬子，会稽时行痢疾，叔潜之子以方传人，往往有验。小儿痢服之效。

李时珍在《本草纲目》中记载了续断治痢的一个故事。

在宋朝，有个掌管图书的人叫张叔潜，在他任剑州知州时曾患血痢，请医生治疗。那位医生给他开了一个很奇怪的药方，即用平胃散一两，加川续断末二钱半，水煎，每次用二钱，服后血痢病就好了。南宋绍兴年间，张叔潜的儿子在浙江会稽为官，那里传染性痢疾流行，张叔潜的儿子就把这个药方传授给了患病的人，病人服后觉得很灵验。由于运用了这个药方，很快控制住了痢疾的流行。方中所用的平胃散，即宋代名医陈师文所创立的芳香化湿剂，药物组成是：苍术、厚朴、陈皮、甘草、生姜、大枣共六味。

李时珍很重视前人的经验，他在临床中也常用这个药方，并认为加用续断是很重要的，故在《本草纲目》中介绍续断时，肯定了这个药方，并总结道："小儿痢服之效。"续断治痢应与久痢所致阳虚有关，续断为补阳药，对于阳虚久痢是有效的，而小儿大多是阳虚体质，故续断对小儿痢亦有效。这些都是经验之谈，为后人临证时提供了很好的借鉴。虽然今天续断已极少用于痢疾的治疗，但李时珍的经验是值得令人重视的。

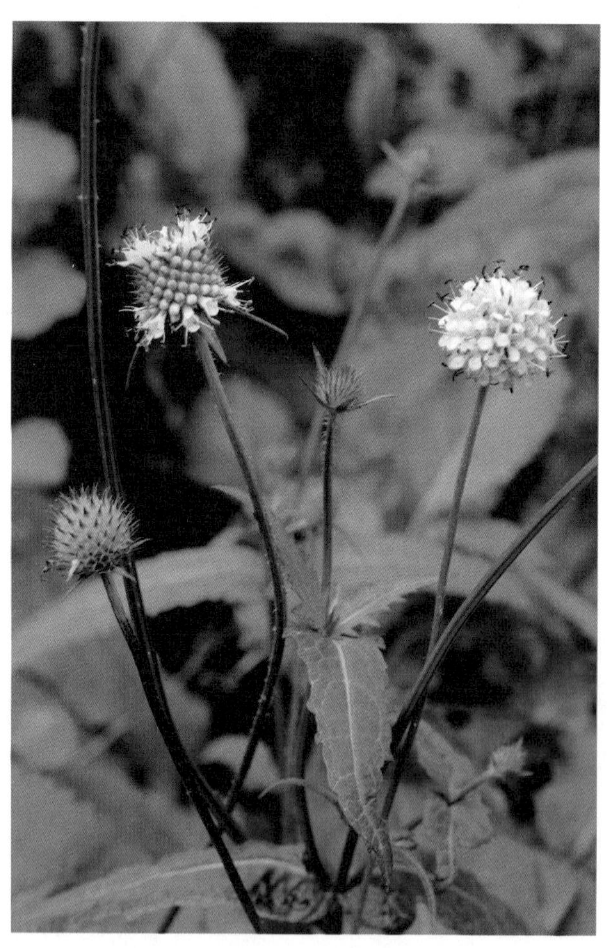

图 25－1　川续断

续断为川续断科植物川续断（图 25－1）的干燥根，因能"续折接骨"而得名。又叫川断、属折、接骨、鼓槌草、和尚头等。属折、接骨、续断因其功效而命名，和尚头、鼓槌草则因其花序球形而得名。续断一般秋季采挖，除去根头和须根，用微火烘至半干，堆置“发汗”至内部变绿色时，再烘干(图 25－2)。其具有补肝肾、强筋骨、续折伤、止崩漏的功效，临床上主要用于肝肾不足、腰膝酸软、风湿痹痛、跌仆损伤、筋伤骨折、崩漏、胎漏。

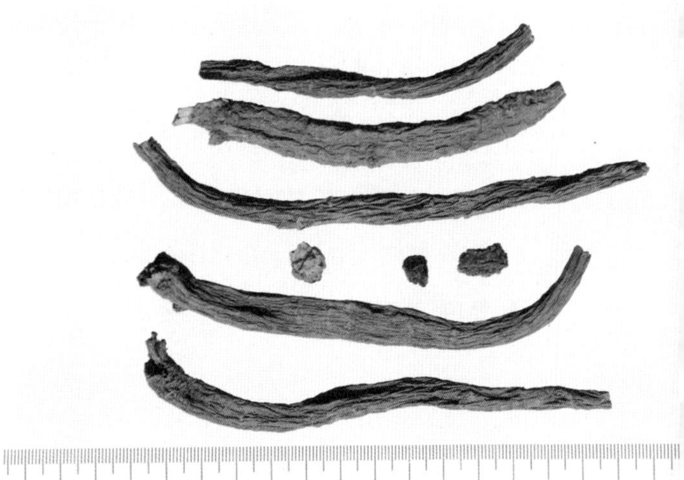

图 25－2　续断药材

续断之名首见于《神农本草经》，列为上品。其后历代诸家本草均有记载，如《神农本草经疏》：“入足厥阴、少阴，为治胎产，续绝伤，补不足，疗金疮，理腰肾之要药也。”《本草汇言》载：“续断，补续血脉之药也。大抵所断之血脉，非此不续；所伤之筋骨，非此不养；所滞之关节，非此不利；所损之胎孕，非此不安。久服常用，能益气力，有补伤、生血之效。补而不滞，行而不泄，故女科、外科取用恒多也。”可见续断应用广泛，对诸多病症均有显著疗效。

续断药用历史悠久，也是我国传统的补阳药之一，按其所需应用分为生品、酒制、盐制三种，其中生品多用于补肝肾、强筋骨、通血脉，可改善筋骨疼痛；酒制品则有强筋骨、通血脉之功，常用于跌打损伤、筋伤骨折；盐制品引药下行，可增强补肝肾作用，多用于肝肾不足所致的腰膝酸软。

中医认为续断味辛苦，性微温。归肝、肾经。温以助阳，补益肝肾；其辛以行散，可通行血脉，续折疗伤，又可止血安胎，为骨伤科、妇科要药。在临床上应用广泛，除了上述故事中提到的治痢有效外，还有很多应用与配伍，如：用于断筋折骨、跌打损伤，常与当归、自然铜、地鳖虫、血竭等配伍；用于腰背酸痛、关节痹痛、足膝软弱，常与杜仲、牛膝、木瓜、萆薢等配伍；用于胎动滑胎、崩漏不止，常与杜仲、桑寄生、菟丝子等配伍。现代临床常用于慢性肾炎、糖尿病、醛固酮增多症、甲状腺功能减退症、神经衰弱、肾上腺皮质功能不全，更年期综合征属于肾阳虚证，先兆流产、习惯性流产属于肝肾两虚，风湿性关节炎和类风湿关节炎属于肝肾两虚、寒湿阻络，创伤性损伤、骨折属于瘀血阻络者。

现代研究表明，续断主要有促进骨损伤愈合及抗骨质疏松作用。此外，续断还有抗菌和抗炎作用以及增强记忆、耐缺氧、抗氧化、抗衰老等作用。

关于续断治病的单方、验方，民间流传很多，临床应用多有成效。

❶ 治疗先兆流产

续断 12 g，桑寄生 15 g，女贞子 12 g，每日 1 剂，水煎分 2 次服。

❷ 治疗风湿性关节炎

川续断 20 g，炒杜仲 20 g，川牛膝 12 g，泽兰 15 g，桂枝 18 g，白芍 15 g，知母 15 g，制附片 12 g，防风 12 g，骨碎补 20 g，鹿角 10 g，地鳖虫 10 g，威灵仙 15 g，独活 12 g，白僵蚕 12 g，伸筋草 20 g，金狗脊 30 g。每日一剂，水煎 2 次，合并煎液，分 2 次服。

❸ 治疗男子不育症

续断 9 g，杜仲 9 g，枸杞子 9 g，菟丝子 12 g，黄精 12 g，鹿角胶(烊化冲服)12 g。水煎服，每日 1 剂，分 2 次服，连服 1～3 个月。

❹ 治疗女子不孕症

续断 12 g，当归 12 g，杜仲 9 g，巴戟天 9 g，淫羊藿 9 g。水煎服，每天 1 剂，分 2 次服，连服 1～3 个月。

❺ 治疗肾虚腰痛

续断 10 g，黑豆 15 g，杜仲 10 g，白米 100 g。将黑豆放入清水中泡软，续断、杜仲装入纱布袋中，所有食材放入锅中烧开后文火煮半小时以上。去药食粥。

! 使用注意

续断苦燥微温，故风湿热痹者忌服。据《得配本草》记载：本品初痢勿用。

二十六、一妇人患淋卧久，诸药不效

王不留行善通乳

《本草纲目》草部第十六卷王不留行「发明」项下载［时珍曰］……按王执中资生经云，一妇人患淋卧久，诸药不效。其夫夜告予。予按既效方治诸淋，用剪金花十余叶，煎汤，遂令服之，明早来云：病减八分矣。再服而愈。剪金花一名禁宫花，一名金盏银台，一名王不留行是也。

在《本草纲目》中，李时珍讲述了一个南宋著名针灸医家王执中用王不留行治好一个患淋证久治不愈妇女的故事。这个故事里的淋证，不是现代医学所说的淋病，而是指小便频数短涩、淋沥刺痛等症状。

王执中有一朋友的妻子，患淋证卧床很久了，服了很多药都不见效。一日晚上王执中与这位朋友应酬，酒过三巡之后，朋友把他妻子久治不愈的事情告诉了王执中。王执中认真检查了病人的症状，认为原来治疗淋证的方药应该是有效的，可以继续使用，当即用十几片剪金花的叶煎汤，让病人同时服下。第二天一早，朋友便来告知，他的妻子服药后，病已经好了八分。王执中嘱咐继续服药，结果再服用了一剂后，妇人的病就痊愈了。这里面的剪金花，就是王不留行，单味王不留行新鲜的叶，就能把久患淋证卧床的妇人治好，可见它利水通淋作用的厉害。王执中把这件事收载入他编写的《针灸资生经》中。

王不留行为石竹科植物麦蓝菜（图 26－1）的干燥成熟种子（图 26－2），别名“王不留”“禁宫花”“剪金花”“金盏银台”等。李时珍在《本草纲目》中对这个名字的解释是：“此物性走而不住，虽有王命不能留其行，故名。”王不留行是药名，因名字有趣，常被人写进诗中。吴承恩在《西游记》中描述唐僧去西天取经时的一句诗“自从益智登山盟，

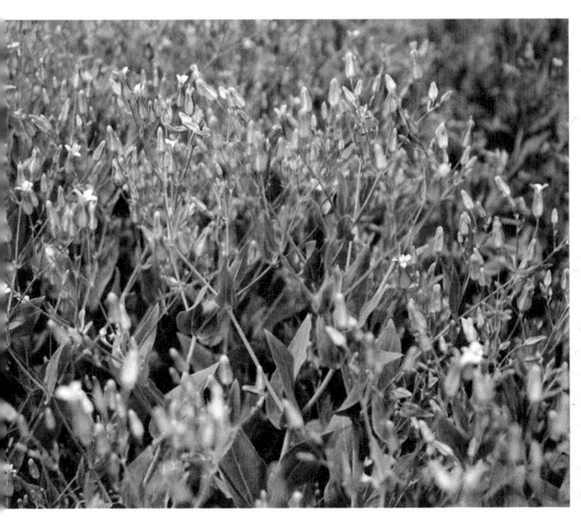

图 26－1　麦蓝菜

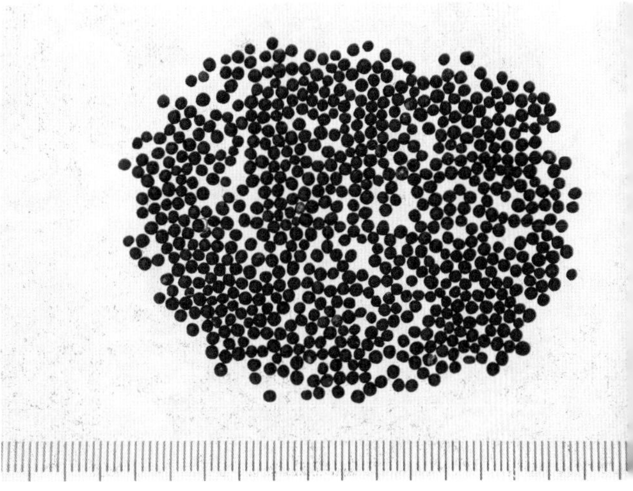

图 26－2　王不留行

王不留行送出城”，巧妙地嵌入了王不留行。“羊王不留行薄晚，酒肉从容追路远”则是王安石的诗作，他为了把姓羊、王的两位朋友的姓名都写进诗里，还硬是将王不留行这个药名拆开了。

王不留行最早记载见于《神农本草经》，列为上品，曰：“王不留行，味苦，平。主金创，止血，逐痛，出刺，除风寒内痹。久服轻身耐老，增寿。生山谷。”稍后的《名医别录》载：“止心烦鼻衄，痈疽恶疮，瘘乳，妇人难产。”《日华子本草》载：“治发背，游风，风疹，妇人血经不匀及难产。”民间有一段歌谣：“穿山甲，王不留，妇女喝了乳长流。”夸张地说出了穿山甲和王不留行两味中药的通乳作用。可见，王不留行不仅能治疗淋病，还有行血通经、催生下乳、消肿敛疮的作用。

值得注意的是，广东地区习惯使用的王不留行与现行版《中国药典》收载的并不相同。2020 版《中国药典》收载的王不留行为石竹科麦蓝菜的种子，是全国流通使用的王不留行正品，呈球形，直径约 2 mm。表面黑色，少数红棕色，略有光泽，有细密颗粒状突起，一侧有凹陷的纵沟，质硬。无臭，味微涩苦。而广东地区习惯使用的王不留行系桑科植物薜荔（图 26 - 3）的花序托（果壳），名为广东王不留行，又称为薜荔果（图 26 - 4），因其瘦果含凝胶质（多糖）等，其果水浸磨汁，呈凝胶状物，常用于制作夏令解暑的清凉食品白凉粉，故又名凉

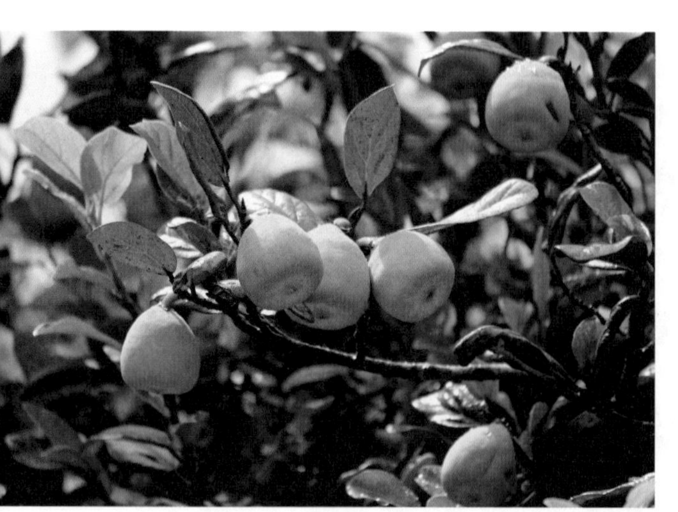

图 26 - 3　薜荔（广东王不留行）

粉果。广东王不留行气微，味微涩，功能活血通经、下乳消肿，主治瘀滞经闭、乳汁不下、乳痈肿痛等。据《广东省中药材标准》载，广东王不留行还有祛风利湿、活血解毒功效，常用于治疗风湿痹痛、泻痢、淋病、跌打损伤、痈肿疮疖。《全国中草药汇编》载其功能补肾固精、活血催乳，主治阳痿、遗精、乳汁不通、闭经等。

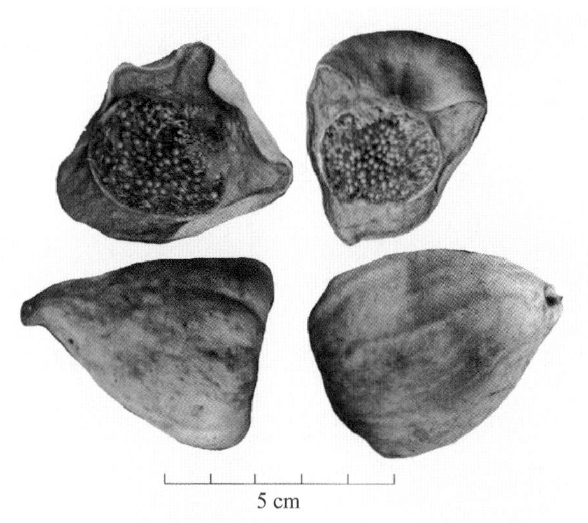

图 26－4　薜荔果（广东王不留行）

广东王不留行在广东地区应用已经有相当长的历史，并已经得到了地方卫生行政部门确认，被地方药材标准收载。广东王不留行虽与王不留行同具活血下乳之功，但还有祛风利湿、补肾固精等功效，无论是来源和性状、化学成分和药理作用还是功效和主治应用都存在较为明显的差异，两者不能完全替代使用。

中医认为王不留行味苦，性平。归肝、胃经，具有活血通经、下乳消肿、利尿通淋功效，用于经闭、痛经、乳汁不下、乳痈肿痛、淋证涩痛。

2020 年版《中国药典》收载的王不留行的炮制方法为清炒法。中药自古就有“逢子必炒”的说法，种子类中药炒制后，种皮爆裂，质地酥脆，有利于有效成分溶出，也有助于药物生物利用度的提高，从而达到提高临床疗效的目的。

现代研究表明，王不留行可以促进动物的乳腺发育和泌乳能力，增加产奶量，改善乳中有效成分，防治乳腺炎，还具有抑制新生血管、抗氧化、抗肿瘤、抗凝血等药理作用。其中，黄酮苷类成分是王不留行催乳的有效成分。

关于王不留行，民间流传有很多偏方、验方，现列举一些常用方剂，仅供参考。

❶ 治疗产后乳少

王不留行 25 g，黄芪 30 g，漏芦、当归各 15 g，木通 10 g。每日 1 剂，水煎 2 次，合并煎液分 3 次服；或将方药用纱布包扎后与鲜猪蹄 1 000～1 500 g 一同煨炖，分 2～4 次饮汤、食猪蹄。

❷ 治疗急性乳腺炎引起的乳汁不通、乳房胀痛

王不留行、蒲公英各 30 g，金银花 15 g，紫花地丁、皂角刺、天葵、野菊花各 10 g。水煎服，每日 1 剂，分 2 次服。5～7 剂为 1 个疗程。

❸ 治疗月经不调

王不留行 20 g，当归 15 g，红花 10 g，川芎、郁金、香附各 12 g。每日 1 剂，水煎 2 次，合并煎液，分 2 次服。

❹ 治疗乳癌

王不留行 30 g，猫眼草 30 g，银花 30 g，紫金锭 12 g，冰片 0.6 g。先将王不留行、猫眼草、银花制成浸膏干粉，再加紫金锭、冰片研细和匀，

制成内服散剂。每次 1.5～3 g，每日 4 次，温开水送服。

5 治疗慢性前列腺炎

王不留行 15 g，牡丹皮、丹参、延胡索、皂角刺、桃仁、三棱、莪术、川牛膝、穿山甲、红花、赤芍各 10 g，苏木 6 g，川芎 6 g。每日 1 剂，水煎 2 次，合并煎液，分 2 次服用。

使用注意

孕妇忌服；失血后及崩漏证者忌用。无瘀血及血虚者慎用。

二十七、地黄冷淘食，便吐一物，可方寸匕

地黄治病的传说

《本草纲目》草部第十六卷地黄「发明」项下载

崔元亮《海上方》

治一切心痛，无问新久。以生地黄一味，随人所食多少，捣绞取汁，搜面作馎饦或冷淘食，良久当利出虫，长一尺许，头似壁宫，后不复患矣。昔有人患此病二年，深以为恨，临终诫其家人：吾死后当剖去病本。从其言果得虫，置于竹节中，每所食皆饲之，因食地黄馎饦也与之，随即烂坏。由此得方。

刘禹锡传信方亦纪其事云

贞元十年，通事舍人崔抗女，患心痛垂绝，遂作地黄冷淘食，便吐一物，可方寸匕，状如蛤蟆，无足目，似有口，遂愈。

李时珍在《本草纲目》草部介绍地黄这味中药时，讲述了崔元亮的《海上方》中记载的一个故事。

古代有这么个凄惨的主人公，不幸得了一种奇怪的心痛病，白天痛晚上也痛，寻遍各地所有的郎中，治了两年多，一直没有效果，非常痛苦。这人对于自己患的这个疾病非常痛恨，希望能找到病痛的原因，于是在自己临终之际告诉家人，等他病死后一定要剖开他的肚子看看里面有什么东西。过了没多久，他被心痛病折磨死了，家人虽然悲痛万分，但也没有忘记他的遗言，于是去找了仵作来，仵作用工具剖开了他的肚子，果然找到了原因，原来在他的肚子里有条活虫不停地在蠕动，非常瘆人。他的家人一时不知道怎么处理这条活虫，于是找来竹筒暂时把活虫放里面，每天用家里吃剩的食物来喂养它，它居然能正常活下来。后来，有一次家人在做馎饦（一种面食）时，面粉里无意中加入了生地汁，活虫吃了这种馎饦后，竟然很快就腐烂而死，于是家人认识到这个地黄可能有治疗这种心病的作用，这个方子就在民间流传下来了。崔元亮将这个故事记录在他编著的《海上方》里了。

《本草纲目》里还有另一个地黄的故事。

在唐贞元十年的时候，有一位负责诏命及呈奏案章等事的官员叫崔抗，他的女儿也得了这种奇怪的心痛病，每次心痛发作时都会生命垂危，痛苦不堪。请遍了城里所有的名医看都没效果，家人们心急如焚，有一位亲戚突然想起了隔壁村有人传的一个治疗心痛病的方子，于是决定按照此方试一试。他将面粉掺入生地汁，做成一种叫冷淘的面食喂给病人吃，坚持吃了几天。有一天病人突然又难受起来，但跟之前不同的是，这次吐得满地都是，地上还发现有条形状像蛤蟆的怪物，有一寸多长，看似有口，无足和眼睛。而病人这次大吐之后却不再那么难受，后来心痛病竟然彻底痊愈了，再也没有复发。刘禹锡把这个故事也记载在《传信方》中，李时珍则把这两则故事都收载入《本草纲目》。崔元亮《海上方》说，地黄治一切心痛，今天地黄虽然仍有配伍应用于治疗心痛的病症，但应用更多的是取其清热凉血、养阴生津（生地黄）和滋阴补血、填精益髓（熟地黄）的作用。

地黄为玄参科植物地黄（图 27－1）的新鲜或干燥块根。秋季采挖，除去芦头、须根及泥沙，鲜用或将地黄缓缓烘焙至八成干。前者习称鲜地黄（图 27－2），后者习称生地黄（图 27－3）。因其入药部分为地下块根，根的外表为黄色，故名地黄。

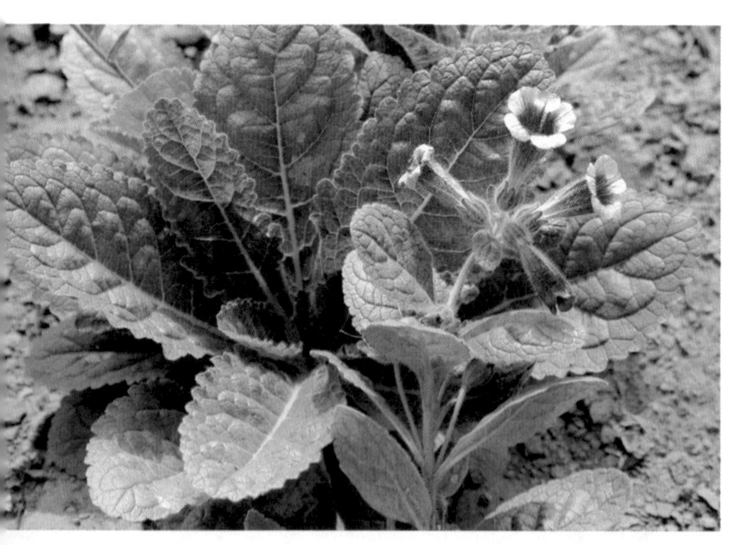

图 27－1　地黄

地黄始载于《神农本草经》：干地黄，一名地髓，味甘寒，生川泽，书中将其列为上品，以干地黄为正名。在汉唐时期，各医家对地黄的形态描

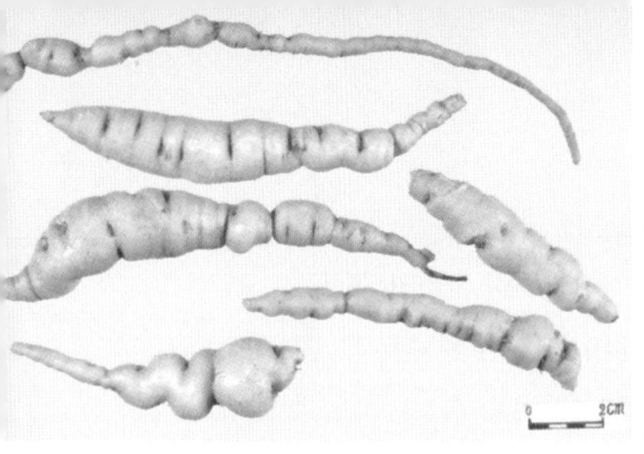

图 27-2　鲜地黄药材

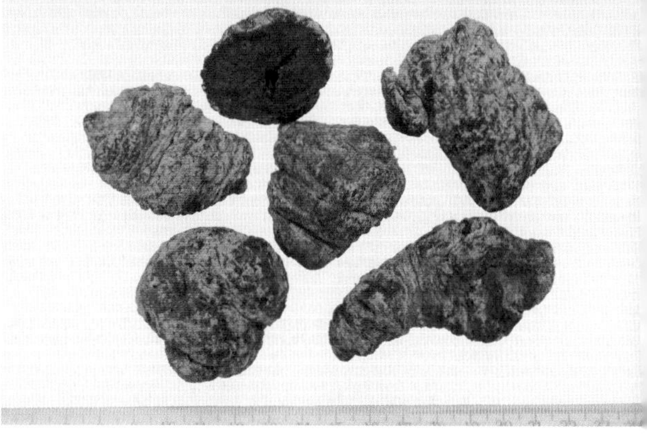

图 27-3　生地黄药材

述记载较为简单,《本草纲目》载:"地黄根长三四寸,细如手指,皮赤黄色,如羊蹄根及胡萝卜根,曝干乃黑。"从以上本草记载,可以确定古代的地黄药材植物来源与今天所用相同。地黄于河南、山东、山西、陕西等地均有大量生产,但以古怀庆府(今河南的温县、武陟、沁阳、孟州等地)一带的怀庆地黄栽培历史最长,质量最优,为道地产区,系著名四大淮药之一。

《神农本草经》载地黄的功效为:主折跌绝筋,伤中,逐血痹,填骨髓,长肌肉,作汤除寒热积聚,除痹。生(鲜)者尤良。历代医家通过对地黄临床认识的逐步发展与完善,创立了许多以地黄组方的经典方剂。汉代张仲景在《金匮要略》一书中所创制的补肾之祖方八味肾气丸,开创了"善补阳者,必于阴中求阳,则阳得阴助而生化无穷"的先例。唐代医家将干地黄应用到某些出血性疾病,如《外台秘要》载五蒸汤和生地黄汤,主要用于产后腰痛、肢疼不食、恶露不净等。孙思邈《备急千金要方》载犀角地黄汤,善治热甚动血所致各种出血(吐血、衄血、尿血、便血等)、斑色紫黑、舌绛起刺及蓄血发狂等。《太平惠民和剂局方》名方四物汤,为补血调经的基本方,常用于妇科疾患。儿科名医钱乙根据小儿特点,用金匮肾气丸减桂、附而成补阴名方六味地黄丸,主治小儿五迟证,症见肾怯失音、囟开不合、神不足、目中白睛多、面色皖白等，现广泛应用于肾阴不足证，临床多见腰膝酸软、头晕目眩、耳鸣耳聋、骨蒸潮热、手足心热、牙齿动摇、舌红少苔等。

金元时期各派医家多选用地黄组方以治多种疾患。如寒凉派刘完素创制的地黄饮子，攻下派张子和《儒门事亲》中的玉烛散，补土派李东垣《兰室秘藏》中的当归六黄汤，滋阴派朱丹溪拟滋阴降火之代表方大补阴丸等均以地黄为主药。明清时期温补派代表张景岳特别擅长运用熟地黄，在他自创的186张新方中，用熟地黄的方剂共49首，为应用最多、最广的药物之一，诸如左归丸、右归丸等。吴鞠通《温病条辨》收载的清营汤，适用于邪热初入营分之身热夜甚、口渴或不渴、时有谵语、心烦不眠，或斑疹隐隐、舌绛而干、脉细数等。《医方集解》收载的百合固金汤，主治肺肾阴亏、虚火上炎之咽喉燥痛、咳嗽气喘、痰中带血、手足心热、舌红少苔、脉细数等，均重用地黄。由此可见，地黄具有极其重要的药用价值，临床用途广泛。

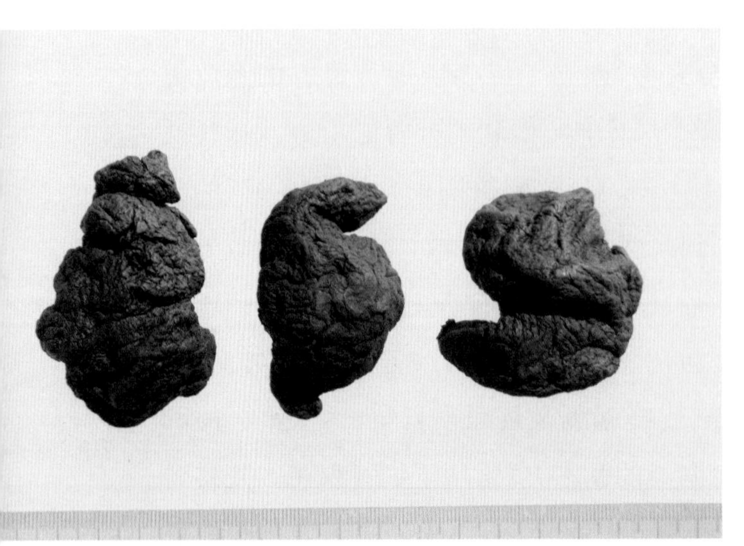

图27-4 熟地黄

传统医学认为生地黄味甘、性寒，归心、肝、肾经，具有清热凉血、养阴生津的功效，多用于热入营血、温毒发斑、吐血衄血、热病伤阴、舌绛烦渴、津伤便秘、阴虚发热、骨蒸劳热、内热消渴。地黄经酒蒸或酒炖炮制后成为熟地黄（图27-4），其药性由寒转温，药味由苦转甘，功效由清转补，能滋阴补血、填精益髓。多用于肝肾阴虚，腰膝酸软，骨蒸潮热，盗汗遗精，内热消渴，血虚萎黄，心悸怔忡，月经不调，崩漏下血，眩晕，耳鸣，须发早白。

现代研究表明，地黄具有生血、降压、抗辐射损伤、增强机体免疫功能、抗肿瘤、强心利尿、镇静催眠、保肝、抗炎及抗氧化作用，用于治疗免疫性疾病、高血压病、糖尿病、血小板减少性紫癜、传染性肝炎、功能性子宫出血及席汉氏综合征等，均有一定的疗效。

地黄不仅具有重要的药用价值，也是原卫生部公布的可用于保健食品目录的中药，可用于一些疾病的饮食调养和特殊人群的药膳保健。这里介绍几个有代表性的药方，不妨试一试。

1 治疗产后崩中，下血不止，心神烦乱

生地黄汁 50 mL，益母草汁 50 mL，加入白酒 100 mL 混合均匀，煎煮三五沸，分为 3 次服，频频服之。

2 治疗胃火牙痛

生地黄 6 g，当归身 6 g，牡丹皮 9 g，黄连 6 g，升麻 9 g。以上药物研为细末，为 1 剂，加水 300 mL，煎至 200 mL，去滓放冷服之。

3 治疗复发性口腔溃疡

生地 30 g，山药、泽泻、丹皮各 15 g，知母、黄柏、山萸肉各 10 g，茯苓 20 g，黄芪 15 g。每日一剂，水煎 3 次，煎出药液约合 300～500 mL，分为 3～5 次服用，20 日为 1 疗程。

4 治疗血热尿血

生地黄 6 g，黄芩(炒)15 g，阿胶(炒)、侧柏叶(炒)各 3 g。以上药物加水煎，饭前服。

5 治疗便秘(津亏气虚证)

生地黄 30 g,玄参 30 g,麦冬 20 g,生白术 30 g,枳实 10 g,大腹皮 10 g,杏仁 10 g。每日 1 剂,每剂浓煎 200 mL,分 2 次口服。

使用注意

脾虚湿滞,腹满便溏者慎用地黄。《本草品汇精要》记载:地黄忌萝卜、葱白、韭白、薤白,所以服用含地黄的汤药时,尤其在地黄的食疗药膳调养过程中,应尽量避免同时服用以上食品。

二十八、鄞县尉耿梦得内人患沙石淋十三年

虎杖治疗结石

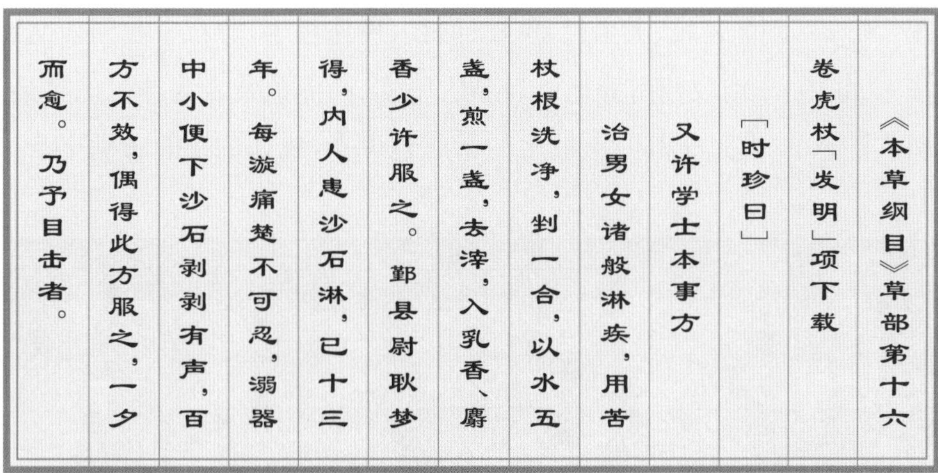
《本草纲目》草部第十六卷虎杖「发明」项下载

［时珍曰］

又许学士本事方

治男女诸般淋疾，用苦杖根洗净，剉一合，以水五盏，煎一盏，去滓，入乳香、麝香少许服之。鄞县尉耿梦得，内人患沙石淋，已十三年。每漩痛楚不可忍，溺器中小便下沙石剥剥有声，百方不效，偶得此方服之，一夕而愈。乃予目击者。

在《本草纲目》中，李时珍介绍了一个用虎杖治疗结石（石淋）的故事。

鄞县县尉（主管治安的官员）耿梦得，其夫人患了沙石淋病，已有十三年了。每次小便时都疼痛难忍，且时常有小石子随尿排出，落在便器中“剥剥”有声。虽到处求治，用了许多中药方子都

不见效。一次偶然得到一个民间验方，便试着按这个方子煎药服用，服药一天，次日痊愈了。看到如此奇效，有人讨要方子，耿梦得便传出方子，具体方剂及制法如下：将虎杖根洗净，取二两切细，加水五碗，煎剩一碗，去渣滓，入乳香、麝香少许，研调放温服下。南宋医药学家许叔微将这个方剂收入他编著的《普济本事方》中了。

中药虎杖为蓼科植物虎杖（图 28－1）的干燥根茎和根（图 28－2、图 28－3），别名苦杖、大虫杖、斑杖、酸杖、斑庄根等，分布于我国西北、华东、华中、华南及西南等地；以粗壮、坚实、断面色黄者为佳。虎杖最引人注意的，莫过于其茎上散生的紫红色斑点，犹如豹纹般布满全身。

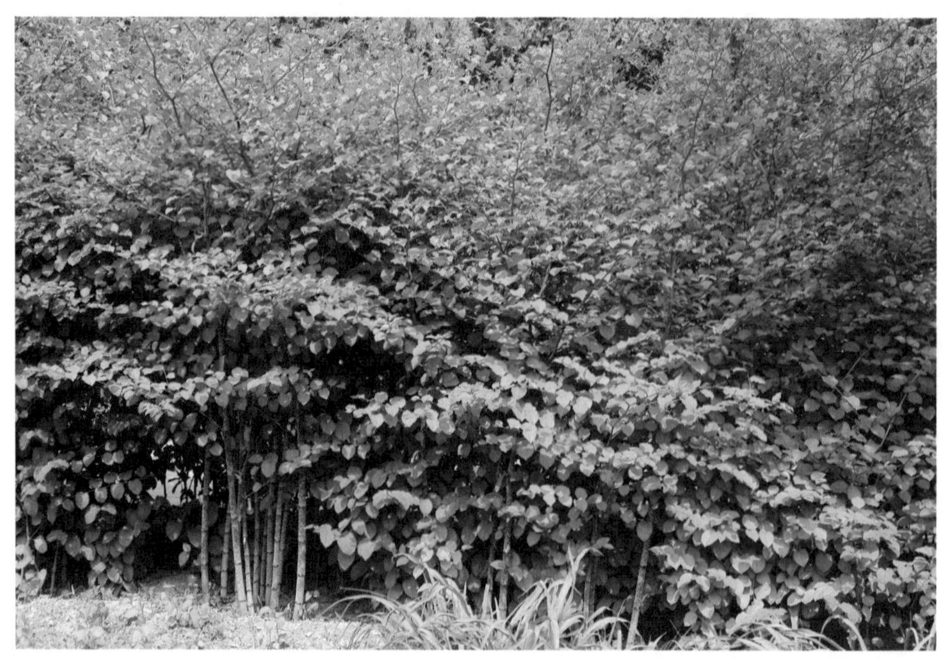

图 28－1　虎杖

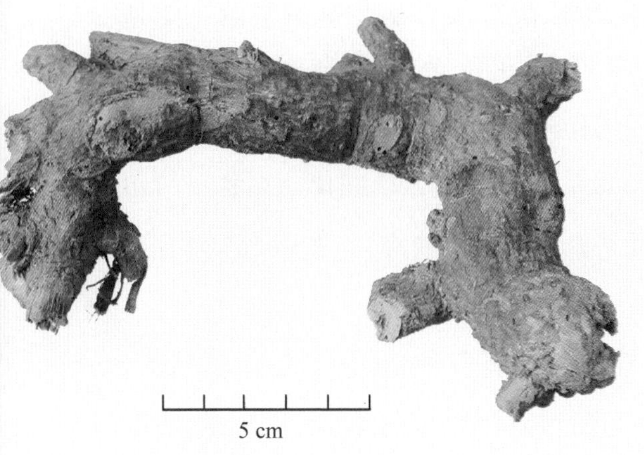

图 28－2　虎杖药材

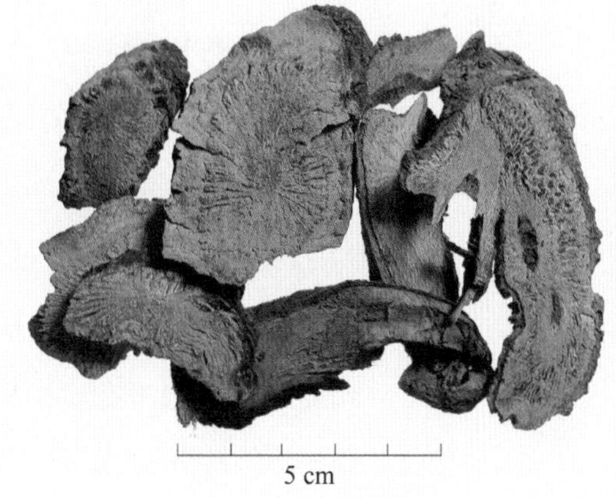

图 28－3　虎杖饮片

李时珍在《本草纲目》中这样解释虎杖一名：杖言其茎，虎言其斑也，形象地表述出了虎杖的性状特点。

虎杖不仅可药用，也可做食品。虎杖的嫩茎叶可做蔬菜，在沸水中焯熟，然后水中浸泡一会儿以去除酸涩味，可凉拌、炒食，也可用来炖汤。虎杖根煮熟并冰镇后可作为冷饮，清凉解暑；液汁可染米粉，别有风味。

需注意的是，虎杖中含有大黄素、鞣质及多种酚性化合物，使其有一定毒性，超量服用可刺激胃黏膜。

虎杖味微苦，性微寒，归肝、胆、肺经。有祛风利湿、散瘀定痛、止咳化痰之功，主要用于治疗关节痹痛、湿热黄疸、经闭、癥瘕、水火烫伤、跌扑损伤、痈肿疮毒、咳嗽痰多等。虎杖作为药物最早记载见于《名医别录》，载其："主通利月水，破留血癥结。"其后，历代本草医书如《药性论》《日华子本草》《滇南本草》等均有记载，这与当地药用习俗和历代相传的功效相同，也说明虎杖药用历史的悠久。

虎杖在临床上多配伍使用，用于风湿痹痛可单味浸酒服或配伍血藤、西河柳等药；用治黄疸、胆结石等症，可配合茵陈、连钱草等；治淋浊带下，可与萆薢、薏苡仁同用；治闭经，可配合茜草根、益母草等；治跌打损伤、瘀阻疼痛可与当归、红花同用；用于肺热咳嗽、痰多喘咳可单味服用，也可配合黄芩、枇杷叶等药；治疮疡肿毒、毒蛇咬伤可内服，或鲜品捣烂外敷。此外，虎杖还有缓泄通便的作用。

现代研究表明，虎杖及其有效成分具有多种药理作用，包括抗炎、抗菌、抗病毒、舒张血管、抗哮喘、抑制肺纤维化、减轻肺水肿、防治肺缺血再灌注损伤、抑制肺癌细胞生长、降血脂、抗血栓形成、抗肿瘤、改善阿尔茨海默病症状等。

关于虎杖，民间流传有很多单方、验方，临床应用均有效果。

❶ 治疗胆囊炎

虎杖 30 g，茵陈 20 g，鲜马蹄金 20 g。水煎服，每日 1 剂，分 2 次服。

❷ 治疗产后淤血腹痛

虎杖 30 g，山楂 15 g。水煎，去渣，每日 1 剂，分 2 次米酒或水酒冲服。

❸ 治疗跌打损伤

虎杖 30 g，当归 15 g，红花 9 g。每日一剂，水煎 2 次，合并煎液，分 3 次服，每次加酒 1 小杯冲服。

❹ 治疗黄疸型肝炎

虎杖 15～30 g，水煎 2 次，合并煎液，加糖少量溶化，分 3 次服。

❺ 治疗烧伤、烫伤

取虎杖煎成 50%溶液，每 500 mL 加冰片 9 g。装入经过消毒的喷雾器中，清洗干净创面，然后每天喷药 5～6 次。或用虎杖根 30 g，大蓟根 30 g，野蔷薇根 30 g，地榆 30 g，博落回根（去表皮）15 g。共烘干，研极细末，麻油或菜油调涂患处，每日 2～3 次。

使用注意

虎杖中含有大黄素、鞣质及多种酚类化合物，如果过量服用可能刺激胃黏膜，导致呕吐、腹泻等不良反应。此外，《证类本草》《本草纲目》等书中均有“有孕人勿服”的记载，故孕妇慎用本品。此外，过敏体质、血小板减少或出血倾向者慎用。

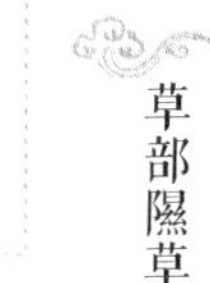

二十九、有田父见一蛇被伤，一蛇衔一草着疮上

蛇含草治疗蛇伤

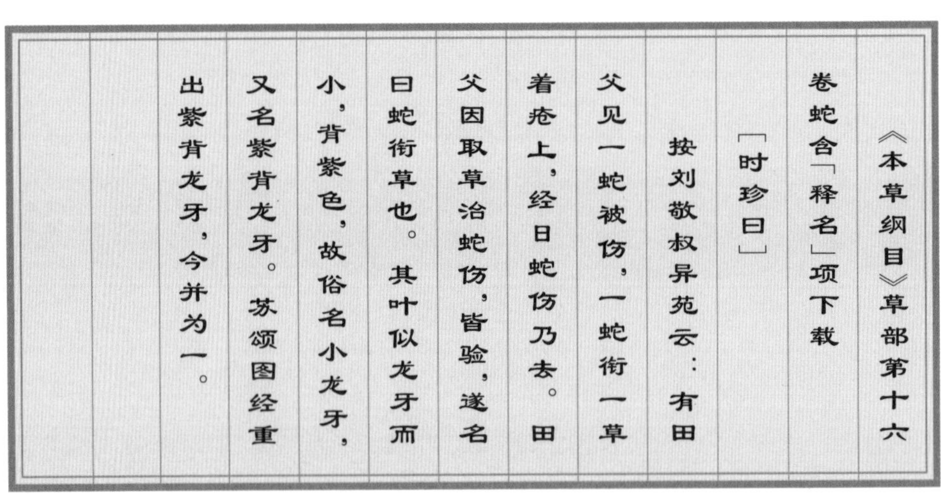

《本草纲目》草部第十六卷蛇含「释名」项下载

[时珍曰]

按刘敬叔异苑云：有田父见一蛇被伤，一蛇衔一草着疮上，经日蛇伤乃去。田父因取草治蛇伤，皆验，遂名曰蛇衔草也。其叶似龙牙而小，背紫色，故俗名小龙牙，又名紫背龙牙。苏颂图经重出紫背龙牙，今并为一。

关于蛇含草，李时珍在《本草纲目》草部第十六卷中介绍了这样一个故事。

某日，一个农夫像往常一样在自己的田里耕作，偶然发现有一条蛇被咬伤，盘桓在原地，不一会儿看见另外一条蛇口衔一株小草迅速爬了过来。这条蛇将口含着的小草敷到被咬伤蛇的伤口上。再过一天，他发现受伤的蛇伤口慢慢痊愈，接着就离开原地爬走了。此时，农夫意识到这应该是可以治疗毒蛇咬伤的药草。他仔细地观察那小草，发现是一种很平常、随处可以采到的小草，后来他用这个小草治疗蛇咬伤及癣疮都有很好疗效，因此便取名为蛇衔草(今名蛇含草)。李时珍还指出：这个草的叶像龙芽的叶而小，叶背紫色，故又名小龙芽、紫背龙芽。宋代苏颂编撰《本草图经》时重复收载了紫背龙芽，其实就是蛇含草，于是李时珍便把二者合并为一。

除小龙牙、紫背龙牙外，蛇含草还有很多别名，如蛇衔、紫背草、五匹风、地五加、五叶莓、五虎草等。关于蛇含草的记载，最早可见于《神农本草经》，列为下品，载其主惊痫、寒热邪气、金疮、疽痔、鼠瘘恶疮、头疡。此后古籍中多有记载，如《名医别录》载："疗心腹邪气，腹痛，湿痹。"《日华子本草》载："治蛇虫蜂虺所伤及眼赤，风疹痈肿。"《本草拾遗》载："今以(蛇含)草纳蛇口中，纵伤人亦不能有毒也。种之，亦令无蛇。"《本草图经》载："(蛇含草)古今治丹毒疮肿方通用之治咽喉肿痛，含咽之。"《分类草药性》载："治咳嗽，风寒湿气，跌打损伤。"可见，古人发现蛇含草可治疗蛇咬伤之外，还可以治疗高热、咳嗽、咽喉肿痛、外伤等疾病。

蛇含草为蔷薇科委陵菜属蛇含委陵菜(图 29－1)的干燥全草或带根全草，多年生草本，长 20～40 cm。茎细长，匍匐，有黄白色短柔毛。基出叶丛生，具长柄；茎生叶互生，柄短；掌状复叶，小叶 5 枚，椭圆形，边缘有粗锯齿。聚伞花序顶生，花金黄色。多生于田边、草地、水旁、沟边、路旁等较为湿润的地方。蛇含草是农村十分常见的一种野草，

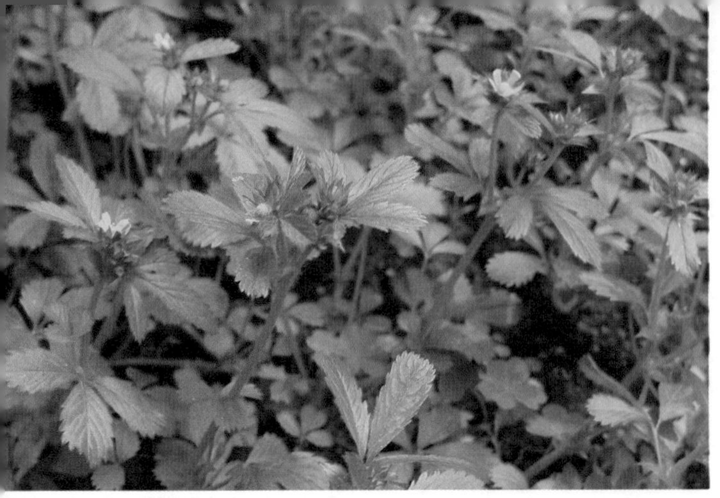

图 29－1　蛇含萎陵菜

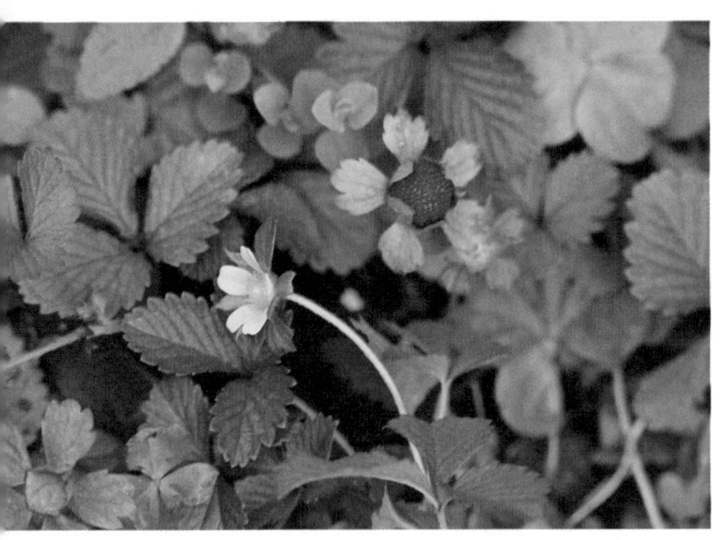

图 29－2　蛇莓

在我国的很多省区均有分布，比如广东、广西、四川、贵州、云南、江苏、福建、湖南、湖北、安徽、浙江、陕西、山东、江西等，全草入药，夏、秋采收，鲜用或晒干。

在民间，大家都知道采摘它的嫩叶当野菜吃，可以炒食、做馅、做汤、煮面条等，尤其用来涮火锅是一绝，味道鲜甜可口，而且营养成分丰富，养生价值非常高。每年蛇含草长得比较茂盛时，人们就会采集一些回来晒干泡茶喝，认为对咳嗽有很好的疗效，为民间常用的止咳良药，有一些懂它的老人把它称为止咳草。由于它植株矮小，株形漂亮，枝叶茂盛，绿期长久，而且开着金灿灿的小花，非常漂亮，具有极高的观赏价值，所以也有人采挖回来种在自家的院子里，观赏、药用、食用三不误。

值得注意的是蛇含草（蛇含委陵菜）与蛇莓（图 29－2）因外形相似，应用时容易混淆。二者都是蔷薇科多年生草本，但二者同科不同属。蛇含草属于委陵菜属，蛇莓属于蛇莓属。两属在结果前都开黄色的花，且花的形状非常相似。单以花辨别，两属的区别在于：委陵菜属的副萼片先端不裂，蛇莓属的副萼片先端有三裂。二者的叶也相似，但蛇含草基生叶为近于鸟足状五小叶，蛇莓的基生叶为三出复叶。蛇莓的味甘、性苦寒，主要功效为清热凉血、消肿解毒，治热病、惊痫、咳嗽、吐血、咽喉肿痛、痢疾、痈肿、疔疮、蛇虫咬伤、火烫伤。临床应用时应注意区别。

蛇含草味苦、性微寒，归肝、肺经，功能清热解毒、祛风止咳、散瘀，用治外感咳嗽、百日咳、咽喉肿痛、小儿高热惊风、疟疾、痢疾，外用治疗毒蛇咬伤、腮腺炎、乳腺炎、带状疱疹、疔疮、痔疮、外伤出血等。此外，《中药大辞典》《中华本草》中均有蛇含草在临床治疗肠梗阻非常有效的记载：取鲜蛇含草全株四两，捣烂绞汁，冲入等量童便，稍加热，缓缓服下；冬季则用干品，每次二两作煎剂，冲服等量童便，同样有效。服药后如有剧烈呕吐、吐出药液时，应补足服药量；采取少量多次服药方法，一般第二次服药即不呕吐。

现代研究表明，蛇含委陵菜具有抗疟疾、止咳嗽、止痢、降血糖、抗病毒和抗炎作用，临床上对百日咳、痢疾、疟疾及带状疱疹均有很好的治疗效果，民间则常用于止血驱毒、蛇虫咬伤等病症的治疗。

关于蛇含草，民间流传很多单方、验方，临床应用均有效果。

❶ 治疗蛇虫咬伤

用鲜蛇含草、鸭跖草各 30 g，野菊花 15 g，水煎服；或外用鲜蛇含草捣烂敷伤口周围。

❷ 治疗百日咳

用蛇含草 6 g，车前草 9 g，水煎，加冰糖适量，炖化服用。

❸ 治疗疖肿、痈疽

取蛇含草鲜品，水洗净，捣糊；敷于白酒消毒后的患处，隔日一换，临床应用均效果良好。或用蛇含草、菟丝子、青木香、鱼腥草、石菖蒲各 5 克，共捣烂。

❹ 治疗疟疾并发高烧

蛇含草 16 g，白蔹 6 g，紫苏 10 g。水煎服。于疟前 2h 服，每日 1 剂，连服 3 剂。

❺ 治疗急性乳腺炎

蛇含草（鲜）50 g，天胡荽（鲜）25 g，梨头草（鲜）50 g，半边莲（鲜）50 g。洗净，混合捣烂，敷于患部，敷药面积须大于炎症面积 2～3 cm，每天换药 3 次。

❗ 使用注意

本品苦寒易伤脾胃，不宜过量服用；另外，脾胃虚寒者不宜服用。

草部毒草类

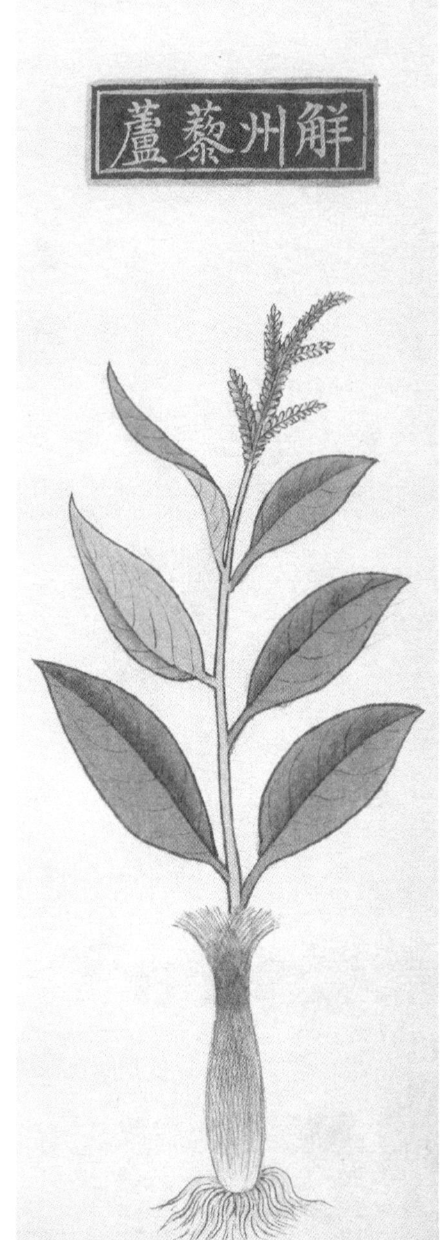

三十、陕西游僧武如香，挟妖术至昌黎

令人迷幻的天仙子

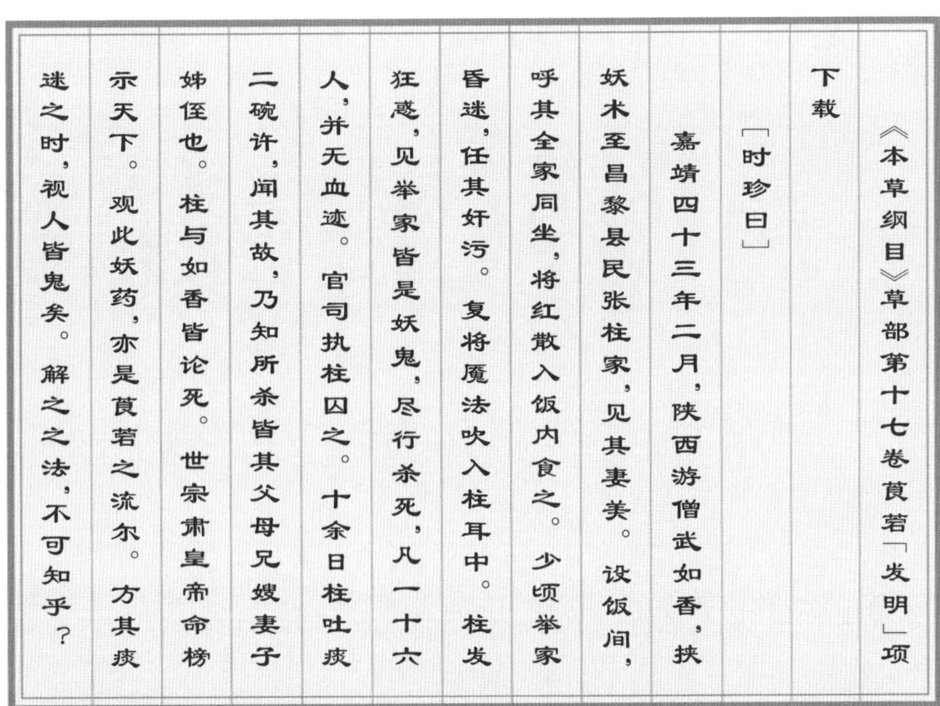

《本草纲目》草部第十七卷莨菪「发明」项下载

［时珍曰］

嘉靖四十三年二月，陕西游僧武如香，挟妖术至昌黎县民张柱家，见其妻美。设饭间，呼其全家同坐，将红散入饭内食之。少顷举家昏迷，任其奸污。复将魇法吹入柱耳中。柱发狂惑，见举家皆是妖鬼，尽行杀死，凡一十六人，并无血迹。官司执柱囚之。十余日柱吐痰二碗许，闻其故，乃知所杀皆其父母兄嫂妻子姊侄也。柱与如香皆论死。世宗肃皇帝命榜示天下。观此妖药，亦是莨菪之流尔。方其痰迷之时，视人皆鬼矣。解之之法，不可知乎？

李时珍在《本草纲目》中介绍了这样一个服莨菪子使人狂浪放荡杀人的故事。

明朝嘉靖四十三年二月，陕西一带有个云游四方的和尚，名叫武如香，带着一身旁门左道用以欺人的法术行走江湖。有一天他来到昌黎县，以精湛的法力迅速迷惑了当地一名叫张柱的人。张柱热情地接待他，并为之设宴。席间他发现张柱的妻子长得漂亮，便心生邪念，乘其不备在饭里下了药。没过多久，大家都纷纷陷入昏迷。武如香趁机将张柱的妻子奸污，事后又将药粉吹入张柱耳中。张柱酒醒后丧失理智，精神错乱，开始发疯，竟然鬼使神差地看见全家上下个个都是妖魔鬼怪，于是持刀将一家老少共计十六人全部杀害，并且奇迹般地做到了传说中的杀人不见血。这件事很快便惊动了当地的官府，官府将张柱捉拿归案，数日后，张柱吐出两碗痰，意识逐渐恢复。当他得知是自己把父母、兄嫂、妻子、姐妹、侄儿侄女等全部杀害，痛悔不已。没过多久武如香也被缉拿归案，二人双双被判了死刑。

李时珍分析，妖僧武如香所持的妖药便是以天仙子为主要原料，最终制造了这场灭门血案。据《本草纲目》记载："莨菪、云实、防葵、赤商陆，皆能令人狂惑，昔人有未发其义者，盖此者皆有毒，能使痰迷心窍，蔽其神明，以乱其视听故耳。"据现代化学研究，莨菪的种子天仙子含生物碱（主要是莨菪碱和阿托品），具有很强的毒性，服之过量会出现中毒症状：两眼发红、烦躁、哭笑不止、谵语、幻觉、口干肤燥、瞳孔散大，严重者可致昏睡、肢强挛缩，甚至昏迷死亡。可用甘草、升麻、犀角来解其毒。

天仙子为茄科植物莨菪（图 30－1）的干燥成熟种子（图 30－2），

夏、秋二季果皮变黄色时，采摘果实，暴晒，打下种子，筛去果皮、枝梗，晒干即得。天仙子主产于河南、河北、辽宁，此外，吉林、黑龙江、江西、青海、陕西、浙江、西藏亦产。始载于《神农本草经》，原名莨菪子，列入下品。莨菪，义同浪荡，《本草纲目》曰："其子服之，令人狂狼放荡，故名。"也写作狼唐、浪宕、蒗荡、莨蔼、横唐、行唐等。因服后人的精

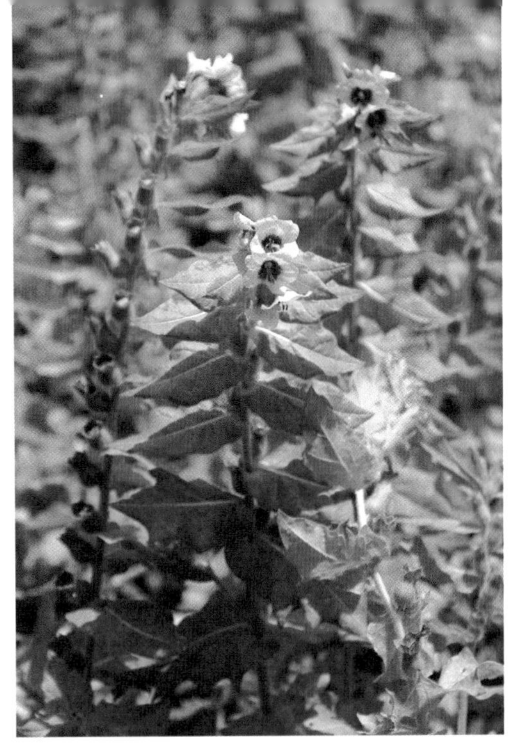

图 30－1　莨菪

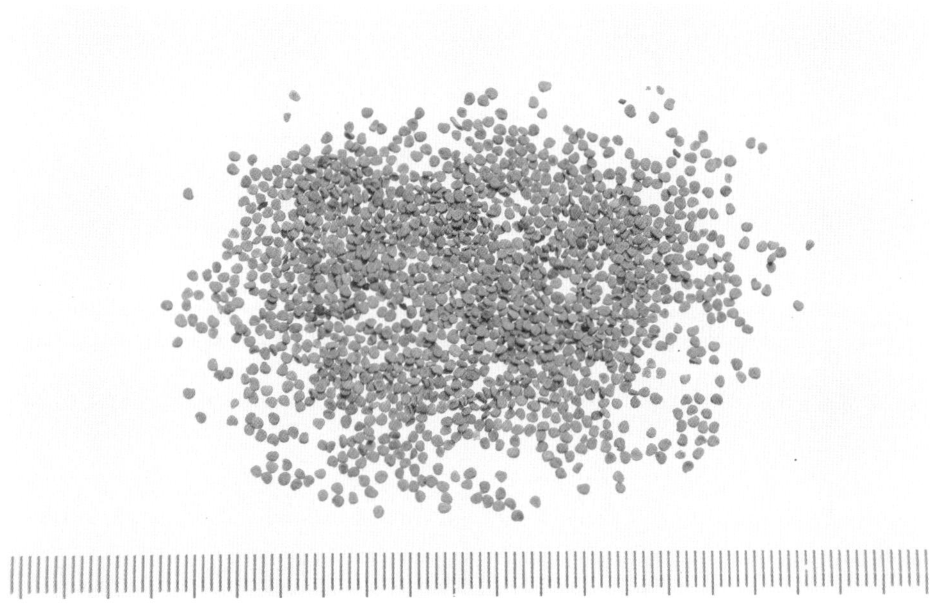

图 30－2　天仙子

神错乱，产生幻觉，飘飘欲醉，如神如仙，故名天仙子。因其与洋金花相类而果实偏小，故称小颠茄子。天仙子的叶近似烟叶，且可烧烟治病，故有山烟之名。《本草纲目》载："叶圆而光，有毒，误食令人狂乱，状如中风，或吐血，以甘草汁解之。"《医疗用毒性药品管理办法》（中华人民共和国国务院令23号）将其列为毒性中药。

古人用天仙子预言、施法，或做成情爱媚药，亦将其用来镇静止痛。《资治通鉴》中记载，安禄山摆出鸿门宴，杀死无数奚族及契丹人而立下赫赫战功，其关键之物在于席中毒酒，而毒酒就是用莨菪种子浸于酒中四十九日后制成。自唐朝以来，便有许多关于天仙子的记载或传说，诸如：五代时期，民间妇人用天仙子泡酒令前来掠夺的兵匪大醉而保护全村村民；清代教徒用天仙子制作毒酒以谋杀百姓，掠夺财产。北宋刊行的《图经本草》最早提到莨菪子一名天仙子，认为此名与莨菪子能令人狂惑见鬼见神有关。《水浒传》中著名的智取生辰纲，晁盖等人利用蒙汗药麻翻了杨志等人并巧夺金银珠宝，这种蒙汗药便是以天仙子为主要配料混入酒中制成。

天仙子入药，可用来解痉止痛、安神定痫，还能美容健体，更是致幻迷药。其花瓣味美甘甜，有大毒，误食者往往就是被其甜丝丝的味道所诱惑而中毒，重者甚至会危及生命。此花长得温柔美丽，却有毒，又被称为"温柔的杀手"。因其本身具有毒性成分，且花朵绽放时具有明显的刺激性臭味，后人赋予它的花语大多为"邪恶的心""笑里藏刀"等阴暗之辞。

过去尚有一种进口天仙子，商品习称"南天仙子"，为爵床科植物水蓑衣的种子。外形略呈心脏形而扁平，表面红褐色或棕红色，较平坦，无网纹或突起，但边缘有一圈灰黄色透明物，遇水则成黏液状。气微，味淡，曾习用于广东、广西、福建等地。此种进口天仙子（南天仙子），与本文所载之天仙子（莨菪子）的外形、性味、功效和应用均不同，不能等同使用。

中医认为天仙子味苦、辛，性温，有大毒，归心、胃、肝经，功能解痉止痛、平喘、安神，用于胃痉挛痛、喘咳、癫狂。因本品有毒，临床多为外用，内服宜慎重。关于其功效，很多古籍均作出了记载，最早见于《神农本草经》，曰："主齿痛出虫，肉痹拘急，使人健行，久服轻身，走及奔马，强志益力。"唐代《药性论》载："生能泻人，热炒止冷痢，炒焦研细末，治下部脱肛。"可见其药用历史十分悠久。至近代，临床仍然用之，《现代实用中药》载："内服治喘息、胃痛、神经痛，用于剧烈咳嗽、百日咳、胃痉挛痛、三叉神经痛、呕吐、舞蹈病等。外用可治痔疾。"为了减轻其毒性，历代采取了很多的炮制方法，如《雷公炮炙论》记载：修事十两，以头醋一镒，煮尽醋为度，却用黄牛乳汁浸一宿，至明，看乳汁黑，即是莨菪子，晒干别捣重筛用。

天仙子主要药理作用有：降血压、心脏抑制和扩张血管的作用，还可改善微循环，以及镇静、抗焦虑。

关于天仙子，民间流传很多单方验方，但本品有毒，应在医师、药师的指导下应用。

❶ 治疗骨折类疾病

视病情及患处大小，取天仙子粉适量，开水冲调搅拌，使成黏糊状，待稍冷摊成面饼状敷于患处，绷带固定。

❷ 治疗疖肿

天仙子 50 g，藤黄、浙贝、蚤休各 10 g，赤芍 15 g，乳香、没药各 6 g，冰片 3g，共为细末，用蒸馏水调成糊状。涂布纱布上敷于患处，1 天 1 次，10 天为 1 疗程。

3 治疗龋齿

将适量的天仙子点燃烧烟，以竹筒抵牙根，引烟熏患处。

4 治疗赤白痢，脐腹疼痛，肠滑后重

天仙子 15g，大黄 15g。上捣罗为散，每服 3g，米饮调下。

5 治疗黄水疮

取鲜天仙子叶 300g，洗净捣汁，以药汁涂敷疮面上。每日 1 次，一般 2～3 天可治愈。

使用注意

本品有毒，内服宜慎，外用亦不可过量及连续应用，内服外用均应在医师或药师的指导下应用。心脏病、青光眼患者及孕妇禁用。

三十一、此花笑采酿酒饮，令人笑

曼陀罗花善麻醉

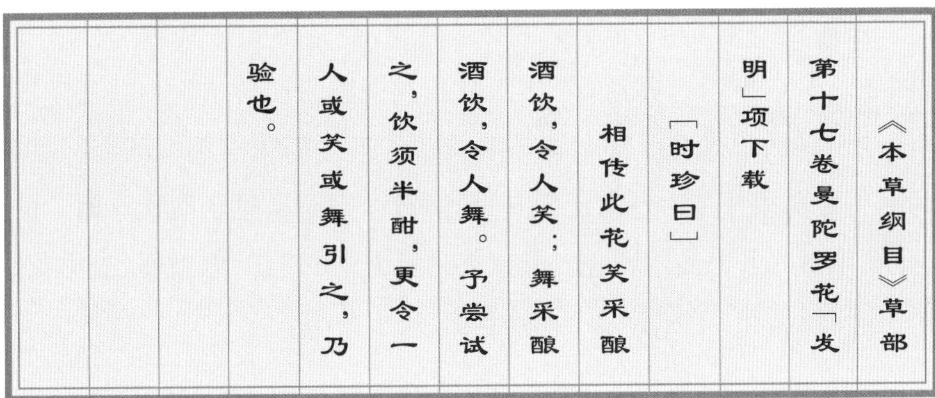

《本草纲目》草部第十七卷曼陀罗花「发明」项下载

「时珍曰」相传此花笑采酿酒饮，令人笑；舞采酿酒饮，令人舞。予尝试之，饮须半酣，更令一人或笑或舞引之，乃验也。

李时珍对曼陀罗花一直非常感兴趣，可是跑了很多地方的山山岭岭都未能找到，最后终于在武当山发现了它。李时珍欣喜若狂，从武当山带回了曼陀罗花的种子，撒在故乡蕲州的土地上。今天，我们翻阅明代《蕲州志》土产篇目，未发现曼陀罗；但翻阅清代《蕲州志》土产篇却发现有曼陀罗的记载，这进一步证实了将曼陀罗引入蕲州种植，是李时珍的功劳。尽管在李时珍之前人们已将曼陀罗花作为药用，但李时珍不迷信前人，也不满足前人书本的零星记载，他要亲自实践进行验证。李时珍是如何实践呢？

在《本草纲目》草部第十七卷，李时珍讲述了自己的故事。

有一次，他和许多朋友饮酒时，拿出了用曼陀罗花酿制的酒一起分享。他自己先喝一点，朋友也跟着喝，饮到半醉时，便发生了在别人大笑时自己也想笑，别人跳舞时自己也不由自主想跟着舞动的情况。后来，李时珍在编写《本草纲目》时，便将亲自体验曼陀罗花酒麻醉致幻的情景写入了书中。

曼陀罗一般是属茄科曼陀罗属植物，曼陀罗花入药名为洋金花(图 31－1)，《中国药典》2020 年版收载其来源为茄科植物白花曼陀罗(图 31－2)的干燥花。洋金花一名首载于近代杨华亭撰写的《药物图考》，但是药用并作为专条记载其药理药性，则是始见于明代李时珍的《本草纲目》，名为曼陀罗花。其又名风茄儿、山茄花、大闹杨花、佛花、酒醉花、虎茄花、羊惊花、广东闹羊花、押不芦等。李时珍记载："道家

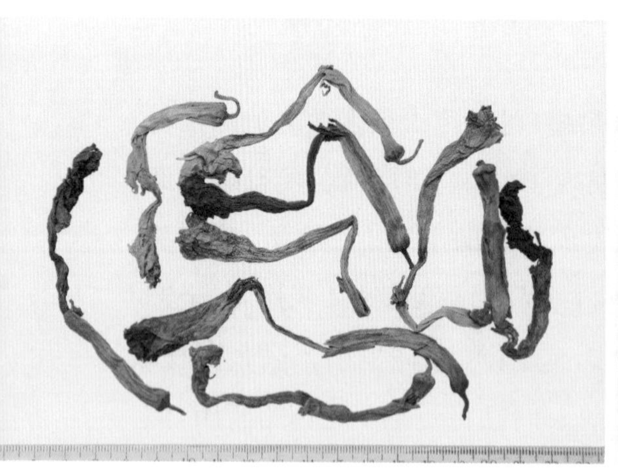

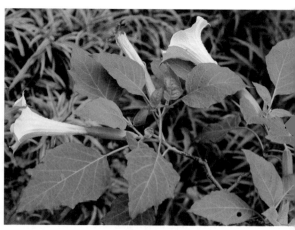

图 31－1　洋金花药材

图 31－2　白花曼陀罗(洋金花)

北斗有陀罗星使者，手执此花。故后人因以名花。曼陀罗，梵言杂色也。茄乃因叶形尔。相传汉北回回地方亦有此花，故称胡笳花，讹为虎茄花。此花酿酒饮会使人癫狂，而名风茄花，风即疯；同理，又名颠茄。”大闹杨花之名，则应是羊食后骚乱而得名，故洋金花疑为“羊惊花”音讹。

虽说曼陀罗名为“被诅咒的花朵”，而且有剧毒，但它的药用价值不可小觑，好好加以利用，也可以治病救人。它最大的作用是利用特殊的毒性使病人身体麻痹，失去知觉，起到麻醉剂的作用，便于医生的手术等操作，因此也被称为“东方麻醉剂”。其实，曼陀罗花最早为人所知即是其麻醉的作用，早在三国时期就有华佗使用麻沸散进行外科手术的记载，有人认为麻沸散的主药就是洋金花。南宋周去非于《岭外代答》曰：“广西曼陀罗花，遍生原野，大叶白花，结实如茄子，而遍生小刺，乃药人草也。盗贼采，干而末之，以置人饮食，使之醉闷，则挈箧而趍。”记载的是盗贼用曼陀罗花迷晕人行窃之事。李时珍在《本草纲目》记载有：“热酒调服三钱，少顷昏昏如醉。割疮灸火，宜先服此，则不觉苦也。”也是认可了曼陀罗花的麻醉作用。近年来，继针刺麻醉之后，又进一步采用了以洋金花为主的中药麻醉，获得初步成功。在《水浒传》等古典小说及现代武侠小说中，常有利用蒙汗药劫掠做坏事的故事。不少人认为蒙汗药属虚构，实际上有类似物，只不过功效并非如书中所述神奇到一捂就倒，其中主要原料就是曼陀罗花。南宋窦材在《扁鹊心书》中介绍睡圣散时说：“人难忍艾火灸痛，服此即昏睡，不知痛，亦不伤人。山茄花（八月收），火麻花（八月收）采后共为末，每服三钱，小儿只一钱，茶酒任下。一服后即昏睡，可灸五十壮，醒后再服再灸。”山茄花即曼陀罗花，证明至少在宋朝时期，中医就开始应用曼陀罗花作为针灸治疗时的麻醉药。

曼陀罗全株有毒，其所含生物碱为其毒性成分。《生草药性备要》记载："大闹杨花，食能杀人，迷闷人。不过用三分，但服俱去心蒂。若食后迷闷，用黄糖可解，甘草亦可。"临床应用常见口干、散瞳、心动过速、皮肤潮红等副作用，用量过大会出现烦躁、谵妄、幻听、幻视、惊厥，严重者嗜睡、昏迷，最后死于呼吸中枢抑制或麻痹、呼吸和循环衰竭。

洋金花有毒已是众所周知的，医师、药师都会非常谨慎地使用它。中药应用是由一套严格的管理制度来控制，故较少出现应用洋金花中毒事件。但由于洋金花的外形很容易与一些其他花类药材混淆，因此近年来多次发生洋金花被混作其他花类药材，如凌霄花（图 31－3、图 31－4、图 31－5）等误用而引发中毒事件。1999 年，香港荃湾一间中药房误将凌霄花与洋金花混在一起，售予一名妇女煲成凉茶，导致八人饮用后中毒就医。2011 年，天津某医院住院患者中，发生几例错将洋金花当作凌霄花煎服导致中毒事件。所以，我们既要注意使用洋金花导致的中毒情况，更要避免因品种混淆而导致的中毒事件出现。

洋金花味辛，性温，有毒，具有平喘止咳、镇痛、解痉之功效，常用于治疗哮喘咳嗽、脘腹冷痛、风湿痹痛、小儿慢惊，外科可用于麻醉。关于洋金花的功效应用，在《本草纲目》有最早的记载："治诸风及寒湿脚气，煎汤洗之。又主惊痫及脱肛，并入麻药。"岭南本草著作《生草药性备要》亦载其"少服止痛，通关利窍，去头风"。《本草便读》认为有止疮疡疼痛，宣痹，治寒哮的作用。可见历代对洋金花的功效主要是集中在定喘，祛风，解痉，止痛这几个方面。

洋金花中含有总生物碱，主要为东莨菪碱、莨菪碱、阿托品和山莨菪碱等。洋金花中含有 15 种无机元素，近年来又发现如下新化学成

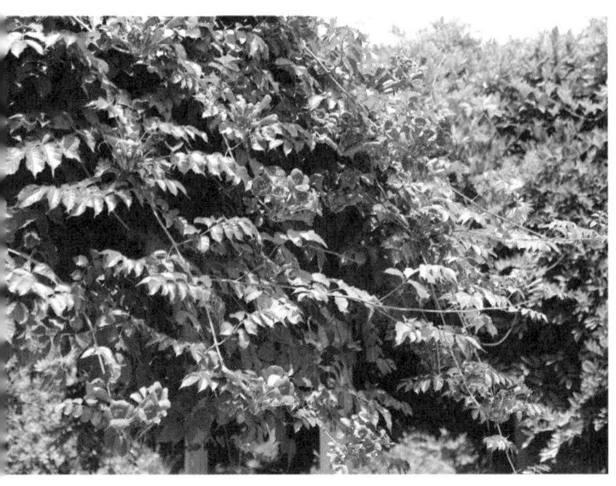
图 31－3　美洲凌霄

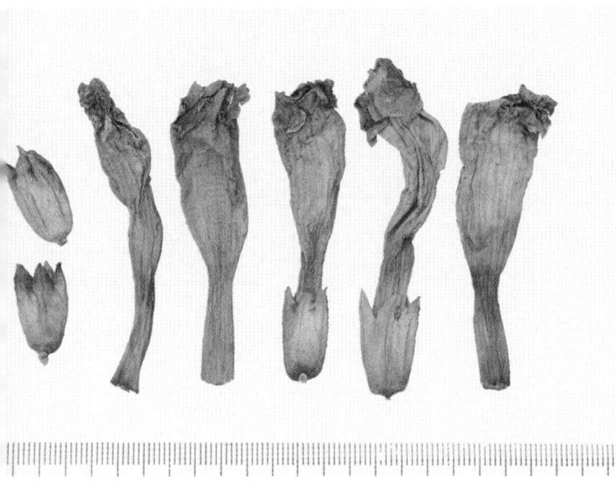
图 31－5　凌霄花

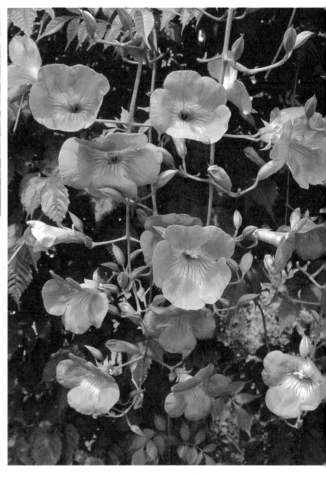
图 31－4　凌霄

分：去甲基莨菪碱、对羟基苯甲酸甲酯和苯甲醇-葡萄糖苷等。其主要药理作用有麻醉及中枢抑制、镇痛、抗癫痫、兴奋呼吸中枢、抗心律失常，以及抗休克、增强或调整机体免疫能力等。

洋金花在民间亦有应用，现介绍一些方剂，供参考。由于本品有毒，故一般为外用，内服应慎重，以下方剂也需在医师指导下并确有必要时才可应用。

❶ 治疗慢性支气管炎

洋金花 15 g，60 度纯粮白酒 500 mL。先将洋金花研为极细末，然后将药末倒入白酒瓶摇匀，密封，存放 7 日后服用。每日服 3 次，每次服 1～2 mL。

❷ 治疗诸风痛及寒湿脚气

洋金花 3 g，茄梗、大蒜梗、花椒叶各 15 g，煎水洗患部，每天 1 次。

❸ 治疗脚后跟骨刺

曼陀罗全草(干品 100 g，湿品 150 g)加水烧开，然后再熬 15 分钟，趁热先熏后洗脚，每日 1 次，每次 30 分钟，连用 10 天为 1 个疗程。

❹ 治疗软组织损伤、骨折、脱位、痹痛等

洋金花 120 g，紫荆皮 120 g，当归、丹参、赤芍、川芎、羌活、独活、姜黄、天花粉、威灵仙、防风、木瓜、连翘、大黄等各 25 g。以上各药研成粉末，调成糊状，外敷患处。

❺ 治疗小儿慢惊风、癫痫之惊厥抽搐

曼陀罗花 1 g，天麻 9 g，全蝎(炒)3 g，制天南星 3 g，乳香 6 g。研为粉末。每服 1.5 g，薄荷汤调下。

❗ 使用注意

本品有毒，多为外用，内服应谨慎，需在医师指导下应用。外感及痰热咳喘、青光眼、高血压、心动过速、肝肾功能不全、孕妇及体弱者禁用。

三十二、一妇病风痫，昏痴健忘

善治风痰的藜芦

《本草纲目》草部第十七卷藜芦「发明」项下载

按张子和《儒门事亲》云

一妇病风痫，自六七岁得惊风后，每一二年一作，五至七年五七作；三十岁至四十岁则日作，或甚至一日十余作。遂昏痴健忘，求死而已。值岁大饥，采百草食。于野中见草如葱状，采归蒸熟饱食。至五更忽觉心中不安，吐涎如胶，连日不止，约一二斗，汗出如洗，甚昏困。三日后遂轻健，病去食进，百脉皆和。以所食葱访人，乃藜葱苗也，即本草藜芦是矣。图经言能吐风病，此亦偶得吐法耳。我朝荆和王妃刘氏，年七十，病中风，不省人事，牙关紧闭。群医束手。先考太医吏目月池翁诊视，药不能入，自午至子，不获已，打去一齿，浓煎藜芦汤灌之。少顷，噫气一声，遂吐痰而苏，调理而安。

李时珍在《本草纲目》中记述了张子和《儒门事亲》中的一个故事。

有一位妇女患有风痫癫疾，此病是该妇女六七岁时惊风后而得。开始一两年发病一次，过了六七年后，每年发病一次。到了三十至四十岁时则天天发病，严重时一天发病十余次。一犯病时人就昏昏痴痴，容易健忘，甚至不省人事。真是让她痛苦不堪，想一死了之。恰逢那年大饥荒，人们没有食物吃，只得到野外寻百草充饥。这位病妇偶然见到一丛像葱一样的草苗，就采回蒸煮后食用充饥，而且一顿吃了不少。谁知到了五更时分，自觉胸中非常难受，接着就呕吐不止，吐出的涎水似胶状物，一连几天都是如此。大约吐了一二斗后，全身汗出得像淋过雨一样，人也昏昏欲睡，奄奄一息。但想不到三天过后，奇迹出现了，她竟感觉轻松自如，也能吃东西，百脉和顺，病也好了。于是她拿所吃的葱苗询问别人，有认识此物的人说，这是中药藜芦，能治风痰癫痫之疾。就这样一次偶然服用了藜芦，治好了她几十年不治的风痰症。

李时珍在《本草纲目》中还介绍了父亲李言闻（字子郁，号月池）曾用藜芦治好了荆王王妃的中风症。

明代蕲州荆王府中的荆和王妃刘氏，年逾七十，突然中风，牙关紧闭，不省人事，群医束手无策。李月池应召前去诊视，他对王妃的病情仔细斟酌一番后，决定用藜芦汤催吐。因为王妃刘氏牙关紧闭，无法喝药，李月池便叫王府中人打掉王妃的一颗门牙，将藜芦汤从缺牙的缝中慢慢灌入口里。不一会儿，王妃嘘了一口气，接着便呕吐出不少痰涎，慢慢苏醒过来。经李月池精心医治，王妃转危为安，起死回生。

藜芦，别名黑藜芦、山葱、旱葱、鹿葱，为百合科植物藜芦(图32－1)的干燥根及根茎(图32－2)，生于海拔1200～3300 m的山坡林下或草丛中。产于中国东北、河北、山东、河南、山西、陕西、内蒙古、甘肃、湖北、四川和贵州，也分布于亚洲北部和欧洲中部。于5～6月未抽花葶前采挖，除去叶、杂质后洗净，横切，放米泔水中漂1天，捞起晒干。因其有毒，按照这种方法炮制后可以降低其毒性。

藜芦最早记载于《神农本草经》，载之：主蛊毒、咳逆、泻痢、肠澼、头疡、疥瘙、恶疮，杀诸虫毒，去死肌。宋《本草图经》谓其能："大吐上膈风涎，暗风痫病，小儿鰕齁；用钱匕一字则恶吐

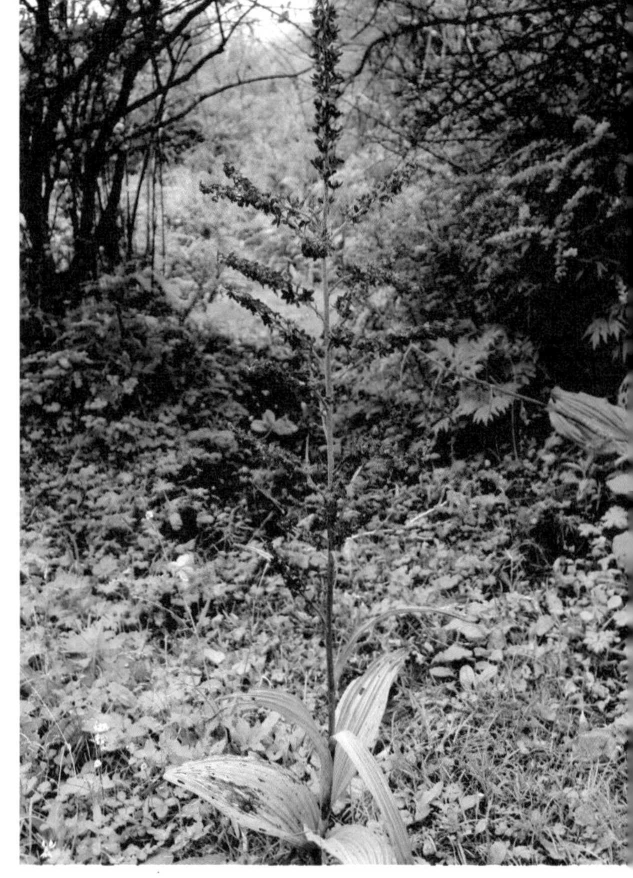

图32－1　藜芦

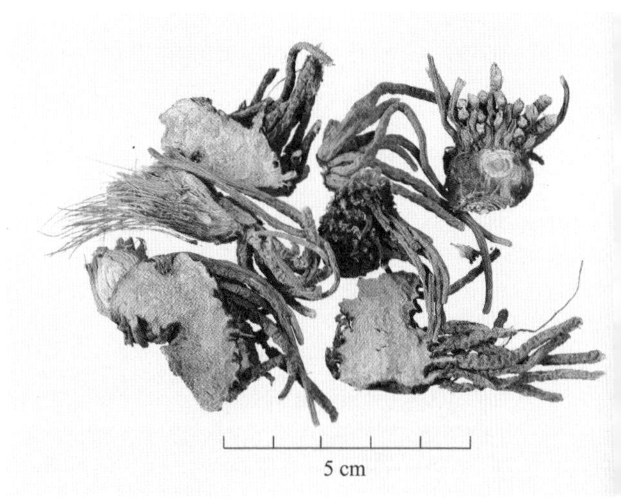

图32－2　藜芦饮片

人，又用通顶，令人嚏。”李时珍在《本草纲目》中曰：“哕逆用吐药，亦反胃用吐法去痰积之义。吐药不一，常山吐疟痰，瓜蒂吐热痰，乌附尖吐湿痰，莱菔子吐气痰，藜芦则吐风痰也。”可见藜芦的主要作用是涌吐风痰、杀虫疗疮、催吐，此外还能去瘀血、止泻痢。

中医认为藜芦味辛、苦，性寒。有毒。藜芦内服催吐作用强，善涌吐风痰。用治中风不语，痰涎壅盛，可配伍天南星，研末为丸，温酒服。用治中风痰壅、癫狂烦乱、不省人事，或误服毒物，尚未吸收者，配瓜蒂、防风，即三圣散。藜芦外用有杀虫，疗疮，止痒之功效。用治疥癣，可单用研末，生油调敷；治白秃头疮，则以之研末，猪脂调涂患处。此外，藜芦研末外掺，有灭虱功效。又近人用以杀灭蚊蝇及其幼虫，亦可作农药杀虫剂。

现代研究表明，藜芦根、根茎含多种生物碱，主要有原藜芦碱、藜芦碱、伪藜芦碱、红藜芦碱等，主要有催吐作用。药理实验表明其所含的介芬碱对黏膜有强烈的刺激作用，吹入鼻内可引起喷嚏和咳嗽，口服可致恶心呕吐。藜芦还有降压、抗真菌及杀蛆灭蝇作用。

藜芦治病的民间验方较多，大多有一定疗效。但藜芦有一定的毒性，应在医师的指导下应用，同时应做到对证用药，在确有需要时才可考虑应用。

① 治疗突然中风，牙关紧闭

用藜芦 30 g，去苗头，在浓煎的防风汤中泡过，焙干，切细，炒成微褐色后碾成粉末。每次吃 1.5 g，小儿减半。温水调药灌下。以吐风涎为效，不吐再继续喝。

② 治疗疟疾

取藜芦 3 根(约 3 cm)，插入鸡蛋内烧熟，去药吃蛋。于发作前 1～

2小时服。

③ 治疗躁狂症、精神分裂症

用藜芦磨为粉，成人每次2.5 g，冲糯米酒100～150 g，文火炖开搅匀，上午10时空腹进药，中午禁食。待呕吐停止或晚餐时才进食。

④ 治疗疥疮

用藜芦研粉加凡士林调成软膏，外涂患处治疗疥疮，疗效满意，症状减轻时间最短为2天，最长为4天，平均3.5天。

⑤ 治疗脂溢性皮炎、慢性毛囊炎

藜芦15 g，研细末，取150 g加水煎煮两次，合并煎液，趁温洗头。待头发半干之时，另以藜芦细末15 g均匀地撒在头部，令其紧贴头皮上，再用布扎紧，数日即愈。

❗ 使用注意

根据中医传统的十八反理论，藜芦不宜与参类（玄参、丹参、沙参、人参、西洋参、党参等）、白芍、赤芍、细辛同用。体虚气弱者及孕妇忌服藜芦。

因藜芦有一定毒性，临床应用副作用较多，最常见为恶心、呕吐，有时引起心律不齐、低血压。据观察羊肉类食物可增加其毒性，临床应用时应注意。

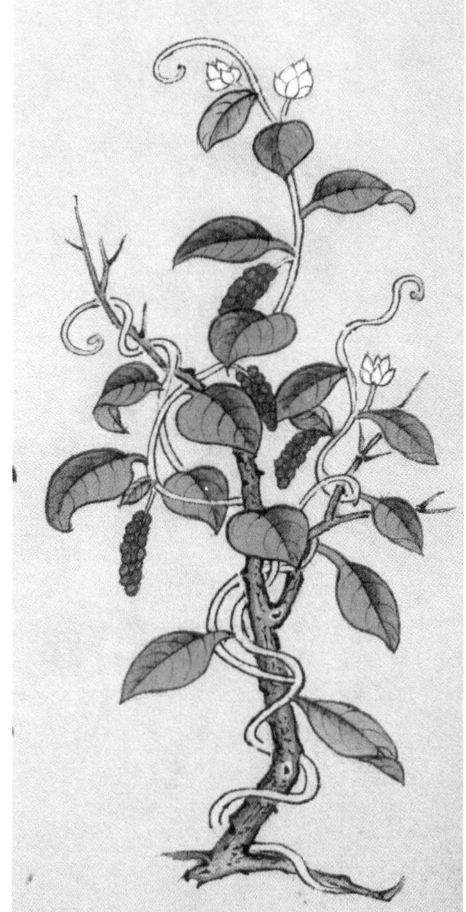

草部蔓草类

三十三、近有好淫之人，多病杨梅毒疮

土茯苓善治杨梅疮

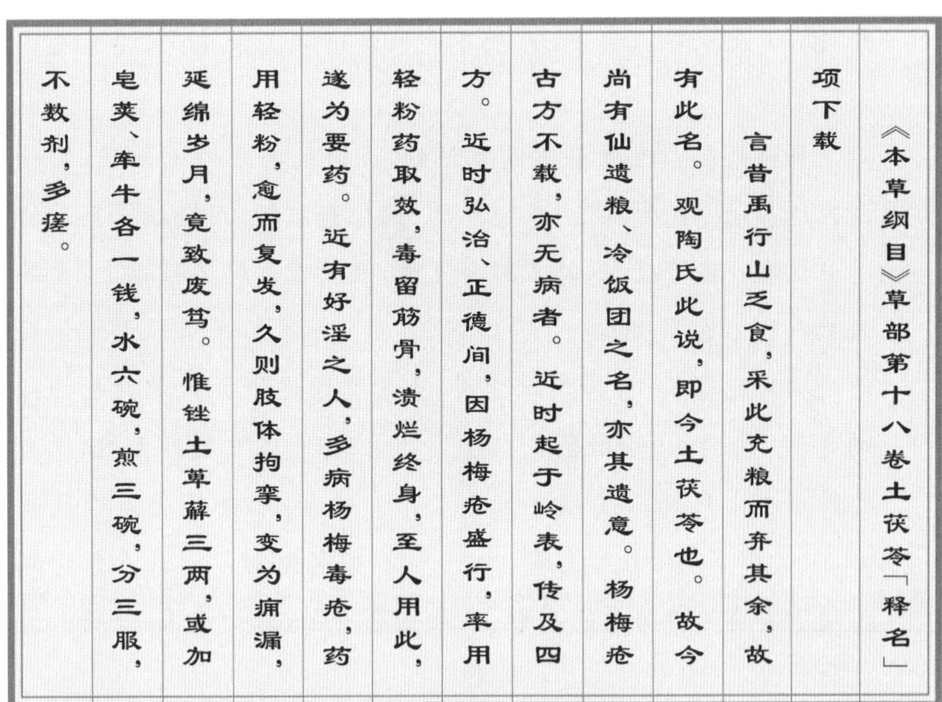

《本草纲目》草部第十八卷土茯苓「释名」项下载

言昔禹行山乏食，采此充粮而弃其余，故有此名。观陶氏此说，即今土茯苓也。故今尚有仙遗粮、冷饭团之名，亦其遗意。杨梅疮古方不载，亦无病者。近时起于岭表，传及四方。近时弘治、正德间，因杨梅疮盛行，率用轻粉药取效，毒留筋骨，溃烂终身，至人用此，遂为要药。近有好淫之人，多病杨梅毒疮，药用轻粉，愈而复发，久则肢体拘挛，变为痈漏，延绵岁月，竟致废笃。惟锉土萆薢三两，或加皂荚、牵牛各一钱，水六碗，煎三碗，分三服，不数剂，多瘥。

土茯苓有个传奇的名字：禹余粮。李时珍在《本草纲目》第十八卷里讲了这个土茯苓得名的故事。

在远古时期，旱魃为虐、洪灾泛滥，人民苦不堪言。为摆脱这种困境，舜帝任用禹治水。在大禹治水时期，困难重重，庄稼五谷皆被水淹，缺衣少食。大禹一边忍饥挨饿，一边治理洪灾。三年以来，三次经过家门口而不进，可见其治水的决心之坚。然俗话说得好，人是铁，饭是钢，一顿不吃饿得慌。一天，大禹到山间巡查灾情，所带粮食都已吃完，饥肠辘辘的大禹凭借自己的生活经验，随手挖了一种自觉没什么毒性的植物根，吃了几口，味道还不错，便以此根为粮果腹。吃饱后，大禹将剩余的根留在山上，又继续赶路。此根即土茯苓，土茯苓也因此得名禹余粮，意为大禹遗留下的粮食。

杨梅疮在古代医籍中没有记载，近时起源于岭南地区，后传到内地各地。明代弘治、正德年间，杨梅疮流行，用轻粉等药物治疗虽然有一定疗效，但时不时会复发，且对人体的毒性很大，会导致病人肢体拘挛、痈漏、全身溃烂，甚至残废。后来有人发现土茯苓对杨梅疮有效，将其广泛应用，土茯苓便逐渐成为治疗杨梅疮的要药。相传，一个好色之人得了杨梅疮后，多方治疗无效，便自己隐居在山野间以度残年。令人惊奇的是，他每日喝着山间泉水，采食野果，生吃土茯苓，几个月后，病居然好了。此人领悟到土茯苓具有治疗梅毒的功效，从此戒除恶习，潜心学医，并将此方法传给世人，渐渐成为了当地的名医。

土茯苓，又称刺猪苓、过山龙、仙余粮等。关于土茯苓的品种及来源古有记载，梁代陶弘景云："南中平泽有一种藤，叶如菝葜，根作块有节，似菝葜而色赤，味如薯蓣。"时珍曰："土茯苓，楚、蜀山箐中甚多。

蔓生如莼，茎有细点。其叶不对，状颇类大竹叶而质厚滑，如瑞香叶而长五六寸。其根状如菝葜而圆，其大若鸡鸭子，连缀而生，远者离尺许，近或数寸，其肉软，可生啖。有赤白二种，入药用白者良。”按《中山经》云：“鼓镫之山有草焉，名曰荣草，其叶如柳，其本如鸡卵，食之已风，恐即此也。所述皆为今天之药用土茯苓。”

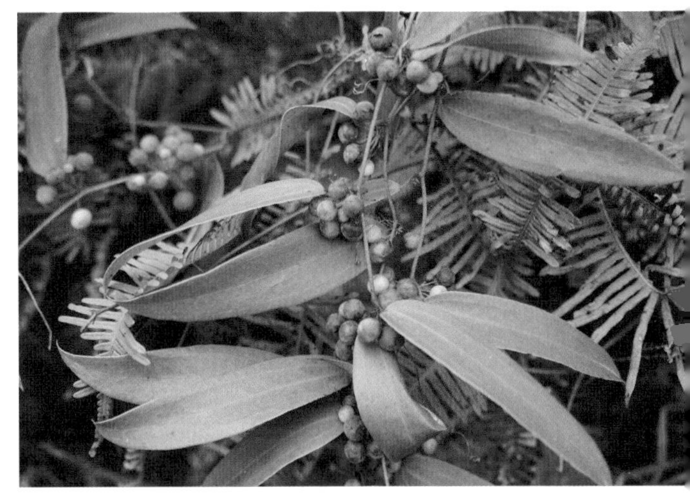

图 33－1　光叶拔葜(土茯苓)

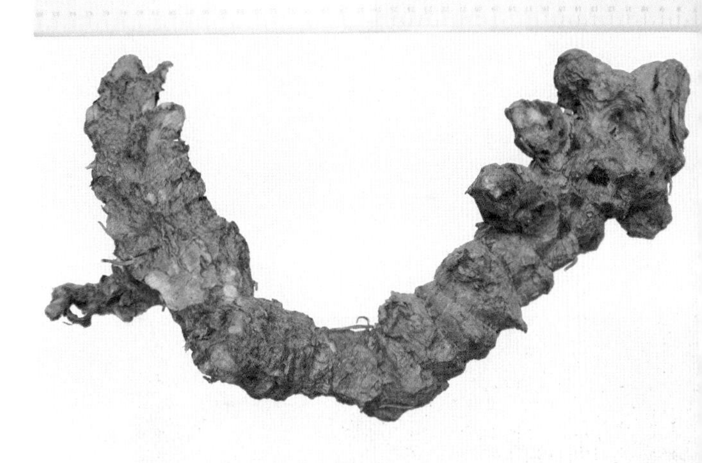

图 33－2　土茯苓药材

土茯苓为百合科植物光叶菝葜(图 33－1)的干燥根状茎(图 33－2)，夏、秋二季采挖，除去须根，洗净，干燥；或趁鲜切成薄片，干燥。土茯苓略呈圆柱形，稍扁或呈不规则条块，有结节状隆起，具短分枝。其质略韧，折断时有粉尘飞扬，以水湿润后有黏滑感。土茯苓分布广泛，喜欢生长于山坡、荒山及林边的半阴地，现主产于广东、湖南、湖北、浙江、四川、安徽等地，此外福建、江西、广西、江苏等地亦产。土茯苓除了善治梅毒外，还有多种功效和应用，

《本草纲目》载:“惟土茯苓气平味甘而淡,为阳明本药。能健脾胃,祛风湿,强筋骨,利关节,止泄泻。治拘挛骨痛,恶疮痈肿。解汞粉、银朱毒。”《本草正义》载:“土茯苓,利湿去热,能入络,搜剔湿热之蕴毒。其解水银、轻粉毒者,彼以升提收毒上行,而此以渗利下导为务,故专治杨梅毒疮深入百络,关节疼痛,甚至腐烂,又毒火上行,咽喉痛溃,一切恶症。”

土茯苓甘淡性平且无毒,廉价而高效,不仅是中医临床常用的解毒、除湿、通利关节之要药,还是一种可以食用的传统药材,民间用它煲汤治疗多种疾患,疗效显著。今天,土茯苓已成为岭南地区酒家食肆最常用的药膳汤料,常见的有土茯苓煲猪蹄汤、土茯苓绿豆老鸭汤、土茯苓薏米瘦肉汤和土茯苓煲老龟汤,主要功效是清热祛湿解毒。其中最著名的土茯苓煲老龟汤,已经成为广东地区一般餐馆每天必备的例汤了。

说起土茯苓,很多人可能认为它是茯苓代用品,是功效相近的药物,其实虽然只差一个字,但它们的来源、外观性状、性味、功效和临床应用却相差甚远。茯苓是一种真菌类中药,为多孔菌科真菌茯苓(图 33－3、图 33－4)的干燥菌核,外皮薄且粗糙,呈褐色,有皱缩纹理,

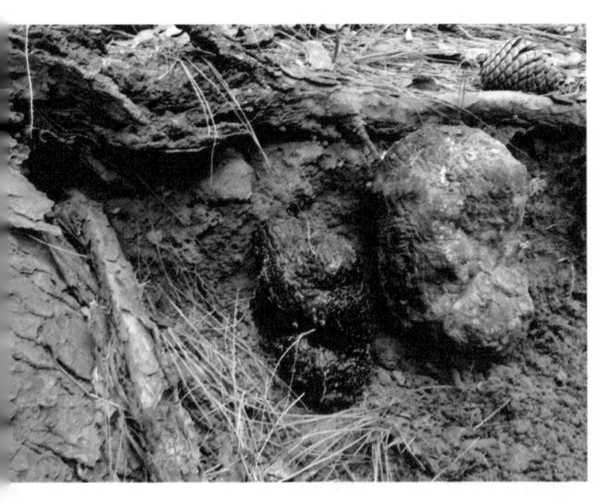

图 33－3　茯苓

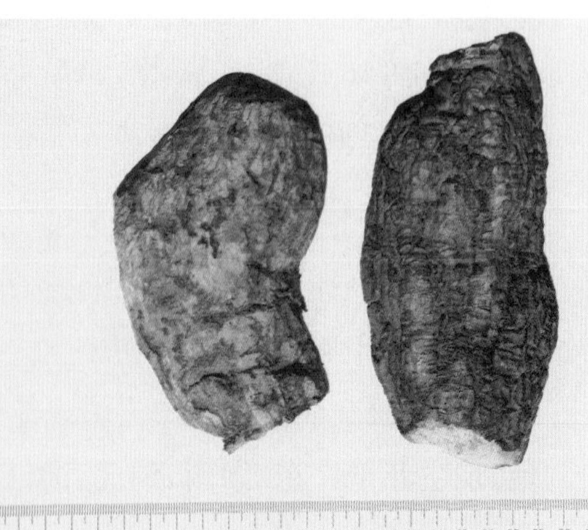

图 33－4　茯苓

闻起来没有味道，嚼起来比较粘牙，口感稍涩。入药又分为茯苓个、茯苓块、茯苓片和茯苓皮，味甘、淡，性平，入心、肺、脾、肾经，具有健脾益气、宁心安神、利水除湿等功效。通常用于治疗脾虚、大便溏稀、水肿尿少以及心神不宁、失眠、湿热造成的痰多咳嗽等，还具有降低血糖、抑制毛细血管通透度、增强心脏功能以及改善胃溃疡的作用，非常适合中老年人服用。而土茯苓是一种植物类中药，为百合科植物光叶菝葜的干燥根状茎，多为弯曲不直的扁圆柱形，有结节状隆起，具短分枝。表面黄棕色或灰褐色，凹凸不平，有坚硬的须根残基，分枝顶端有圆形芽痕，有的外皮现不规则裂纹，并有残留的鳞叶。其成品饮片通常为薄片状，一般呈白色或淡红棕色，用水浸润后摸起来手感比较光滑。土茯苓味甘、偏苦，性平，入肝经和胃经，具有清热祛湿、抑菌止痒等作用，对于治疗因湿热引起的湿疹等皮肤疾病以及梅毒等有非常好的效果。土茯苓还具有较强的免疫作用，常用于口腔免疫病以及阴部溃疡等，同时它也对关节炎等疾病有一定的治疗作用。所以，二者应该注意区分使用。

传统医学认为土茯苓味甘、淡，性平，归肝、胃经，功效除湿、解毒、通利关节，用于湿热淋浊、带下、痈肿、瘰疬、疥癣、梅毒及汞中毒所致的肢体拘挛、筋骨疼痛。长期的临床应用表明，土茯苓能祛风除湿，适用于风寒湿邪蕴郁而化热或寒热夹杂之痹证，如痛风性关节炎、类风湿性关节炎及其他多种结缔组织疾病；还有解毒除湿、活血化瘀的功能，因而可以缓解慢性盆腔炎的组织粘连、局部循环障碍，故妇科炎症常用该药；土茯苓可健脾益津，行卫气而祛肌肤之湿，所以也是皮肤科常用药；此外，土茯苓还可治头痛，临床上多配以天麻、川芎等药，有镇痛、镇静及调节脑血管不稳定性、促进脑血管弹性和脑血流供应平衡的作用，故治头痛也常用该药。

现代研究表明，土茯苓根状茎含黄酮类、甾体类，此外还含有机酸和挥发油等成分，主要有抗炎、保护脑缺血和心肌缺血、抗动脉粥样硬化和抗血栓、细胞免疫抑制、抗肿瘤、保肝及抗糖尿病作用等。

关于土茯苓，民间流传很多单方、验方，现选取几个常用的偏方，临床运用均有疗效。

❶ 治疗梅毒及隐性梅毒

土茯苓 250 g，水煎 2 次，合并煎液，分三次，餐前半小时温服，20 天为一个疗程，一般三个疗程。

❷ 治疗痰湿型慢性滑膜炎

土茯苓 60 g，半夏 10 g，醋乳香 12 g，肉桂 8 g，牡蛎 30 g(先煎)，牛膝 10 g，地龙 12 g。每日 1 剂，水煎 2 次，合并煎液，分早晚饭后温服。

❸ 治疗风湿骨痛、疮疡肿毒

土茯苓 300 g，去皮，和猪肉炖烂，分数次连渣服。

❹ 治疗玫瑰糠疹

土茯苓、生地各 30 g，知母 10 g，黄芩 9 g，栀子 8 g，紫草 12 g，白附子 25 g，马钱子 5 g，荆芥穗 6 g，透骨草 10 g，蜈蚣 3 条，冰片 15 g。共研细末，加醋与酒比例 3∶1 调稀糊擦患处。1 日 6 次，7 天为 1 疗程，1 至 3 疗程即愈。

❺ 治疗痛风性关节炎

土茯苓 60 g，萆薢 45 g，威灵仙、薏苡仁各 30 g，泽兰、泽泻各 20 g，当归、白芍、黄柏、虎杖、牛膝各 15 g，桃仁、红花、苍术、山慈菇各 12 g，僵蚕、土鳖虫、乌梢蛇各10 g，蜈蚣2条，甘草6 g，每日一剂，水煎2次，合并煎液分2次服。治疗一至二周症状可逐渐缓解，加减治疗数月后可以不再复发。

使用注意

肝肾阴亏者慎服；服用时忌同时饮茶。

三十四、汉阳库兵黄六病此，百药不效

五味子治久咳虚喘

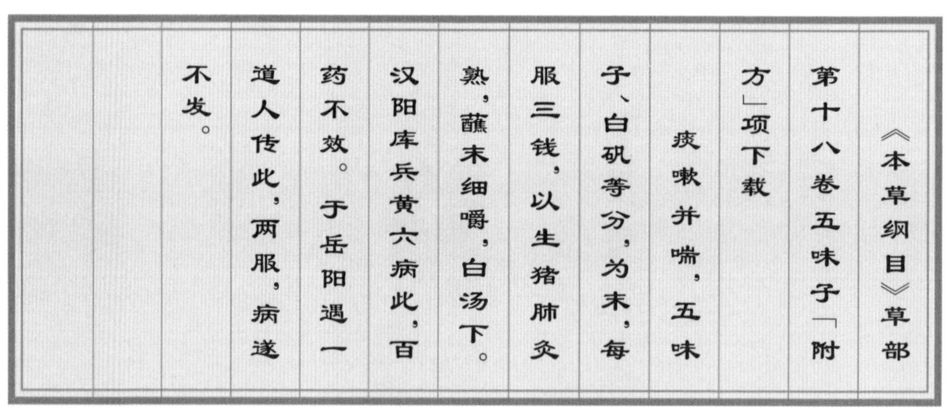

《本草纲目》草部第十八卷五味子「附方」项下载

痰嗽并喘，五味子、白矾等分，为末，每服三钱，以生猪肺炙熟，蘸末细嚼，白汤下。汉阳库兵黄六病此，百药不效。于岳阳遇一道人传此，两服，病遂不发。

关于五味子治痰嗽气喘，《本草纲目》记载了这样一个故事。

从前有一个人因在家中排行第六，大家叫他黄六，是汉阳国库一个守备的兵勇。黄六干兵勇这份差事好几个年头了，因年轻力壮，一向身体好，从没患过什么病。但在某个深秋的夜晚巡逻时，突然气温骤降并刮起了大风，黄六因穿衣少感染了风寒，第二天还开始咳嗽。刚开始几天他没当一回事，不去看大夫也不忌口，觉得熬一下就能好。但慢慢地，黄六的咳嗽越来越严重，痰很多还伴有气喘，经常感到疲倦无力，看遍了整个汉阳的大夫都没有效果。这种情况持续了很多年，严重影响到平时的工作和生活，最后导致兵勇这份差事也丢了。黄六在岳阳探亲时偶遇一位鹤发童颜、穿着白色道袍的老道，老道见他一直不停地咳嗽，并且脸色那么差，就过去问询。黄六把自己这几年患病的情况都告诉了道人，道人立刻写了一个方子给黄六，让他严格按照上面的方法来煎熬。黄六差家人去市集和药铺买来方中的生猪肺、五味子和白矾，先用家里的研磨器将等分的五味子和白矾研成细末，然后把生猪肺加水煮熟，最后捞取猪肺蘸研磨好的药末慢慢细嚼，再用煮猪肺的汤送下，每一次服用三钱药粉。黄六按照这个方子服用了两次之后，多年的痰嗽气喘病痊愈了，并且没有再复发。

五味子，为木兰科植物五味子的干燥成熟果实（图 34－1）。秋季果实成熟时采摘，晒干或蒸后晒干，除去果梗和杂质。五味子作为我国传统中药材（图 34－2），始载于东汉《神农本草经》，位列上品，应用历史悠久，因其果实具有辛、甘、酸、苦、咸五种味道而得名。据唐代《新修本

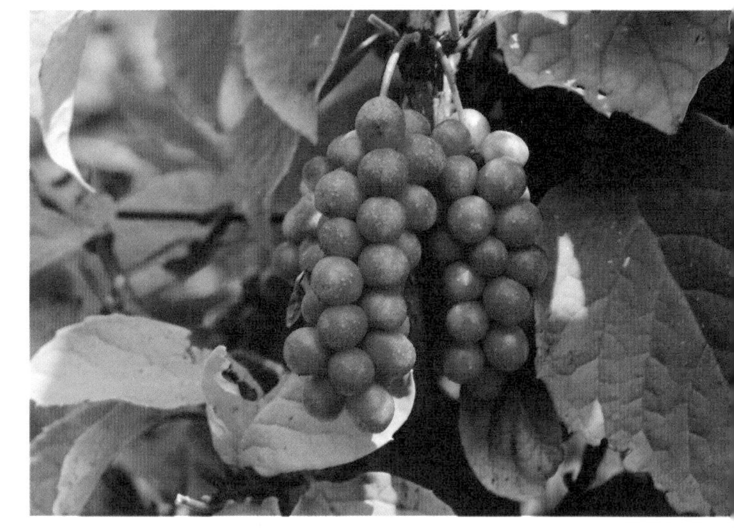
图 34－1　五味子

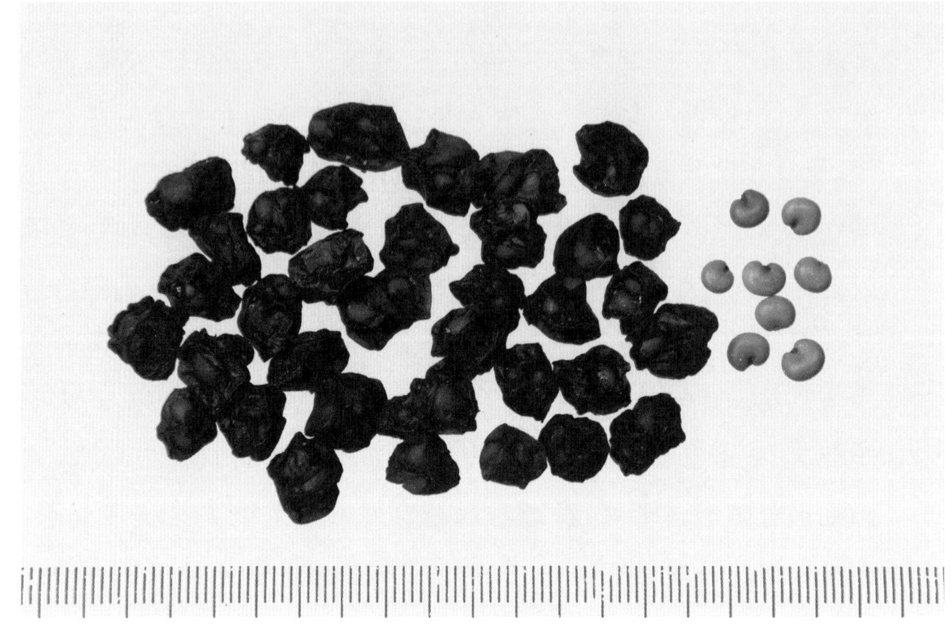

图 34-2　五味子

草》中记载，其果实五味，皮肉甘、酸，核中辛、苦，都有咸味。而《本草纲目》记载："五味，今有南北之分，南产者色红，北产者色黑，入滋补药，必用北产者乃良。"故主产于辽宁、黑龙江、吉林、内蒙古、河北等地的五味子习称北五味子，呈不规则的球形或扁球形，直径 5～8 mm；表面紫红色或暗红色，皱缩，显油润，有的表面呈黑红色或出现白霜；果肉柔软，果肉气微，味酸；种子破碎后有香气，味辛、微苦。北五味子为传统使用的正品，质量较佳。

五味子商品中尚有一种南五味子，为木兰科植物华中五味子(图 34-3)的干燥成熟果实(图 34-4)。虽然南五味子在 2020 年版《中国药典》(一部)中与北五味子的性味归经、功能主治表述完全相同，但从它们的性状、地理分布、化学成分上看是有所差别的。南五味子果粒较小、红色、皮发泡、肉较薄，品质较差，主要产于四川、贵州、陕西、山西、河南、云南等地。有大量的化学研究发现南、北五味子中化学成分种类和含量差异显著，如南五味子中酯甲的含量要高于北五味子，五味子酮存在于南五味子中而并未在北五味子中发现；葡萄糖和半乳糖主要存在于北五味子，糖醛酸主要存在于南五味子中；北五味子中的依兰烯含量高于南五味子。因此，南北五味子虽然功能主治相同，但是所含的化学成分有所不同，临床疗效就不一样，一般认为北五味子质量较好。

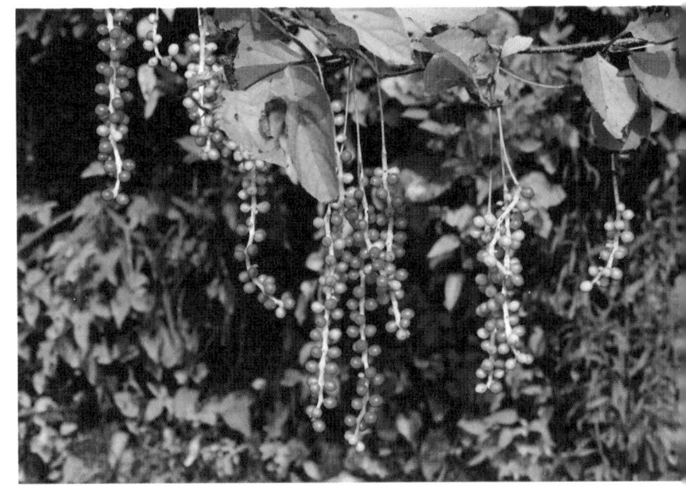

图 34－3　华中五味子

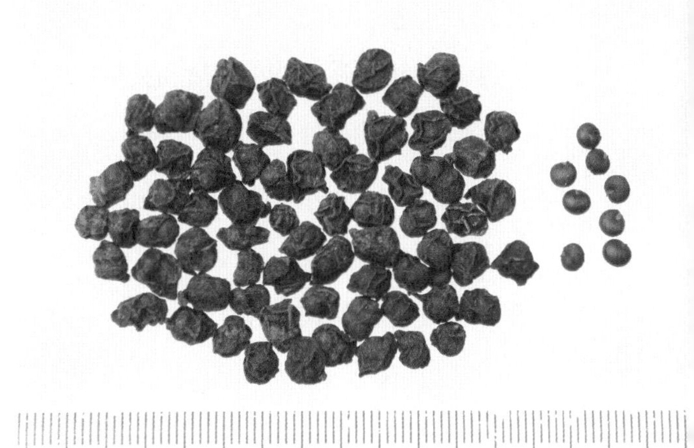

图 34－4　南五味子

五味子因极高的药用价值，备受历代医家推崇，如唐代名医孙思邈认为五月常服五味子以补五脏气，六月常服五味子以益肺金之气，在上则滋源，在下则补肾。而东晋时期葛洪所著《抱朴子内篇・仙药》一章中便有相关记载："五味者五行之精，其子有五味，移门子服五味子十六年，色如玉女，入水不沾，入火不灼也。"《神农本草经疏》载："五味子主益气者，肺主诸气，酸能收，正入肺补肺，故益气也。其主咳逆上气者，气虚则上壅而不归元，酸以收之，摄气归元，则咳逆上气自除矣。劳伤羸瘦，补不足，强阴，益男子精。”可见五味子不仅有补肺敛肺、止咳平喘功能，而且还有补虚益精的作用。如今，五味子是国家公布的药食同源品之一，不仅作为中药饮片使用，还被制成多种成方制剂和相关的保健品，如定喘固金丸、护肝片、五味子茶、五味子多糖口服液等。其果实、根、藤茎、叶、果柄以及全株均可利用，是一种开发前景非常广阔的药食兼用的中药材。

现代中医认为五味子味酸、甘，性温，归肺、心、肾经，上能敛肺止咳平喘，下能滋肾涩精止泻，内能生精宁心安神，外能固表收涩敛汗。五味具备，唯酸独胜，虽曰性温，但质滋润，敛补相兼，为补虚强壮收涩之要药。临床常用于久嗽咳喘，梦遗精滑，遗尿尿频，久泻不止，自汗盗汗，津伤口渴，内热消渴，心悸失眠等症。

据现代药理研究，五味子具有镇静催眠、保肝利胆、抗肿瘤、镇咳祛痰、抗氧化、提高记忆力、提高免疫力、抗疲劳、降血脂、降血糖、抗衰老、抑菌抗炎、兴奋子宫、双向调节血压、强心、调节胃肠平滑肌、抗艾滋病病毒（HIV）等作用。

关于五味子，民间流传很多单方、验方，现列举一些常用方剂，仅供参考。

① 治疗高血压病眩晕

五味子、枸杞、菊花各 15 g，洗净泡水代茶饮，每日 1 剂，连服 2 周，1 个月后眩晕症状可基本消除。

② 治疗喘咳、慢性支气管炎

五味子、麦冬、党参各 15 g，开水冲泡频饮，每日 1 剂。治疗喘咳 1

周后，咳喘可减轻，服 2 周后症状可基本控制。

③ 治疗血栓外痔

五味子 60 g，桑白皮 30 g，黄柏、大黄、芒硝各 15 g，苦参、地榆各 20 g，炒荆芥 12 g，共煎水熏洗，一日 1～2 次。对血栓外痔、内痔脱出、肛缘红肿者有效。

④ 治疗耳源性眩晕

五味子 30 g，山药 30 g，桂圆肉 30 g，酸枣仁 30 g，当归 15 g。每日 1 剂，水煎 2 次，合并煎液分 2 次服，连服 1 个月左右。

⑤ 治疗神经官能症

五味子 500 g，加 53 度白酒 1 000 mL 浸泡 3 周后，开始服用，每次 5 mL，每日早晚各 1 次内服，2 周～1 个月为 1 疗程。

使用注意

外有表邪，内有实热，或咳嗽初起、麻疹初发者忌服。

三十五、何首乌者，顺州南河县人

何首乌乌发

《本草纲目》草部第十八卷何首乌「集解」项下载

李翱乃著《何首乌传》云

何首乌者，顺州南河县人。祖名能嗣，父名延秀。能嗣本名田儿，生而阉弱，年五十八，无妻子，常慕道术，随师在山。一日醉卧山野，忽见有藤二株，相去三尺余，苗蔓相交，久而方解，解了又交。田儿惊讶其异，至旦遂掘其根归。问诸人，无识者。后有山老忽来。示之。答曰：子既无嗣，其藤乃异，此恐是神仙之药，何不服之？遂杵为末，空心酒服一钱。七日而思人道，数月似强健，因此常服，又加至二钱。经年旧疾皆痊，发乌容少。十年之内，即生数男，乃改名能嗣。又与其子延秀服，皆寿百六十岁。延秀生首乌。首乌服药，亦生数子，年活百三十岁，发犹黑。有李安期者，与首乌乡里亲善，窃得方服，其寿亦长，遂叙其事传之云。

关于何首乌，在《本草纲目》中记载了这样一个传说故事。

在古代的顺州南河县，有一个叫何首乌的人，他的祖父名字叫能嗣，父亲的名字叫延秀。能嗣的本名叫田儿，他从小体弱多病，骨瘦如柴，已经五十八岁了，还没娶妻生子，常常仰慕仙家道术，跟随师父居住在深山老林之中精心修炼道术。有一天夜里，他与朋友相聚多饮了几杯酒，醉后误入一片山林席地而卧，朦胧中他看见两株相距三尺多远的青藤忽然交缠在一起，久久不解开，解开后不久又相互交缠，这样重复了多次。到第二天他醒来的时候，惊奇地发现身边果然有两株交缠在一起的青藤，和梦中看见的一模一样。于是他将这两株青藤粗大的根掘起拿回家里，询问邻里乡亲，却没有一个人能认得出这是什么植物。后来山里来了一位老者，其步履快捷，耳聪目明，须发乌黑，田儿拿出这两株青藤的根请教老者，并把梦境告与他。老者回答说：你既然年老无子，这两棵藤又如此奇异，这恐怕是神仙赐给你的神药吧，为何不大胆服用呢？于是田儿把根块捣成细末，每天空腹用酒送服一钱，七天后感觉身体有了新变化，连服数月后身体变得强健了，于是经常服用，又加至每日二钱。服了一年多旧疾全好了，须发变得乌黑，面容也变年轻了许多，似有返老还童之象。到后来更是娶一妙龄之女为妻，并生了好几个儿子，于是他将自己的名字何田儿改成何能嗣。能嗣将此药的服法传授给了儿子延秀，他们都活了一百六十岁。延秀有一个儿子叫何首乌，延秀也把此方传给了他。首乌服此药后也生了几个儿子，子孙满堂，年值一百三十岁时，须发仍未白，乌黑油亮如年轻小伙子。有个叫李安期的人跟何首乌是同乡，关系很亲密，他打听到这个秘方后服用，也很长寿，于是将这件事广为传播。后来人们知道了这件事，也知道这种药是从何首乌那里“偷”来的，于是就把这种药取名为何首乌。

何首乌，又名首乌、夜合、交藤、地精等，为蓼科植物何首乌(图 35－1)的干燥块根(图 35－2)，其藤茎入药称夜交藤。秋、冬二季叶枯萎时采挖块根，削去两端，洗净，个大的切成块，干燥，以此入药为生何首乌，将生何首乌经黑豆汁反复蒸晒炮制加工而成的炮制品称为制何首乌(图 35－3)。

何首乌原产中国，分布于中国陕西南部、甘肃南部、华东及岭南等地区，在宋代时以河南西洛、嵩山、商丘等地所产为道地药材，到了明清时期何首乌的道地产地南移至广东广西的岭南地区，其中尤以广东德庆所产最为道地，被列入广东省重点保护的岭南中药材品种粤八味之一。

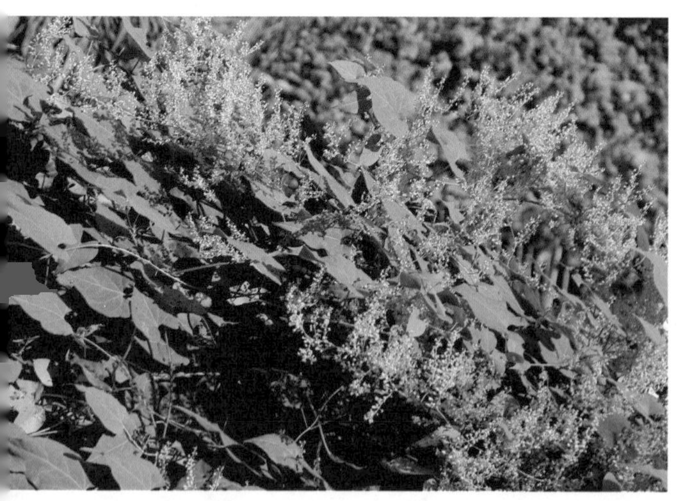

图 35－1　何首乌

何首乌最早记载见于唐李翱《何首乌录》，书中记载：“主五痔，腰腹中宿疾冷气，长筋益精，能食，益气力，长肤，延年。”宋代《开宝本草》载：“主瘰疬，消痈肿，疗头面风疮、五痔，止心痛，益气血、鬓，悦颜色，亦治妇人产后及带下诸疾。”《本草纲

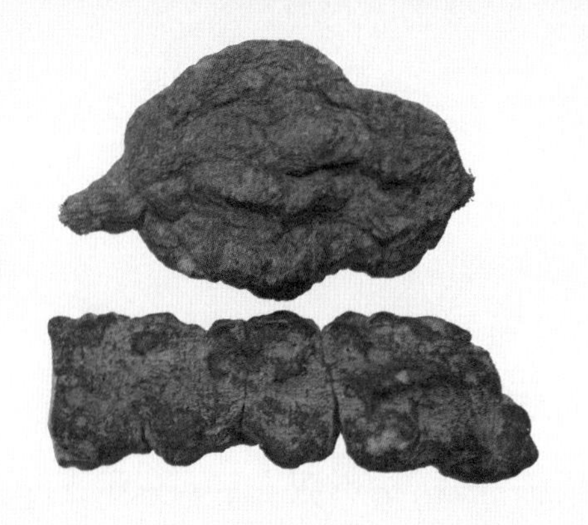

图 35－2　何首乌药材

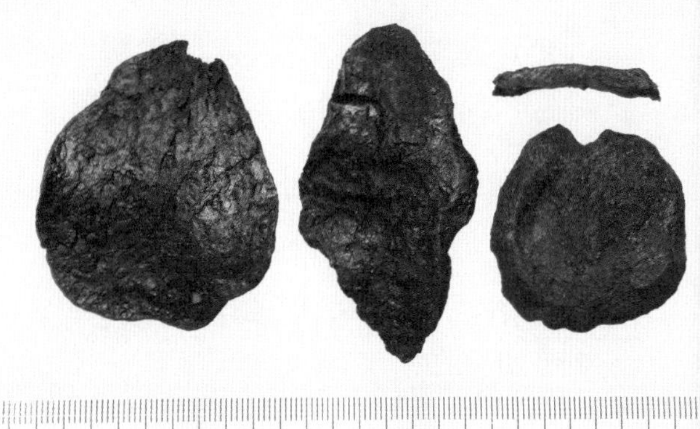

图 35－3　制何首乌

目》载："（何首乌）能养血益肝，固精益肾，健筋骨，乌发，为滋补良药，不寒不燥，功在地黄、天门冬诸药之上。气血太和，则风虚、痈肿、瘰疬诸疾可知（除）矣。"至近现代，何首乌被历代版《中国药典》所收载。由此可见，何首乌在古代和现代有泻和补的二类决然不同的功效，这与它的炮制方法有关。生泻熟补，这也得到了现代化学与药理研究的支持。生品，含蒽醌类成分，有显著的泻下作用；炮制后，蒽醌类成分被破坏，保留了具有补益作用的二苯乙烯酯类成分和卵磷脂。

近年来，何首乌引发肝毒性的报道时有发生，这是现代何首乌应用中面临的最大问题。长期大量服用何首乌（主要是生品）可致可逆性肝损伤，主要表现为肝功能指标异常、胆汁代谢紊乱等，可能的毒性物质为鞣质和蒽醌类成分。古代取其补益功效而长期应用何首乌时，多强调用九蒸九晒炮制品，这样能使蒽醌类成分被充分破坏，起到减毒增效的作用。

生、制何首乌的性味相同，均为苦、甘、涩，微温，但功效不同。生何首乌解毒截疟、消痈、润肠通便，用于疮痈、瘰疬、风疹瘙痒、久疟体虚、肠燥便秘；制何首乌补肝肾、强筋骨、乌须发、化浊降脂，用于血虚萎黄、眩晕耳鸣、须发早白、腰膝酸软、肢体麻木、崩漏带下、高脂血症。

临床上常作为补虚药。

临床中治血虚萎黄、失眠健忘，常与熟地黄、当归、酸枣仁等同用；治精血亏虚，腰酸脚弱、头晕眼花、须发早白及肾虚无子，常与当归、枸杞子、菟丝子等同用；治肝肾亏虚，腰膝酸软、头晕眼花、耳鸣耳聋，常配伍桑椹、黑芝麻、杜仲等；治瘰疬痈疮、皮肤瘙痒，可配伍夏枯草、土贝母、当归等药；治遍身疮肿痒痛，可与防风、苦参、薄荷同用，煎汤洗；治年老体弱之人血虚肠燥便秘，与肉苁蓉、当归、火麻仁等同用。

现代研究表明，何首乌具有降血脂、降血糖、抗动脉粥样硬化、抗衰老、减慢心率、增强免疫力、促进肾上腺皮质功能、促进血细胞新生等作用，同时还有抗氧化、抗肿瘤、抗菌、抗炎、镇痛等作用。

关于何首乌，民间流传很多单方、验方，临床应用均有效果。

❶ 治疗小儿遗尿

用何首乌散(何首乌、五倍子各 3 g)食醋调成糊状，临睡前敷于脐部，5 次为 1 疗程(每夜 1 次)。

❷ 治疗斑秃

何首乌、黑芝麻各 30 g，枸杞子、丹参各 20 g，熟地黄、女贞子、当归、川芎、旱莲草各 15 g，白芍 12 g。每日 1 剂，水煎 2 次，合并煎液早晚分服。15 天为一疗程，治疗 4 个疗程。

❸ 治疗疥癣满身

何首乌、艾叶各等分，研为末。根据疮的面积大小选用适量药物，用水煎煮至药液浓度较高时，滤出药液置盆内，趁热熏洗患处，甚解痛生肌。

4 治疗老年高血压病（肾虚血瘀证）

何首乌、天冬、赤芍、丹参、地龙各12g，桑寄生15g，山茱萸、生地黄、川芎各9g，红花10g。每日1剂，水煎2次，合并煎液，分2次服，8周为一疗程。

5 治疗遍身疮肿痒痛

何首乌、防风、苦参、薄荷各等分。上为粗末，每用药15g，水、酒各一半，煎十沸，热洗，于避风处睡一觉。

! 使用注意

大便溏泄及有湿痰者慎服。何首乌存放以及煎服时忌用铁器。近年来，各地均有过量使用何首乌导致肝脏损害的病例报告，大多数都是用的生何首乌。明代《本草汇言》就指出过：（何首乌）生用气寒，性敛，有毒；制熟气温，无毒。因此应用何首乌时应注意：不宜超剂量、长期连续使用；应尽量使用炮制品。

三十六、宗室夫人平生苦肠结病，旬日一行

牵牛子治疗肠结

《本草纲目》草部第十八卷牵牛子「发明」项下载

一宗室夫人，年几六十，平生苦肠结病，旬日一行，甚于生产。服养血润燥药则泥膈不快，服消黄通利药则若罔知，如此三十余年矣。时珍诊其人体肥膏粱而多忧郁，日吐酸痰碗许乃宽，又多火病。此乃三焦之气壅滞，有升无降，津液皆化为痰饮，不能下滋脏腑，非血燥比也。润剂留滞，消黄徒入血分，不能通气，俱为痰阻，故无效也。乃用牵牛末皂荚膏丸与服，即便通利。自是但觉肠结，一服就顺，亦不妨食，且复精爽。盖牵牛能走气分，通三焦。气顺则痰逐饮消，上下通快矣。外甥柳乔，素多酒色。病下极胀痛，二便不通，不能坐卧，立哭呻吟者七昼夜。医用通利药不效。遣人叩予。予思此乃湿热之邪在精道，壅胀隧路，病在二阴之间，故前阻小便，后阻大便，病不在大肠、膀胱也。乃用楝实、茴香、穿山甲诸药，入牵牛加倍，水煎服。一服而减，三服而平。

这是《本草纲目》中记载的李时珍自己的亲身经历。

有一位宗室夫人已经年过60岁了，这一生苦于患有肠结病，十日左右才能解一次大便，而临到解时，肛口则会异常疼痛，患者自述这种疼痛的程度好似生产时。这位老妇人曾经服用过一些养血润燥的药物，但是会使胸膈阻塞不利；若按照常规治疗方法服用消黄通利之药，则毫无效果。像这样病情耽误了三十余年了，给日常生活带来了十分的痛苦。

后来，病人请李时珍为其诊治。李时珍见这位老妇人体态肥胖而观其面容多忧郁，询问病史了解到她每日吐酸痰达一碗多，才能觉得胸部舒畅一些，而且常因内火旺而生病。李时珍分析认为，这种症状是三焦之气壅塞停滞所致，气机只升不降，津液皆化为了痰饮，故不能下行滋润脏腑，并不是血燥。他认为治疗时应用润剂留滞，消黄药只能入血分不能通气，都是化为痰饮，阻碍气机，所以药石一直无效。于是李时珍给这位老妇人服用牵牛末皂荚膏丸，老妇人大便立即通畅了，再无痛苦。自此以后这位老妇人只要自觉肠结病发作就服用牵牛末皂荚膏丸，一服就通畅，也不妨碍饮食，老妇人的精气神又恢复了爽利。所以李时珍得出这样的结论：牵牛能走气分，通三焦；气顺则痰逐饮消，上下通快。

李时珍还用牵牛子治好了自己外甥柳乔的病。柳乔这个人平素喜好酒色，生病时下腹部胀痛，二便不通，以至于不能坐卧，高声痛哭并呻吟了七天七夜。医生给柳乔开通利的药方，但并不奏效，于是派人请李时珍来。李时珍了解了外甥的病情后，思索此病是湿热之邪在精道，壅胀隧路，病在二阴之间，因此前阻小便，后阻大便，病并不在大肠与膀胱。于是李时珍用川楝子、茴香、穿山甲这些药，入牵牛子加倍，水煎服。柳乔第一次服用病情就减轻了许多，服用三次后病情已然痊愈。

牵牛子有黑、白两种，黑者名黑丑，白者名白丑，两种的混合品名二丑，为旋花科植物裂叶牵牛（图 36－1）或圆叶牵牛（图 36－2）的干燥成熟种子。牵牛子药材（图 36－3）呈三棱状卵形，似橘瓣，两侧稍平坦，背面弓状隆起，长 4～8 mm。表面灰黑色（黑丑），或淡黄白色（白丑），背面正中有一条纵直凹沟，两侧凸起部凹凸不平，腹面为一棱线，棱线下端有类圆形种脐。质坚韧，横切面可见淡黄色或黄绿色皱缩折叠的子叶。水浸后种皮呈龟裂状，有明显黏液。无臭，味辛、苦，有麻舌感。另有月光花、北鱼黄草、打碗花、蕹菜、圆叶茑萝等多种植物的种子在外形特征上与牵牛子很相似，常误作牵牛子应用，应注意区别。

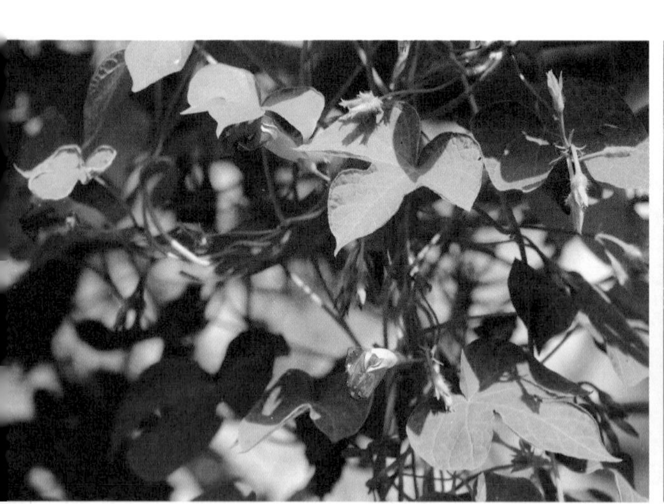

图 36－1　裂叶牵牛

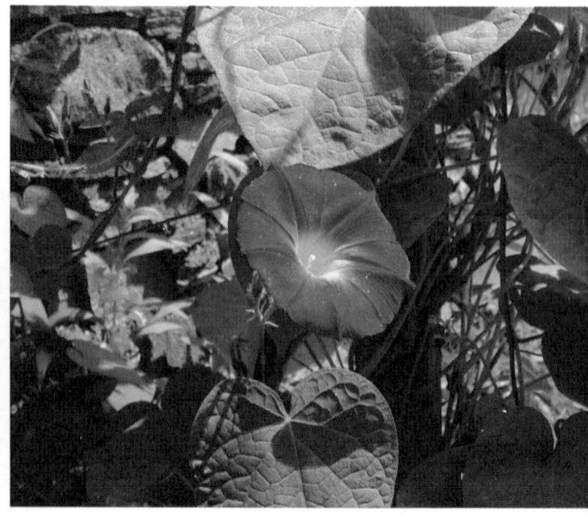

图 36－2　圆叶牵牛

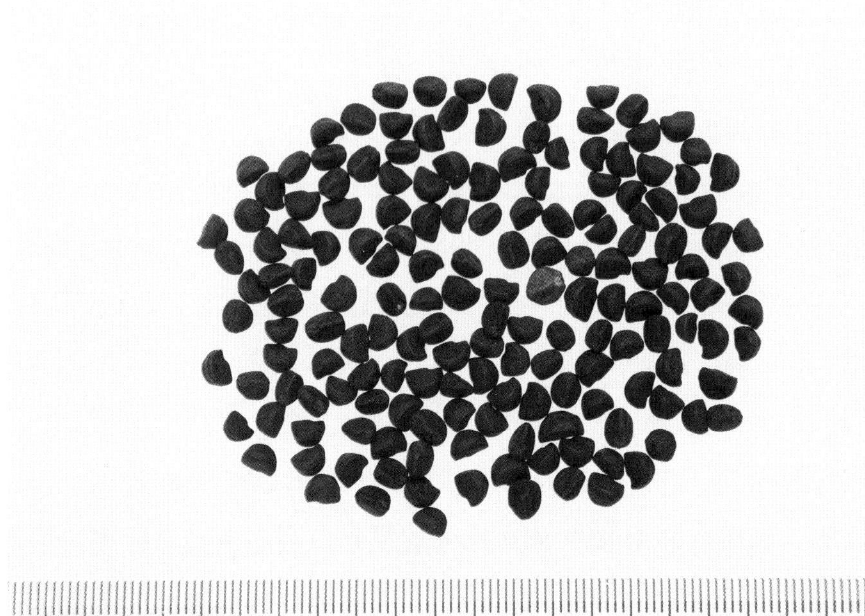

图 36-3　牵牛子药材

牵牛植物种类较多，全世界大约有 60 多种，牵牛花不仅是篱垣棚架垂直绿化的良好材料，也适宜盆栽观赏，摆设庭院阳台，故不少品种是作为观赏植物被种植的，只有裂叶牵牛和圆叶牵牛的种子作为牵牛子药用。

牵牛子最早作为药物记载见于《名医别录》，载其“主下气，疗脚满水肿，除风毒，利小便”。其后历代本草医籍多有记载，但对牵牛子最有研究并善用者当数明代伟大的药学家李时珍，他在《本草纲目》中载牵牛子能逐痰消饮，通大肠气秘、风秘，杀虫，并记载了他自己亲自治好宗室夫人和外甥柳乔两个“肠结证”的案例。通过临床实践，他还总结出牵牛子能“走气分，通三焦”“达命门，走精隧”的理论，以及治疗“大肠风秘、气秘，卓有殊功”的论述，丰富了牵牛子的药性认识。如今的牵牛子临床应用也与李时珍《本草纲目》所载相符。

中医认为牵牛子味苦，性寒，有毒。归肺、肾、大肠经，功能泻水通便、消痰涤饮、杀虫攻积，用于水肿胀满、二便不通、痰饮积聚、气逆喘咳、虫积腹泻。生牵牛子偏于逐水消肿、杀虫，用于水肿胀满、二便不通、虫积腹痛；炒牵牛子可降低毒性，缓和药性，免伤正气，易于粉碎和煎出，以消食导滞见长，多用于食积不化、气逆痰壅。如今牵牛子仍广泛应用于临床，用于腹水肿胀，可配合攻下逐水药如甘遂、芫花、大戟等同用；用于痰壅气滞、咳逆喘满，常与葶苈子、杏仁等配合应用；用于虫积腹痛，常配伍槟榔、大黄等同用，对蛔虫、绦虫都有驱杀作用。

现代药理研究表明牵牛子及其有效成分具有多种药理作用，主要为泻下作用，牵牛子苷的化学性质与泻根素相似，有强烈的泻下作用，在肠内遇胆汁及肠液分解出牵牛子素，刺激肠道，增进蠕动，导致泻下。一般在服后3小时即出现泻下，量大则泻出水样便。黑丑、白丑的泻下作用无明显区别，除去牵牛子苷的水溶液仍有泻下作用，提示除牵牛子苷外，可能还含有其他泻下成分。此外，牵牛子还有利尿、驱虫、兴奋子宫、抑菌、抗肿瘤、改善记忆等作用。

关于牵牛子，民间有很多流传的单方或验方，临床证实均有效果，但建议在医师指导下应用。

❶ 治疗顽固性便秘

牵牛子6 g，烘干，研细末，每次1 g，温开水送服，每日2次。如药后大便仍不通，可加大剂量至每次2～3 g，大便通则停止服药。

❷ 治疗一切虫积

牵牛子15 g（炒），槟榔15 g，使君子肉25个（微炒）。共研为末。

每服 6 g。砂糖调下，小儿减半。睡前服，连服 2 次。

3 治疗小儿咳喘

牵牛子、明矾、皂荚各等分，研成细末。每晚用温水泡脚 15 分钟后，用鲜生姜擦涌泉穴至皮肤发红，取药粉敷贴于双侧涌泉穴处，每日 6～12 小时，连续敷贴 3～5 日。

4 治疗蛲虫病

取黑白牵牛子适量，炒熟，研成粉末，用鸡蛋 1 个加油煎至将成块时，把药粉撒在蛋上。于早上空腹服用，成人每次服 3 g，小儿酌减，每隔 3 天服 1 次，严重者可服 3 次。

5 治疗小便不利，点滴难出

炒牵牛子 30 g，炒大黄 30 g，槟榔 15 g，陈皮（水浸，去白，焙）30 g，上药混合后共研为细末。每次 6 g、空腹时以生姜煎水或蜜水调下，每日 2 次。

! 使用注意

牵牛子为峻下的药品，少用则通大便，多用则泻下如水，故临床应用时应注意控制剂量，且只宜暂用，不可久服。孕妇、体质虚弱、老人及胃弱气虚者忌服，不宜与巴豆、巴豆霜同用。

本品有小毒，用量过大可引起便血、腹痛、呕吐等中毒反应。应警惕出现神经系统症状，以舌下神经受损为主，表现为舌之运动麻痹而语言障碍，重者可致昏迷。并因本品经由肾脏排泄，大量服用对肾脏有刺激性，可导致血尿。

三十七、商州有人病手足不遂，不履地者数十年

威灵仙治手足不遂

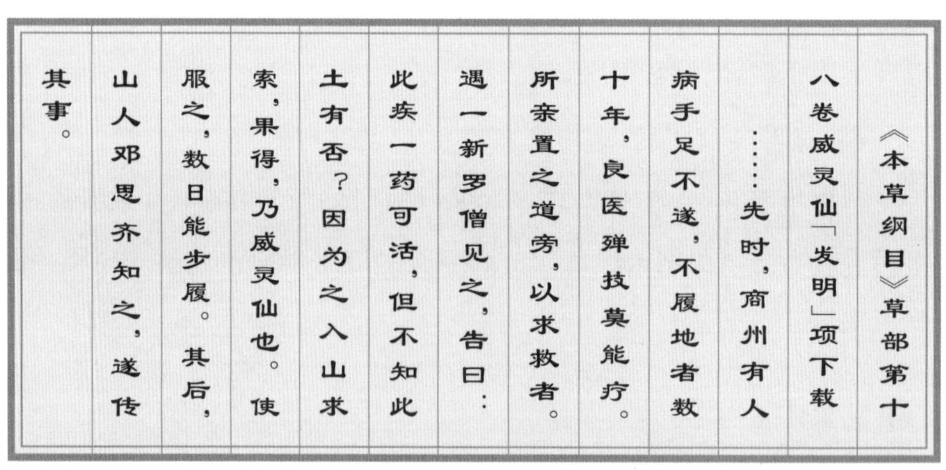

《本草纲目》草部第十八卷威灵仙「发明」项下载……先时，商州有人病手足不遂，不履地者数十年，良医殚技莫能疗。所亲置之道旁，以求救者。遇一新罗僧见之，告曰：此疾一药可活，但不知此土有否？因为之入山求索，果得，乃威灵仙也。使服之，数日能步履。其后，山人邓思齐知之，遂传其事。

在《本草纲目》中，李时珍讲了这样一个故事。

唐代时期，商州有个人患了手足不遂的病，四肢瘫痪几十年了，各地名医施展了各种医术，都无法把他治好。无计可施的家人只能把他放置路旁，以寻求能够救治他的人。后来偶然遇见了一位来自朝鲜的僧人，他自告奋勇地说："我知道有一味草药可以治好此病，但不知这里的山上有没有。"为救治这位久病缠身的病

人，他不辞劳苦进山寻找此药。功夫不负有心人，朝鲜僧人在大山深处采到了此药——威灵仙！那位重病久病的人服用了威灵仙，不出几天就能如常人一样下地走路了。后来，一位叫邓恩齐的隐士知道了这件事，便记录下来并流传于世。这一故事，让我们看到了威灵仙的治疗风湿类疾病药力“威猛”，效果“灵验”，赛过“神仙”。

威灵仙别名又叫铁脚威灵仙、铁扫帚。关于威灵仙命名，《本草纲目》中李时珍对其解释为：威，言其性猛也；灵仙，言其功神也。性猛、功神，概括了威灵仙的性能和作用。药材威灵仙为毛茛科铁线莲属多年生木质藤本植物威灵仙(图 37－1)、棉团铁线莲(图 37－2)或东北铁

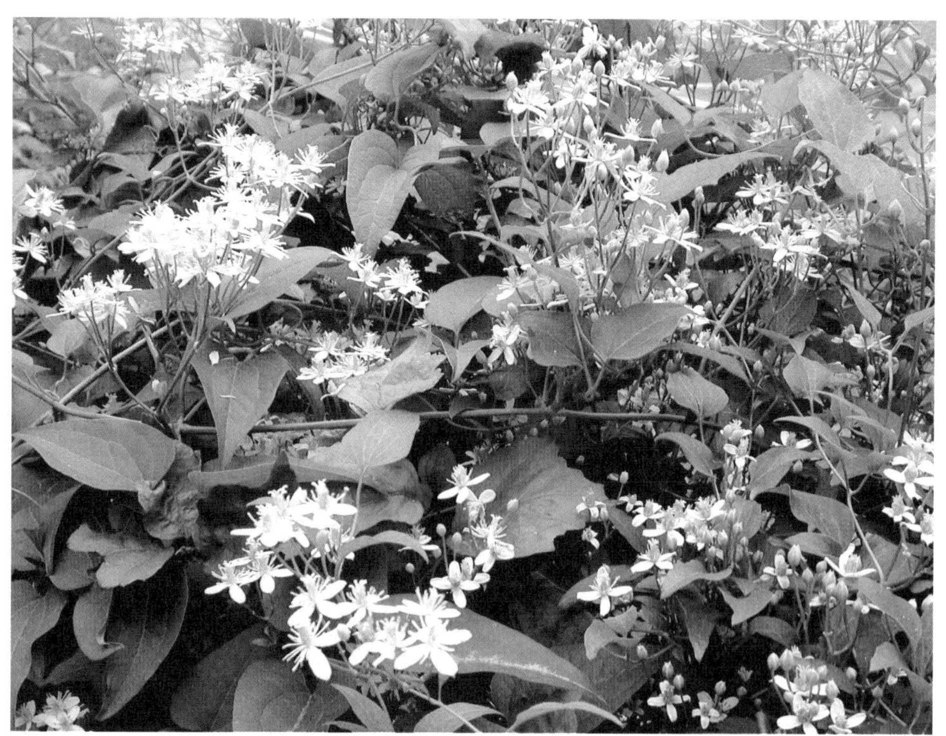

图 37－1　威灵仙

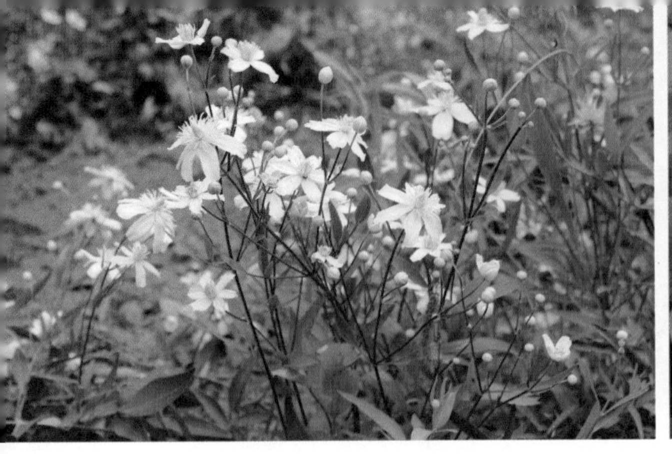

图 37-2　绵团铁线莲

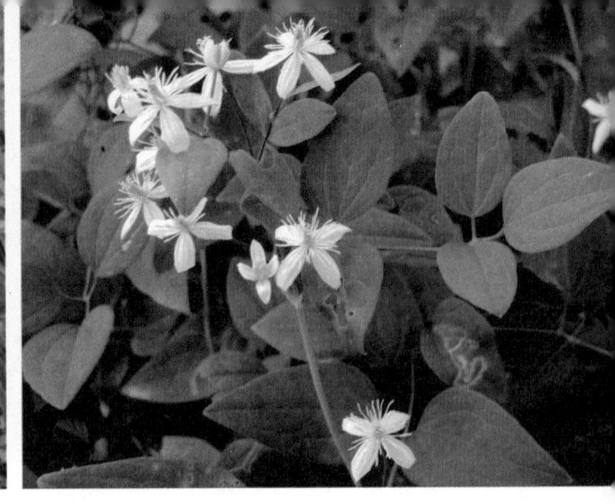

图 37-3　东北铁线莲

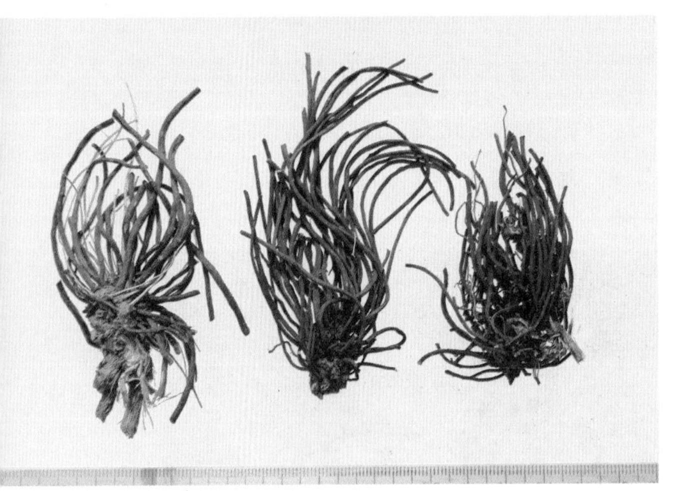

图 37-4　威灵仙药材

线莲(图 37-3)的干燥根及根茎，生于山野、田埂及路旁，主产江苏、安徽、浙江等地。威灵仙全年均可采挖，以秋采为佳，挖取根部后，除去地上部分及泥土晒干即可(图 37-4)，处方写有威灵仙、铁灵仙、酒灵仙、炒灵仙。威灵仙、铁灵仙均指生威灵仙，为原药材去杂质，切片生用入药。酒灵仙、炒灵仙即酒炒灵仙，为威灵仙片用黄酒喷淋，待吸尽，再用文火炒至微黄入药。本品生用以利湿祛痰，消诸骨哽咽为主；酒炙后以祛风除痹，通经止痛为主。

在传统的中医药方剂中常见威灵仙用于治疗风湿痹痛等症，如《开宝本草》记载："主诸风，宣通五藏，去腹内冷滞，心隔痰水久积，癥瘕痃癖气块，膀胱宿脓恶水，腰膝冷疼及疗折伤。"《唐本草》中亦有记载关于威灵仙治疗风湿冷痹的作用:“腰、肾、脚膝、积聚、肠内诸冷病,积年不瘥,服之效。”《本草纲目》记载:“诸风,宣通五藏,去腹内冷滞,心膈痰水,久积癥瘕,痃癖气块,膀胱宿脓恶水,腰膝冷疼,疗折伤。”威灵仙治疗风湿病的药力和疗效为临床应用所验证,已成为现代治疗风湿病常用中成药中的主药,如木瓜丸、尪痹片、狗皮膏、祛风舒筋丸、追风活络丸等处方中均含有威灵仙。另外,威灵仙被用于治疗骨哽,《本草纲目》中就记载有这样的验方:“治诸骨哽咽。威灵仙一两二钱,砂仁一两,砂糖一盏。水二盅,煎一盅,温服。”古谚有云“铁脚威灵仙,砂糖和醋煎,一口咽下去,铁剑软如棉”,指的是本品治疗诸骨哽咽灵验。

另有一种草本威灵仙,系玄参科腹水草属植物,历史上曾误作中药威灵仙药用。其为多年生直立大草本,高可达 100 cm,因其穗状花序顶生,长尾状而似狼尾巴,故别名狼尾巴花。本品以全草入药,性味辛、微苦,寒,能祛风除湿、解毒消肿、止痛、止血,主治感冒风热、咽喉肿痛、腮腺炎、风湿痹痛、虫蛇所伤。其来源、药用部位、性味、功能及主治与中药威灵仙皆不一样,不应作威灵仙药用,临床应用时应注意区分。

中医认为威灵仙性味辛、咸,温,归膀胱经,功能祛风湿、通经络、止痛、消骨哽。现代威灵仙的临床应用主要用于风湿痹痛、肢体麻木、筋脉拘挛、关节屈伸不利等症。本品辛散温通,性猛善走,能祛风湿通经络止痛,为治疗风湿痹痛要药。可单用,也可与蕲蛇、附子、当归等配伍。威灵仙还有祛风、除湿、止痒的功效,可用于治疗疥疮皮癣。本品味咸,有软坚消骨哽的作用,对小的鸡骨、鱼骨哽咽,可用本品煎汤,加入醋、砂糖等,分数次含口中,缓缓咽下。

现代研究表明威灵仙的药理作用与其功能主治有相吻合之处,主要有镇痛抗炎、抗利尿、抗疟、降血糖、降血压、利胆、松弛平滑肌等作用。大家感兴趣的威灵仙消骨哽作用，其作用机制可能是：①直接作用于平滑肌，使兴奋性增强，由节律收缩变成蠕动，使哽骨松脱。②骨哽后局部挛缩，应用威灵仙后，通过其抗组织胺作用，使局部松弛，蠕动改变，从而使骨易于松脱。食道上端为横纹肌，中下端为平滑肌，骨鲠于中下端者收效较好，可能与此有关。③威灵仙虽对骨无直接软化作用，但喉咽食管分泌液带酸性，有助于其发挥疗效。

以下威灵仙的验方多有一定疗效，可以在医师指导下应用。

1 治疗腮腺炎

取鲜威灵仙根洗净、切细、捣烂，每用 500 g 加米醋 250 mL，浸于玻璃瓶内，盖紧勿令泄气。3 日后取出醋浸液，用棉签蘸涂患处，每 2～3 小时涂抹 1 次。治疗 32 例，除 4 例效果不明外，均于 1～3 天内症状消失。

2 治疗腰痛

威灵仙 15 g，杜仲 20 g，猪腰子 1 对。将猪腰子剖开去血膜，再把药物碾碎后放入腰子内包紧。煮熟后去药渣，加作料，吃腰子并喝汤。

3 治疗急性咽炎、急性扁桃体炎

鲜威灵仙叶 20 g，生甘草 10 g，鲜橄榄果 4 枚。将上药洗净后用冷开水浸泡 15 分钟，捞起捣烂，布包或榨汁机绞汁，可得原汁约 10 mL，用冷开水稀释 1 倍即可服用。每次服原汁 10 mL，每日 2 次。

4 治疗关节炎

取威灵仙 500 g 切碎，和入白酒 1 500 mL，放入锅内隔水炖半小时取出，过滤后备用。每次 10～20 mL，日服 3～4 次。

5 治疗骨鲠

取威灵仙30克，加水2碗，煎成1碗，慢慢咽下，在1小时内服完，一日内可咽服1～2剂。但须指出，如服药无效，应及时到医院就诊，考虑采用手术取出，以免贻误病情。

使用注意

气血亏虚的病人及孕妇慎服，本品不宜久服。此外，本品所含白头翁素与白头翁醇为有毒成分，服用过量会引起中毒。植株的黏液对皮肤、黏膜有刺激性，接触过久可使皮肤发疱、黏膜充血、内脏血管收缩、末梢血管扩张。内服过量可致口腔黏膜灼热、肿胀，吐泻，甚至便血，严重者血压下降、休克。

草部石草类

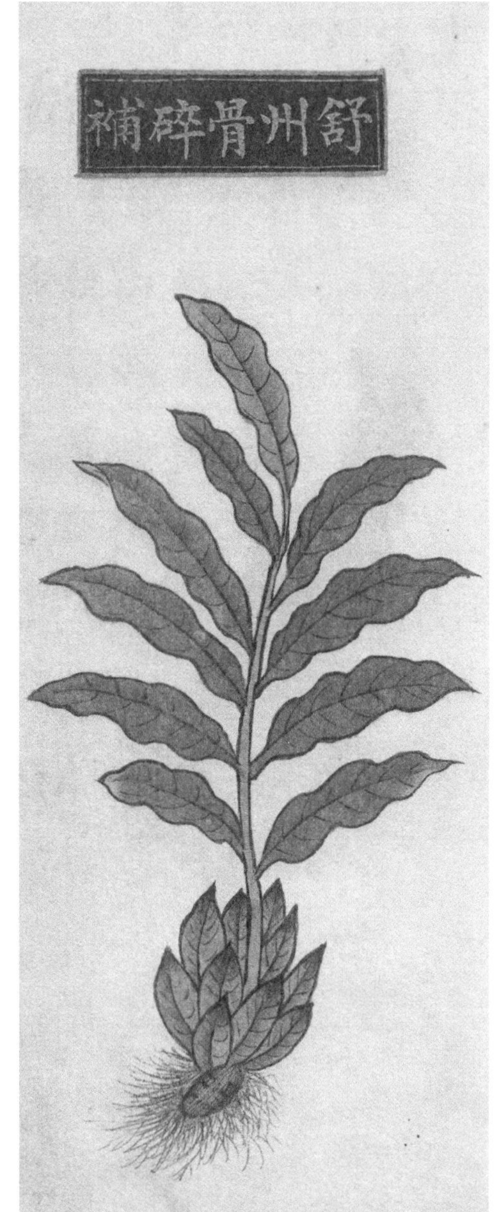

三十八、魏刺史子久泄，诸医不效

骨碎补治疗久泄

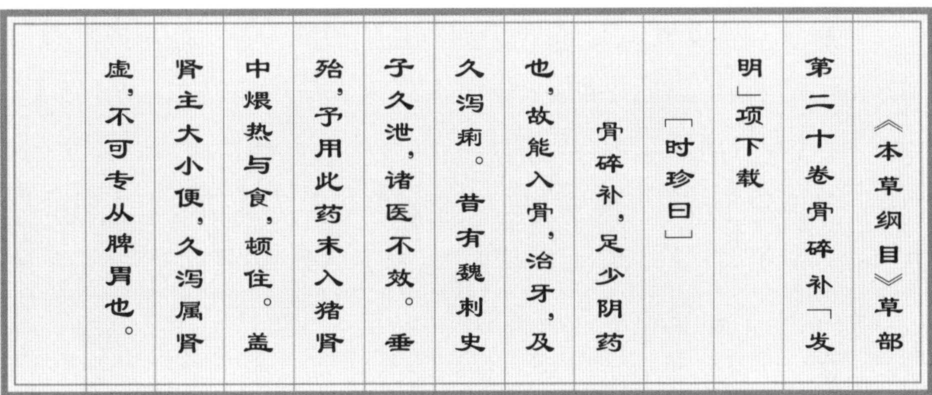
《本草纲目》草部第二十卷骨碎补「发明」项下载

［时珍曰］

骨碎补，足少阴药也，故能入骨，治牙，及久泻痢。昔有魏刺史子久泄，诸医不效。垂殆，予用此药末入猪肾中煨热与食，顿住。盖肾主大小便，久泻属肾虚，不可专从脾胃也。

关于骨碎补治疗久泄，李时珍在《本草纲目》中讲述了自己所经历的一个案例。

魏刺史的儿子患久泄，请了很多医生来诊治都不见效，已然到了生命垂危之时，最后只好请李时珍治疗。李时珍用骨碎补研成末，入猪肾中，煨热给他吃，食后立即止住了泄泻。李时珍分析认为：肾主大小便，久泄必然导致肾虚，因此不能单一专从脾胃疾病来治疗。既然很多医生用药都失败了，李时珍就放弃了治脾胃的办法，考虑从补肾入手，取得了良好的效果。事实证明李时珍的分析判断是十分正确的，辨证论治，药到病除。

骨碎补别名猴姜、毛姜、崖姜、岩连姜等，是水龙骨科植物槲蕨(图38-1)的根茎。骨碎补生于山地林中树干上或岩石上，广泛分布于我国辽宁、山东、江苏、四川、贵州及台湾等地，全年均可采挖，除去泥沙，干燥，或再撩去茸毛(鳞片)(图38-2)。临床上除了生品外，还有烫骨碎补等炮制品应用。

骨碎补之名最早见于《本草拾遗》，其中描述"骨碎补，本名猴姜"。"骨碎补"之名，形象而生动，一听而知其主要功用。但无论是"猴姜"还是"骨碎补"，唐朝之前该药的知名度并不高。相传唐代开元年间，经历多次战争与战乱的皇帝唐玄宗李隆基以其为受伤的将士们治疗跌打损伤骨折，补骨碎，功效极其显著，故下诏赐其"骨碎补"之名。在历代本草中，能由皇帝亲自命名的药品，骨碎补可谓是绝无仅有。这

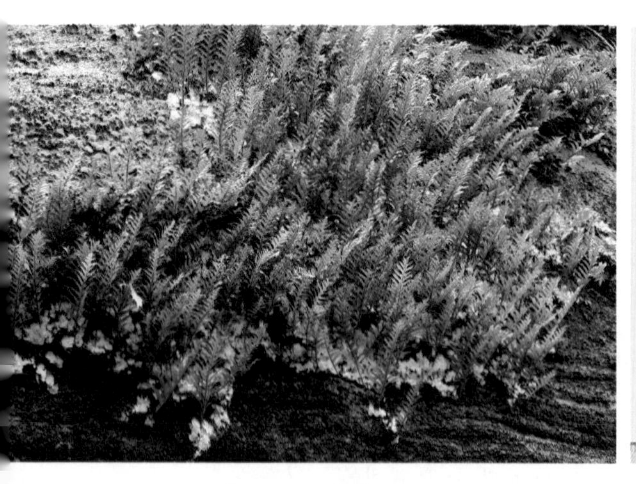

图38-1 槲蕨

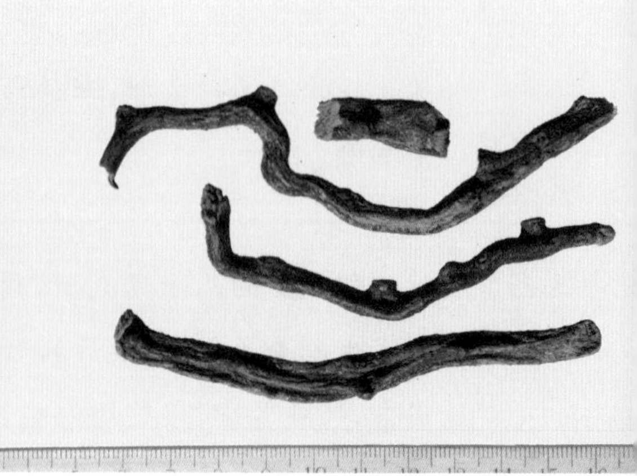

图38-2 骨碎补药材

或许也是“骨碎补”之名逐渐声名大噪，成为治疗跌打损伤要药的关键所在。

此后本草医籍对骨碎补多有记载，如宋《开宝本草》载：“主破血，止血，补伤折。”《本经续疏》载其：“能不使瘀结者留滞，不使流动者妄行，而补苴伤折，如未尝伤折也。”《本草述》载：“治腰痛行痹，中风鹤膝风挛气证，泄泻，淋，遗精，脱肛。”从前面所讲的故事以及历代著名的本草著作记载来看，骨碎补主要是用于骨折、肾虚、骨痛及泄泻、遗精等相关疾病的治疗。特别是其强骨、续伤止痛的功效历经 1 400 余年的临床应用，仍具有鲜活的生命力。2020 年版《中国药典》收载了 20 种含骨碎补的中成药，如骨疏康胶囊、尪痹片、七厘散等，在骨伤科应用十分广泛。

中医认为骨碎补性味苦、温，归肝、肾经，功能疗伤止痛、补肾强骨，用于跌扑闪挫、筋骨折伤、肾虚腰痛、耳鸣耳聋、牙齿松动，外治斑秃、白癜风。如今的骨碎补临床主要用于两个方面，一是治骨折碎裂，尤其是粉碎性骨折。二是治肾阳不足病证，如腰痛、耳鸣、久泻久痢、遗精、筋骨痿软等。

现代药理研究表明其有显著的促进骨折愈合、治疗骨质疏松和护牙健齿的作用。骨碎补对卡那霉素和链霉素所致的副作用有明显的解毒功效，可减轻其对耳蜗的毒性，对药物的耳毒性有一定的预防作用，也能减少药物对肝脏和肾脏的毒性。

关于骨碎补，民间流传很多单方、验方，临床应用均有效果。

❶ 治疗斑秃、脱发

鲜骨碎补 50～100 g。切成薄片，蘸盐水涂搽患部。

2 治疗跌打损伤、挫伤、扭伤

骨碎补、栀子、韭菜根、朱砂根、红花酢浆草各适量(均取鲜品)。共捣烂,酒炒敷患处。或用鲜骨碎补、鲜酢浆草、鲜鹅不食草各适量。加米酒、白糖少量共捣烂,敷患处。

3 防治链霉素毒性及过敏反应

取骨碎补饮片 15 g,水煎,分 2 次服,每日 1 剂。

4 治疗顽固性皮炎

鲜骨碎补 1 芽。刮去绒毛,用碗盛少许菜油,将骨碎补在碗内磨汁。用温水洗净患部,再用棉签蘸汁搽患部,每日 3～5 次即可,直至痊愈为止。

5 治疗肾虚耳鸣耳聋,并齿牙浮动、疼痛难忍

骨碎补 120 g,怀熟地、山茱萸,茯苓各 60 g,牡丹皮 45 g(俱酒炒),泽泻 24 g(盐水炒)。共为末,炼蜜丸。每次服 15 g,饭前用温开水送服。

使用注意

阴虚内热及无瘀血者慎服。《本草汇言》云:"如血虚风燥,血虚有火,血虚挛痹者,俱禁用之。"此外,本品不宜大剂量服用,否则可导致口干、多语、心悸胸闷等。

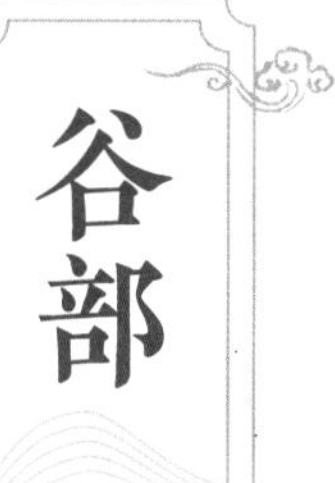
谷部

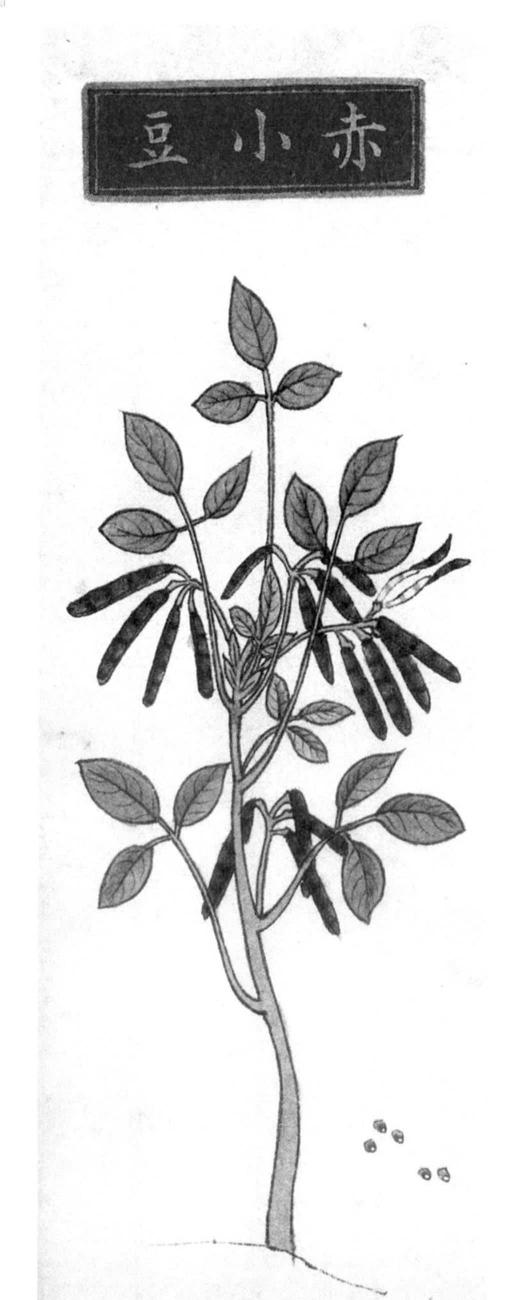
赤小豆

三十九、鲁女生服胡麻饵术，绝谷八十余年

常食胡麻可益寿

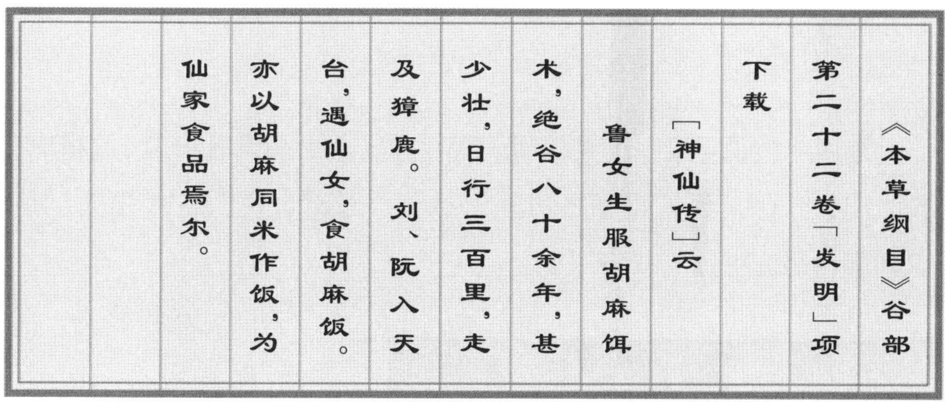
《本草纲目》谷部第二十二卷「发明」项下载

［神仙传］云

鲁女生服胡麻饵术，绝谷八十余年，甚少壮，日行三百里，走及獐鹿。刘、阮入天台，遇仙女，食胡麻饭。亦以胡麻同米作饭，为仙家食品焉尔。

关于胡麻（现称芝麻）延年益寿的作用，在《本草纲目》中还记载有这样一则传说。

相传在鲁国，有一名女子十分喜欢服食胡麻，坚持服食了八十多年。这八十多年来，该女子基本上是以胡麻充饥，几乎没有吃过稻米等其他的谷物。其虽已年过百岁，身体却甚是康健，犹如青壮年一般健步如飞，走路的速度赶得上獐、鹿等这些善于奔跑的动物，每日走上百余里路毫不费劲。

而在民间也有一个关于胡麻延年益寿的传说，相传在汉明帝时期，剡县(今浙江嵊县)人刘晨、阮肇二人去天台山采药，途中遇见二位在仙女游玩。仙女见他们好奇，便邀请二人来到自己居住的洞府里。刘、阮二人在仙人的山洞中流连忘返，这一待便是半年，每天用胡麻拌饭吃，回家后发现外面世界子孙已传了十代。二人十分吃惊，回忆洞中并无特殊之处，唯有每天都吃的胡麻与凡人不同，便领悟到胡麻也许有延年益寿的作用。于是二人赶紧让自己的后代子孙尝试服用，果然服用后个个身体强壮、长命百岁。

这两个传说虽有一定的夸张之辞，但反映出胡麻补肝肾、益精血、长肌肉、增气力、延年益寿之功颇为显著。同时也说明古代先人已认识到服食胡麻可助人长寿了。

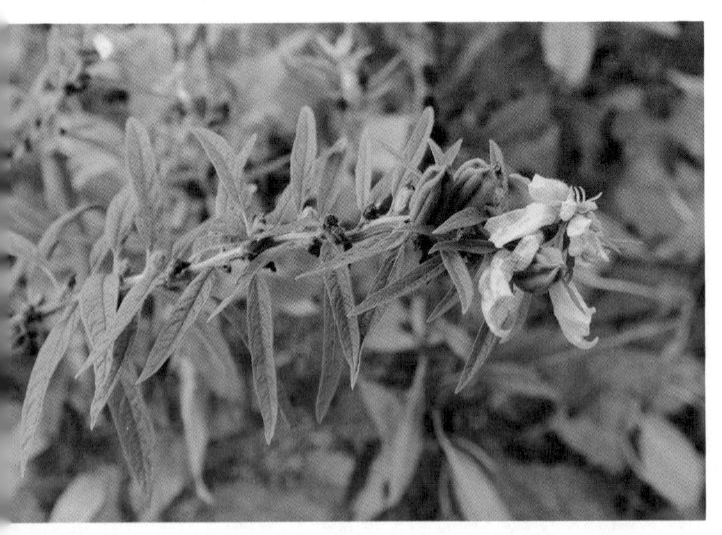

图 39－1　芝麻(脂麻)

胡麻又名脂麻、巨胜、俗称芝麻，为胡麻科植物脂麻(图 39－1)的种子，据《本草纲目》记载，古时中国只有大麻，汉使张骞出使西域时自大宛(古中亚国名，位于今乌兹别克斯坦费尔干纳盆地)得油麻种后回来播种，故名胡麻，以区别于中国的大麻。后因东晋十六

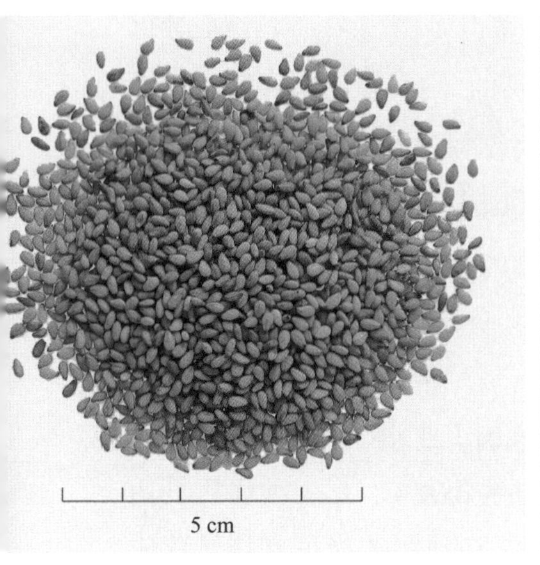

图 39－2　白芝麻

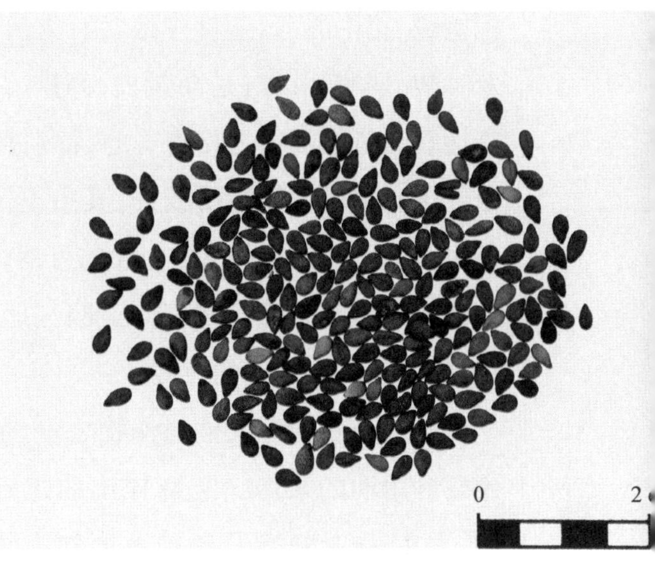

图 39－3　黑芝麻

国时期后赵开国皇帝石勒讳“胡”，故将“胡麻”改为“芝麻”。由此可见胡麻在中国有 2000 多年的栽培历史了。胡麻有黑白两种，白胡麻(图 39－2)多用于食用，黑胡麻(图 39－3)则常做药用，而芝麻独特的外形衍生出的“芝麻开花节节高”，是中国人形容生活越来越美好的俗语。

胡麻的营养食用价值古人多有称赞，被誉为八谷之冠。将胡麻作为药物最早见于《神农本草经》，载其可“补五内、益气力、长肌肉、填髓脑，久服轻身不老。”东晋著名的医药学家和炼丹术家葛洪说：胡麻“服至百日，能除一切痼疾，一年身面光泽不饥，二年白发返黑三年齿落更生……久服长生。”梁代名医陶弘景指出胡麻：“八谷之中唯此为良。”北宋大文豪苏东坡亦说：“九蒸胡麻，同去皮茯苓，入少许白蜜为面食之，日久气力不衰，而百病自去……此乃长生要诀。”

现代研究表明，芝麻含油达 60%，油中主要成分有油酸、亚油酸、棕榈酸、花生酸等，芝麻中还含有大量的蛋白质、碳水化合物、钙、铁以及叶酸、烟酸、甾醇，是高蛋白、高铁、高钙的“三高食品”，在这一点上其他食品是很难与之相媲美的，特别是对于促进儿童生长发育大有好处。芝麻中所含的脂肪较好，其中不饱和脂肪酸含量为85%～90%，易为人体所消化吸收，其富含的可溶性植物纤维素，长期食用可降低人体血液中胆固醇含量，降低便秘、肥胖、心脏病等发病率，对血管硬化、高血压者有良好的疗效。

芝麻是我国五大油料作物之一，是我国工业用干性植物油和大众主要食用油的来源。芝麻榨出的芝麻油香酥可口，是一种优质食用油，富含α-亚麻酸及各种不饱和脂肪酸，在动物体内可直接转化成DHA和EPA，这些物质是人体必需的不饱和脂肪酸，也是深海鱼油的主要成分，具有促进人体智能、强身健脑、防止心血管疾病、抑制疾病基因等重要作用。

芝麻中所含植物激素木酚素含量是其他普通作物的800倍左右，这种物质被人体吸收后，可以抑制癌症，特别是能降低乳腺癌、结肠癌和前列腺癌的发病率。而其中所含的维生素E有增强细胞的抗氧化和抗“自由基”作用，可延缓人体衰老。

芝麻可以说是一味药食俱佳的健康食品，用其制作的美味食品令人难忘。在寒冷的冬季来上一碗热乎乎的黑芝麻糊，能让人周身瞬间充满能量。李时珍的《本草纲目》有记载：每日吃上两丸九蒸九晒芝麻丸，可补肝肾、润五脏、益气力、长肌肉、填脑髓，轻身不老。除了做成糊和丸，黑芝麻还能做馅，最著名便是正月十五的黑芝麻馅汤圆了，此外还有芝麻饼、芝麻酱等，这些都是今天颇受欢迎的天然黑色食品。

中医认为黑芝麻味甘性平，入脾、肺、肝、肾经，有补肝肾、益精血、通血脉、润肌肤、补肺益气、助脾长肌、健美乌发、润肠通便、延年益寿等功能。凡身体虚弱、头晕目眩、肢体麻木、肝肾阳亏、血燥生风、头发早白、肠燥便秘等症，均可用之。现代认为适宜产后乳汁缺乏、身体虚弱、贫血、高脂血症、高血压病、糖尿病、老年哮喘、肺结核、荨麻疹、血小板减少性紫癜、末梢神经麻痹、痔疮、习惯性便秘者食用。

芝麻治病的应用范围颇为广泛。作为药食两用的药材在民间流传有很多单方、验方，临床均有效果。

❶ 治疗肝肾虚损，精血不足，见眩晕耳鸣、眼干目昏、须发早白、秃发、肠燥便秘等

黑芝麻、桑叶等分为末，炼蜜为丸，每服 10～15 g，连续服用 3 个月。

❷ 治疗白癜风

黑芝麻 500 g，生地黄 250 g，桃仁 50 g。以上 3 味蒸熟，晒干，再蒸再晒干，研成极细粉，一次服一汤匙，用蜜水冲服，每日 2 次。

❸ 治疗产后血虚，乳汁不足

芝麻 15～30 g，炒香，研末，用猪蹄汤冲服，每日早晚各 1 次。

❹ 治疗消化性溃疡

核桃仁 30 g，黑芝麻 25 g，延胡索 15 g，焙干研末。加入热豆浆 200 mL 中，搅匀，加 2 个鸡蛋清，再搅匀，饭前 15 分钟喝下，做仰、侧、俯、卧位动作，使药液与胃黏膜充分接触，每日 2 次，30 日为 1 疗程。

❺ 治疗大便秘结，胃实能食，小便热赤

黑芝麻 120 g（研取汁），杏仁 120 g（去皮），大黄 150 g，山栀子

300 g。以上 3 味药研末，取炼蜜加入芝麻汁，再加入上述药粉制作成丸剂，每服 15 g，早晚各服一次，白开水送服。

使用注意

《本草从新》载：胡麻服之令人肠滑，精气不固者亦勿宜食。现代认为患有慢性肠炎、便溏腹泻者忌食。根据前人经验，男子阳痿、遗精者慎食。

四十、杨起出即泻，日夜数行

荞麦善治肠胃积滞

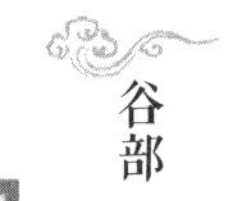

《本草纲目》谷部第二十二卷荞麦「发明」项下载

按杨起《简便方》云：肚腹微微作痛，出即泻，泻亦不多，日夜数行者。用荞麦面一味作饭，连食三四次即愈。予壮年患此两月，瘦怯尤甚。用消食化气药俱不效，一僧授此而愈，转用皆效，此可征其炼积滞之功矣。

关于荞麦治疗肠胃积滞和慢性泻痢，李时珍在《本草纲目》中引用了一个故事。

很久以前，有一个叫杨起的医生，在中年的时候患了肠胃病，肚腹经常微微作痛，并且一大便就泻，但泻也不多，白天夜里都要反复泻好几次。于是，杨起自己治疗，用了很多消食行气的药都没有效果，这种情况足足持续了两个多月，身体日渐消瘦。一次杨起偶遇一个和尚，和尚见他面色不好并且身体很消瘦，问清楚情况后便传授了一个方子给他，就是用荞麦面当作饭食，连吃三四餐就会有效。一开始杨起认为和尚在开玩笑，不相信这么简单的方会有效果，他还是四处求医，然而看了很多医生也服了不少药物，还是不见起色。在实在没有办法的情况下他想起了和尚的那个方子，于是去集市上买了荞麦面回家煮来当作饭食，连续吃了三四餐，果真见效，再服几天后就真的把几个月的肠胃病治好了。后来他在给其他患者诊治此类肠胃病时也用这个方子，竟然个个都很灵验。于是，杨起在他晚年编写用药经验方书《简便方》时，就把荞麦面能治肠胃病的功效收入到这本书里。

荞麦，又称莜麦、乌麦、甜荞、花荞，为廖科荞麦属植物荞麦（图 40－1）的种子，霜降前后种子成熟时收割，打下种子，除去杂质，晒干（图 40－2）。

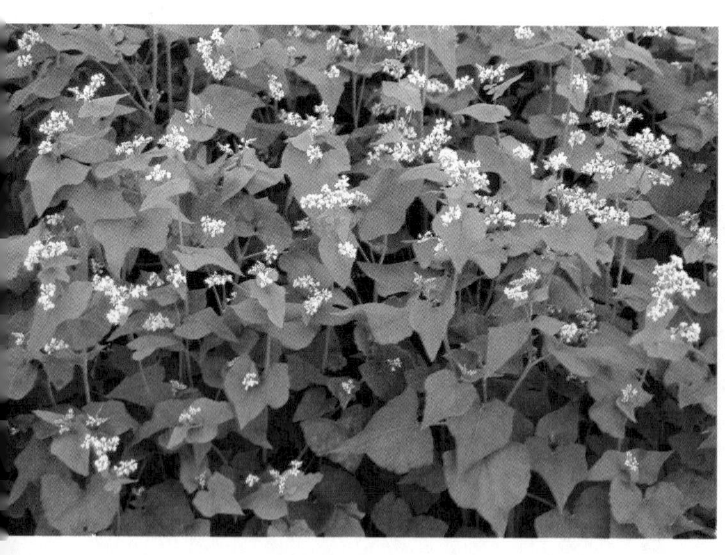

图 40－1　荞麦

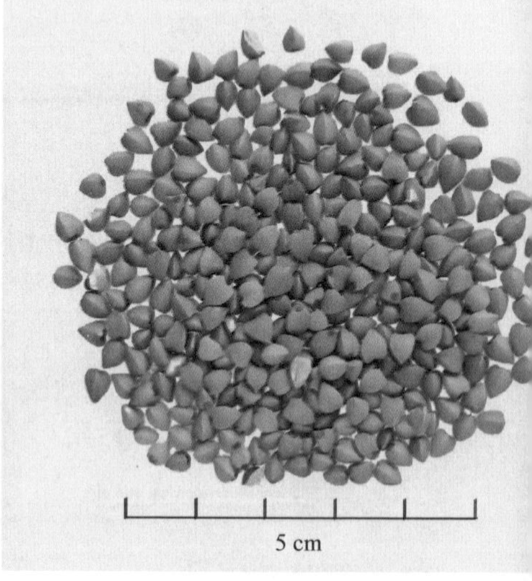

图 40－2　荞麦药材

《本草纲目》记载：荞麦之茎弱而翘然，易长易收，磨面如麦，故曰荞曰荍，而与麦同名也。俗亦呼甜荞，以别苦荞。

我国具有悠久的荞麦栽种历史，是世界荞麦生产大国，其产量居世界第二，出口量世界第一。甜荞在我国分布极其广泛，主要分布在内蒙古、陕西、山西、甘肃、宁夏、云南等省、自治区。我国有三大甜荞麦产区：一是以库伦旗、奈曼旗、敖汉旗和翁牛特旗为主的内蒙古东部白花甜荞产区（荞麦花被多为白色）；二是以固阳县、武川县和四子王旗为主的内蒙古后山白花甜荞地区；三是以陕西省的定边县、靖边县、吴起县、志丹县和安塞县，宁夏回族自治区的盐池县和彭阳县以及甘肃省的环县和华池县等地组成的陕甘宁红花甜荞地区（荞麦花被多为红色）。

甜荞具有生育期短、适应性强、耐旱耐瘠、食疗同源、营养丰富等特点，不仅能用作人粮、畜草、禽料、蜜源，还能强身健体、防病治病。荞麦作为一种国际公认的药食兼用作物，早在《本草纲目》就记载其“实肠胃、益气力、续精神，能炼五脏滓秽；降气宽肠、磨积滞，消热肿风痛，除百浊、白带、脾积泄泻”。荞麦含有蛋白质、氨基酸，其碳水化合物主要是淀粉。因为颗粒较细小，所以和其他谷类相比，具有容易煮熟、容易消化、容易加工的特点。荞麦还含有丰富的膳食纤维，其含量是一般精制大米的10倍；荞麦含有的铁、锰、锌等微量元素也比一般谷物丰富。还含有B族维生素、维生素E、铬、磷、钙、铁、赖氨酸、氨基酸、脂肪酸、亚油酸、烟碱酸、烟酸、芦丁等营养物质，所以荞麦是一种药食两用的佳品。在我国，由荞麦加工制成的食药用产品种类繁多，主要包括米面类、茶饮类、调味类、酒类、保健品、医药及医药原料类等，备受欢迎。

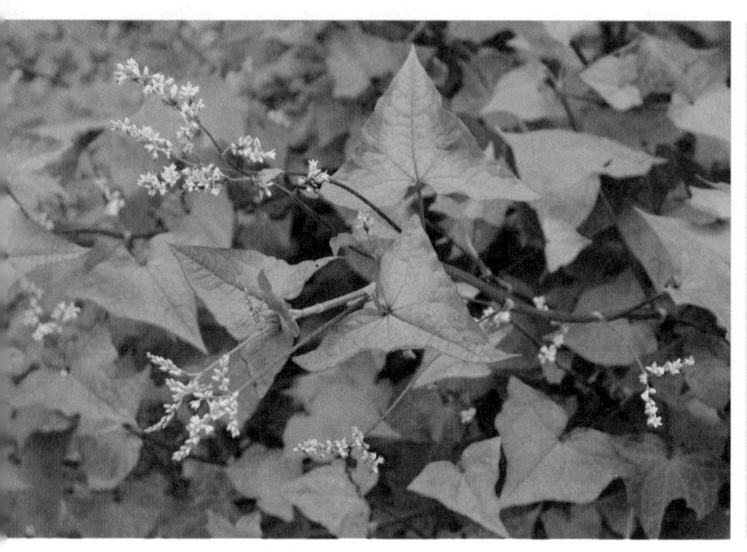

图 40－3　苦荞麦

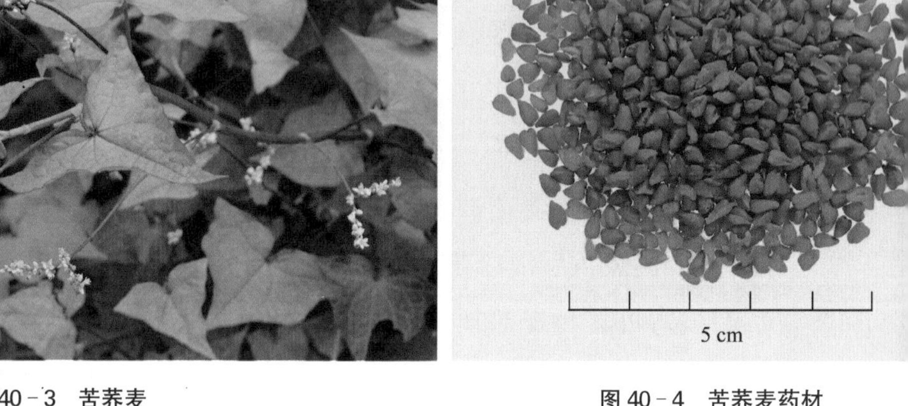

图 40－4　苦荞麦药材

另还有一种荞麦——苦荞麦（图 40－3），是荞麦属的另一栽培品种，李时珍说："苦荞出南方，春社前后种之。茎青多枝，叶似荞麦而尖，开花带绿色，结实亦似荞麦，稍尖而棱角不峭。其味苦恶，农家磨捣为粉，蒸使气馏，滴去黄汁，乃可作为糕饵食之，色如猪肝。谷之下者，聊济荒尔。"相对甜荞麦而言，苦荞麦籽粒较小，外表粗糙，中央有深的凹陷（图 40－4）。苦荞麦一般以块根入药，秋季采挖，洗净，晒干。味苦、性平，功能理气止痛、健脾利湿，可用于胃痛、消化不良、腰腿疼痛、跌打损伤。所以两种荞麦宜注意区分。

现代中医认为，荞麦味甘、微酸，性寒，归脾、胃、大肠经，具健脾消积、下气宽肠、解毒敛疮的功效。临床常用于治疗肠胃积滞、泄泻、痢疾、绞肠痧、白浊、带下、自汗、盗汗、疱疹、丹毒、痈疽、发背、瘰疬、烫火伤等，有较好疗效。

现代药理研究表明，荞麦所含丰富的膳食纤维可以促进胃肠蠕动，通便，对于预防便秘有很好的作用，还可以降低血糖、血脂。荞麦所含的烟酸具有解毒功效，还可以扩张血管、降低胆固醇；芦丁，又称为维生素 P，可以保护视力，软化血管，降低人体血脂，可以有效预防脑溢血，还具有抗炎作用。

关于荞麦，民间流传很多单方、验方，现列举一些常用方剂，仅供参考。

❶ 治疗脚鸡眼

荞麦适量研粉，以荸荠汁调敷脚鸡眼，每天 2 次，连用 3 天，鸡眼疔即可拔出。

❷ 治疗痈疽发背，一切肿毒

荞麦面、硫黄各 30 g。为末，用纯净水混合做饼，晒干后收藏。每用一饼，磨水敷之，每日早晚各 1 次。

❸ 治疗顽固性神经性头痛

取荞麦数斤研成粉，在铁锅中炒热后，加醋再炒，趁热用干净棉布包裹少许，热敷于疼痛部位，包裹凉后则换热包裹再次敷上，如此反复热敷即可。多数患者更换 10～15 次后头痛即可消失，个别需更换 20 次以上。

❹ 治疗饮食积滞，腹胀腹痛

荞麦 15 g，隔山撬 15 g；莱菔子 10 g，共研为细末。每次服 10 g，每日 2 次，用温开水送服。

❺ 治疗噤口痢

荞麦面，每次 6 g，用砂糖水调服，每日 3 次。

❗ 使用注意

荞麦性寒，脾胃虚寒者禁用。另据《本草图经》载：“荞麦不宜多食，亦能动风气，令人昏眩。”《医林纂要》载：“荞麦，春后食之动寒气，发痼疾”。

四十一、宋仁宗在东宫时，患痄腮

赤小豆善治恶疮

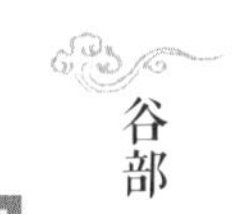

《本草纲目》谷部二十四卷赤小豆「发明」项下载

陈自明《妇人良方》云

予妇食素，产后七日，乳脉不行，服药无效。偶得赤小豆一升，煮粥食之，当夜遂行。因阅本草载此，谩记之。又朱氏集验方云：宋仁宗在东宫时，患痄腮，命道士赞宁治之。取小豆七七粒为末，傅之而愈。中贵人任承亮后患恶疮近死，尚书郎傅永授以药立愈。叩其方，赤小豆也……有僧发背如烂瓜，邻家乳婢用此治之如神。此药治一切痈疽疥疮及赤肿，不拘善恶，但水调涂之，无不愈者。但其性黏，干则难揭，入苎根末即不黏，此法尤佳。

李时珍在《本草纲目》谷部介绍了几个赤小豆治病的民间故事。

宋代名医陈自明的妻子平时都是吃素，在其产后七天，仍然没有奶水，且服了许多催乳的药均无效果。偶然间得到赤小豆一升，便用其煮粥服食，当晚便有乳汁出来，真的是很神奇。这是陈自明从前人本草书籍中看到的记载，经试用显效，便如获至宝地将此方收入由他编写的《妇人良方》中。

《本草纲目》还转载了《朱氏集验方》记载的一个故事。

宋仁宗还是太子的时候，患了痄腮病（即现代人所称腮腺炎），便请道士赞宁前来治疗。赞宁看见他腮腺肿大，以耳垂为中心逐渐向前、向后、向下发展，呈现梨形肿大，伴随发热、疼痛，痛苦难忍。便取赤小豆四十九粒，研为细末，用水调敷，逐渐肿消痛止。后来中贵人任承亮患恶疮濒临死亡，尚书郎傅永给他一些药粉让其调水外敷，用药后立刻见效，并用此药治愈。问他此药是何物，被告知就是一味赤小豆。有个和尚患发背，疮如烂瓜，邻家雇佣的奶娘便用赤小豆给他治疗，药到病除，灵验如神。看来，赤小豆治一切痈疽疮疥红肿，不问良性恶性，用水调敷后没有不治愈的。但赤小豆性黏，风干后难揭下，如果加入少量的苎麻根粉末，就不黏了。这一办法很好，让赤小豆的效果发挥到最佳。

赤小豆，又称赤豆、小豆、红豆、红小豆，为豆科植物一年生半缠绕草本植物赤小豆（图 41－1）或赤豆（图 41－2）的干燥成熟种子，药材以

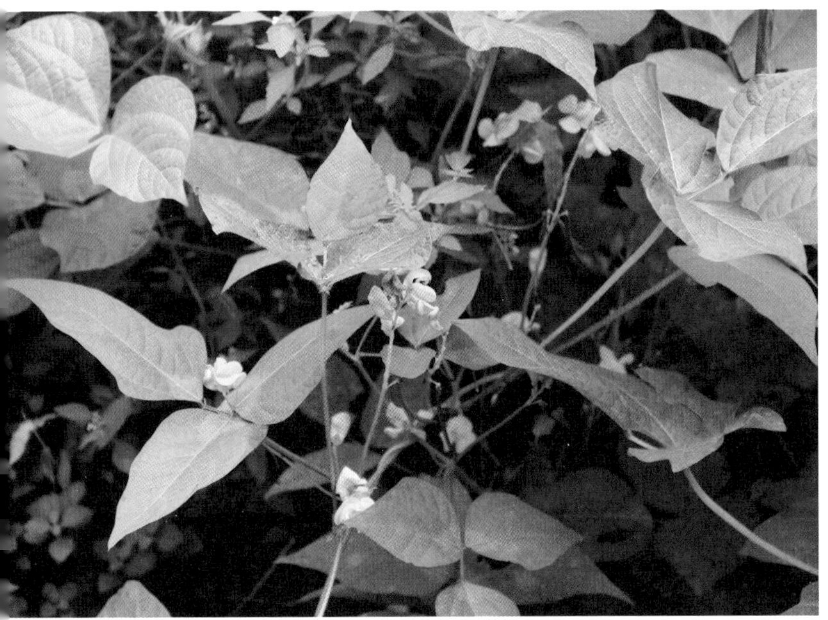

图 41 - 1　赤小豆

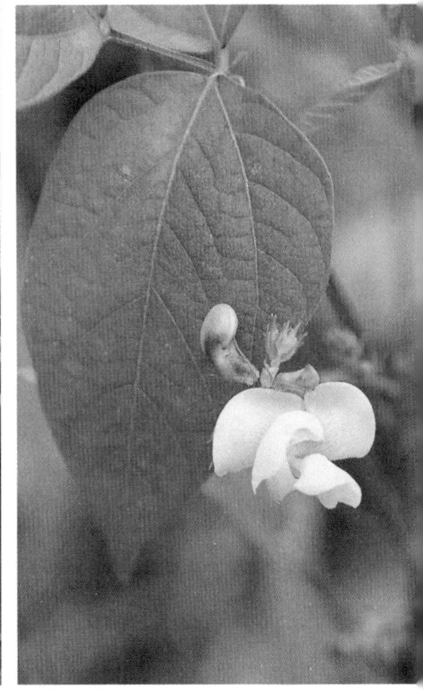

图 41 - 2　赤豆

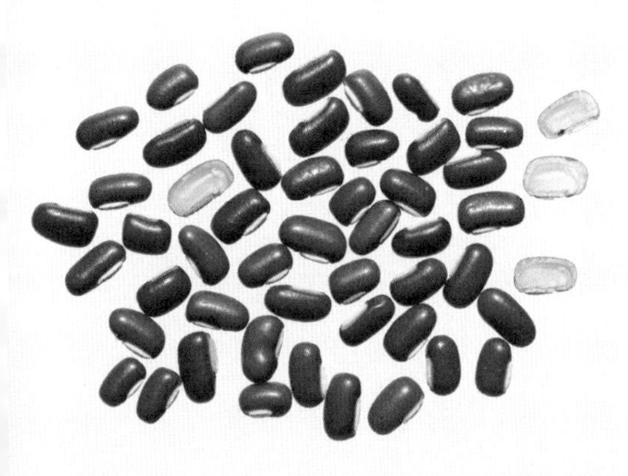

图 41 - 3　赤小豆药材

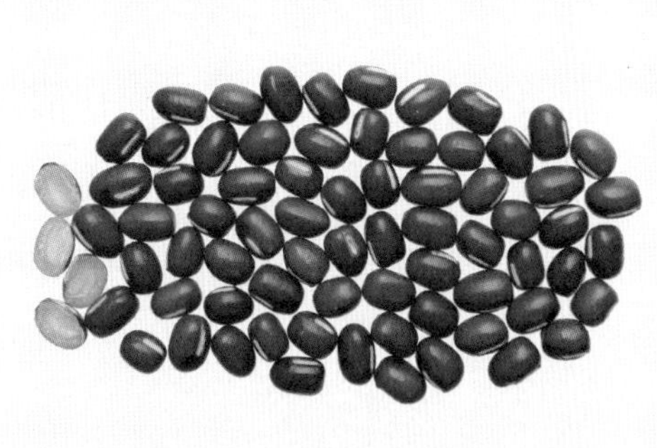

图 41 - 4　赤豆药材

赤小豆(图 41 - 3)品质为好,但货源不多,渐为赤豆(图 41 - 4)所代替。秋季果实成熟而未开裂时拔取全株,晒干,打下种子,除去杂质,再晒干,以颗粒饱满、色紫红发暗者为佳。

赤小豆作为药物最早记载见于《神农本草经》,言其"消热毒痈肿,散恶血不尽,烦满,治水肿及肌胀满"。其后《食疗本草》也收载了它,并载其"甚治脚气及大腹水肿,散气,去关节烦热,令人心孔开,止小便数"。《本草纲目》对其功效做了更为详细的描述:"消热毒,散恶血,除烦满,通气,健脾胃,令人美食。捣末同鸡子白,涂一切热毒痈肿。煮汁,洗小儿黄烂疮,不过三度。缩气行风,坚筋骨,抽肌肉。久食瘦人。散气,去关节烦热,令人心孔开。暴痢后,气满不能食者,煮食一顿即辟瘟疫,治产难,下胞衣,通乳汁。和鲤鱼、蠡鱼、鲫鱼、黄雌鸡煮食,并能利水消肿。"可见,自古以来赤小豆就作为药食两用品应用了。

赤小豆在全国广为栽培,但主要分布于浙江、江西、湖南、广东、广西、贵州、云南等地。我国是世界上赤小豆产量最大的国家,也是主要出口国。

现在市面上易混淆赤小豆和赤豆,两者在形状和功效应用上是有区别的,赤小豆略呈圆柱形而稍扁,种皮赤褐色或紫褐色,平滑,微有光泽,种脐线形,白色,质坚硬,不易破碎,气微,嚼之有豆腥味。赤豆,民间多称其为红豆,外观呈短圆柱形,两端较平截或钝圆,表面暗棕红色,有光泽,种脐不突起。赤小豆与赤豆尽管长相不同,种属却相同,同属豆科植物,功效应用相同,性质和营养成分也接近,只是赤小豆偏凉,功效强些。所以中医入药多用赤小豆,而赤豆偏补,多供食用,要注意区分。

还有一种红豆,又名相思豆,为豆科植物相思子的成熟种子,广布于热带地区。相思豆性味辛、苦、平，有小毒，入心、肺经，与赤小豆外观不同的是相思豆的种子椭圆形，或近圆形，在脐的一端黑色，上端朱红色，有光泽。有清热解毒，祛痰杀虫之功，适用于疮痈肿痛、腮腺炎等，临床多外用，研末调敷；或煎水洗；或熬膏涂。不宜内服，以防中毒。

另有一种木豆，又名观音豆，为豆科植物木豆的种子，味甘微酸，性温，无毒。木豆为扁球形，表面暗红色，种脐长圆形，白色，显著突起；质坚硬，内有两片肥厚子叶；气微，味淡，嚼之有豆腥气。具有利湿、消肿、散瘀、止血之功效，主治风湿痹痛、跌打肿痛、衄血、便血、疮疖肿痛、产后恶露不尽等。赤小豆与木豆也是同属豆科植物，木豆侧重于止血散瘀，赤小豆侧重于解毒排脓。

因此，我们在日常应用赤小豆、赤豆、红豆及木豆的时候要学会区分，避免用错。

现代中医认为赤小豆味甘、酸，性平，归心、小肠经，具利水消肿、解毒排脓的功效。临床常用于水肿胀满，脚气浮肿，黄疸尿赤，风湿热痹，痈肿疮毒，肠痈腹痛等。赤小豆应用历史悠久，成方较多，如《圣济总录》中赤小豆汤、《伤寒论》中麻黄连翘赤小豆汤、《圣惠方》中赤小豆散等。现代研究发现，其治疗急性肾炎、肝硬化腹水、水痘、腮腺炎、炎性外痔、皮肤病等疾病效果良好。

赤小豆的药理作用主要是抑制胰蛋白酶，还有抑菌作用。

赤小豆药食两用，广为流传，民间单方、验方临床应用也被证实疗效较好。

1 治疗流行性腮腺炎

用赤小豆五六十粒，研磨成粉，随后用蛋清和冷水调成黏稠状，摊在纱布上，随后敷在患处。

② 治疗水肿、小便不利

赤小豆 30 g，草果 6 g，母鸡 1 只，调味品适量。将母鸡去毛杂，洗净，同赤小豆同放砂锅内，加入清水及葱、姜、味精、食盐等，武火煮沸后，转文火炖至肉、豆烂熟，再加味精少许即可，每周 2 剂。

③ 治疗湿热型亚急性湿疹

赤小豆 30 g，麻黄 6 g，连翘 10 g，黄芩 10 g，白鲜皮 15 g，杏仁 10 g，桑白皮 10 g，土茯苓 20 g，防风 10 g，蒲公英 20 g，丹皮 15 g，甘草 6 g。每日一剂，水煎 2 次，合并煎液，分 2 次服，早晚各 1 次，连续治疗两周。

④ 治疗颜面部青春痘

取赤小豆 30 g，鸡内金 10 g。先将鸡内金研末，然后按照平常方法煮赤小豆，于赤小豆将熟时，放入鸡内金末调匀，可作早餐食用。

⑤ 治疗肝硬化腹水

取赤小豆 500 g，活鲤鱼 500 g 左右 1 条，同放锅内，加水 2 000～3 000 mL 清炖，至赤小豆烂透为止。将赤小豆、鱼肉和汤分数次服下。每日或隔日 1 剂。连续服用，以愈为止。

! 使用注意

赤小豆的营养价值非常高，但也不是人人都适合吃。如小孩平素吃东西较少，食欲不佳、营养欠佳、大便稀溏时，就不宜食用赤小豆。如果成人体质虚弱，正服用补益中药时，也不宜食用赤小豆，否则会影响药物的疗效。赤小豆能通利水道，故尿多、身体消瘦之人忌食，阴虚津伤者慎服。

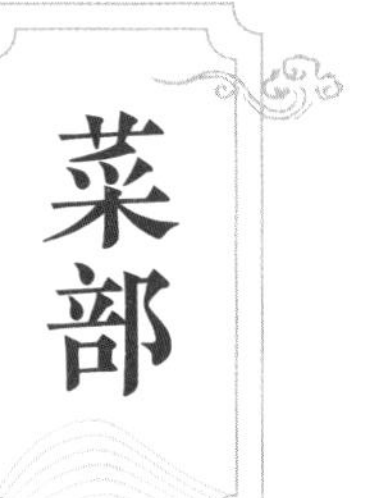
菜部

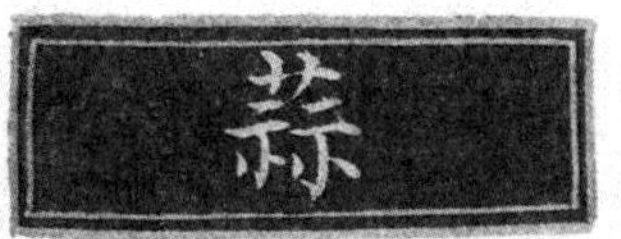
蒜

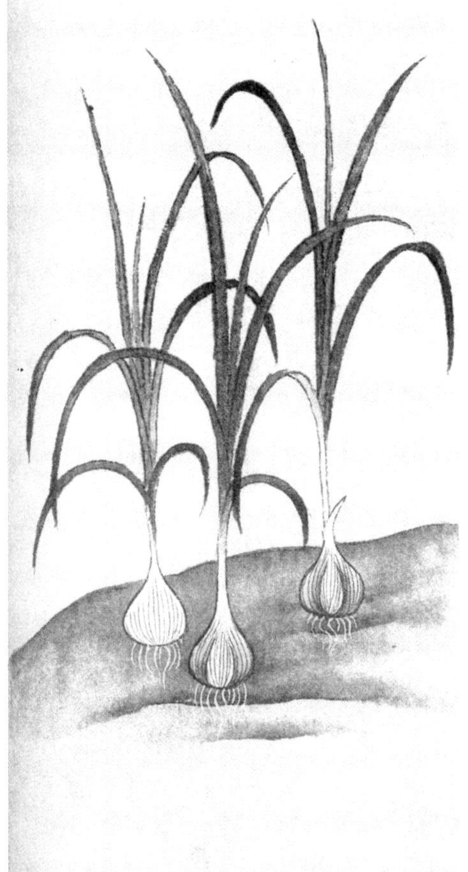

四十二、帝登山，遭莸芋毒，将死

神奇的大蒜

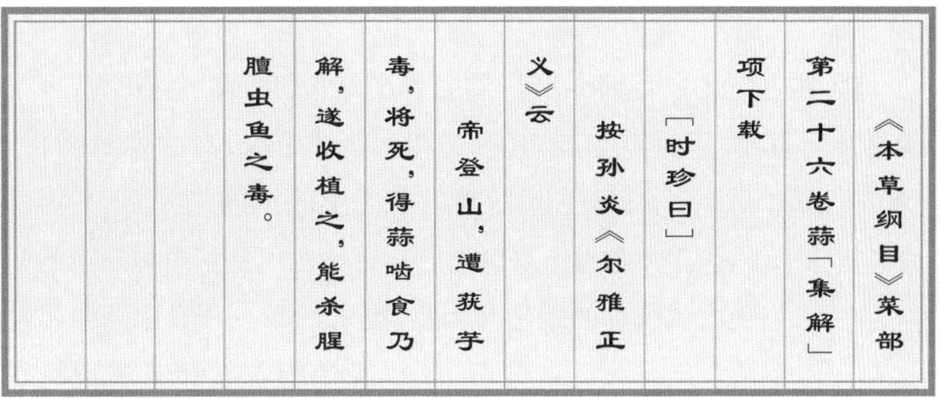
《本草纲目》菜部第二十六卷蒜「集解」项下载

「时珍曰」按孙炎《尔雅正义》云

帝登山，遭莸芋毒，将死，得蒜啮食乃解，遂收植之，能杀腥膻虫鱼之毒。

大蒜，不仅是最普及的一种蔬菜，而且也是一味常用的药物，其食用、药用历史颇早，有关大蒜的发现及食用的传说和故事在《本草纲目》中有如下记载。

上古时期，有一次黄帝登上嵩山，因旅途劳累过于饥饿，误食莸芋充饥而中毒，症见头晕、腹痛腹泻、口渴、四肢无力，服用多种解药均以无效而告终，无奈之下黄帝只好等死。此时又饥又渴的黄帝突然发现路边的草丛中长着几棵形状奇怪的植物，之前好似从未见过，强烈的好奇心促使黄帝爬过去拔了一棵，用力搓揉，发现有浓烈的臭气，一尝味道极其辛辣，但质地鲜嫩多汁，吃完后感觉还不错。黄帝便将几棵嫩草全部都吃下去了，一二个时辰之后其中毒症状有所缓解，这下黄帝知道今天发现一种新的解毒药了。于是趁热打铁又找到几棵，连根挖起带回家中种植，经多次试验发现这种植物不仅可作蔬菜食用，而且确实有解毒的功效，黄帝便教臣民们广泛种植。这种植物就是流传至今，众所周知的大蒜。

蒜，在古代又分大蒜和小蒜，陶弘景在南北朝时期就指出过"今人谓葫为大蒜，谓蒜为小蒜，以其气类相似也。"李时珍在《本草纲目》"蒜"下记载"蒜字从祘，谐声也，又像蒜根之形，中国初惟有此，后因汉人得胡蒜于西域，遂呼此为小蒜以别之"，可见古代是把中国原产的蒜称为小蒜，把从西域引种的蒜称为大蒜(图 42-1)。今日中药应用之大蒜为百合科葱属植物蒜的鳞茎(图 42-2)。

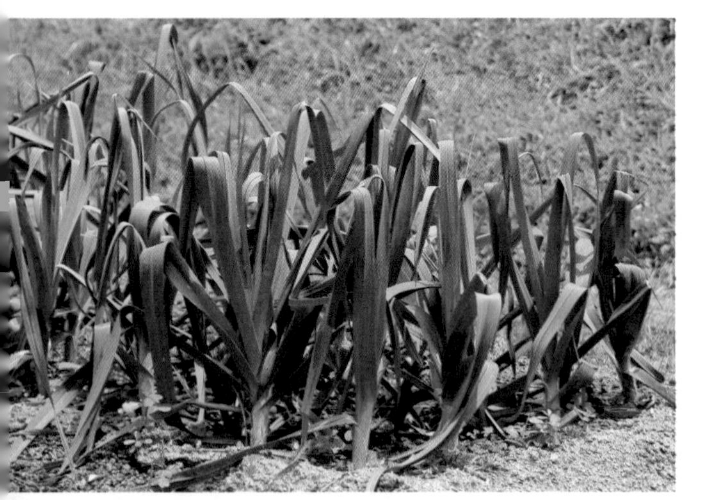

图 42-1 大蒜

大蒜是一味神奇而古老的药食两用珍品，被称作"健康保护神"。大蒜应用历史悠久，据说是由张骞出使西域带回来的。也有传诸葛亮率军南征时期受人毒害，百万大军遭遇瘟疫，情况十分危险，此时一老者献计解救，“此去正西数里，有一隐士号万安隐者，其草庵前一仙草名芸香韭叶，口含一叶，瘴气不染”，诸葛亮依言而行，全军得以平安。后得知“芸香韭叶”即为家喻户晓的大蒜。

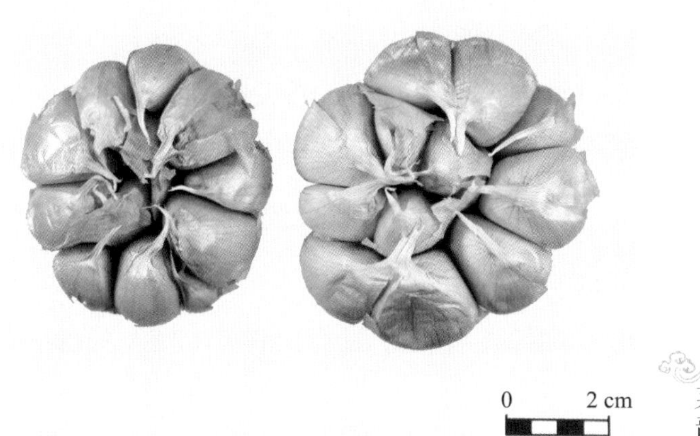

图 42－2　大蒜药材

大蒜在国外也流传广泛。在古埃及，大蒜还被大量地分发给奴工维持体力以建造金字塔，同时也预防集聚的奴工传染瘟疫。大蒜还出现在世界上最古老的食谱中。古希腊的医学之父希波克拉底极力推崇食用大蒜防病治病，在公元前 776 年举行的第一届古代奥林匹克运动会期间，竞技者们也常吃大蒜来提高耐力、增强体力和斗志，大蒜成为首次记载下来的提高运动成绩的天然药物。在第二次世界大战中，由于药品严重缺乏，英国的军需部门曾购买十吨大蒜榨汁，作为消毒药水涂于纱布或绷带上医治枪伤，以防细菌感染。

在日本，大蒜被认为可以增强体力，甚至壮阳；美国也把大蒜列为基本保健食品；德国有最古老的大蒜节，有首家大蒜研究所，有数家大蒜超市，更有大蒜蛋糕、大蒜冰淇淋、大蒜香肠、大蒜奶酪、大蒜蜂蜜、大蒜果酱、大蒜酒等众多大蒜食品。此外，德国大蒜研究所联合相关政府部门推进一项旨在改善国民饮食习惯预防癌症等疾病的“大蒜食品计划”。可见大蒜神通广大，享誉国内外。

近年来，人们越来越重视大蒜的药用与食用价值。大蒜素已被制成糖浆、胶囊、注射液等多种药品应用于临床，大蒜食品制品也成为当今世界被人们最推崇的保健食品之一。自从19世纪巴斯德明确提出了大蒜素具有一定的抗菌活性后，许多学者在这方面深入研究。由于大蒜素具有杀菌力强，抗菌谱广的特性，因此也被称为“植物界天然广谱抗生素”。

大蒜还有较好的美容作用，用大蒜汁搽斑秃或脱发处，随之用热毛巾包裹头部1～2小时，再用肥皂水洗净，数次之后即可长出丝样软发。由等量的大蒜汁、蜂蜜、百合花汁和白蜡在慢火上制备成软膏，可防止面部皱纹过早出现，也可消除雀斑与色素沉着，长时间敷于疣子、鸡眼上可使其自然脱落。

此外，大蒜还有强精壮阳作用。如此众多的作用，说明大蒜的确是一种神奇的药物，我们应当重视并充分利用它，为身体健康发挥更积极的作用。

中医认为大蒜味辛、性温，功能健胃、止痢、止咳、杀菌、驱虫，能预防流行性感冒、流行性脑脊髓膜炎，可以治肺结核、百日咳、食欲不振、消化不良、细菌性痢疾、阿米巴痢疾、肠炎、蛲虫病、钩虫病等。外用可治阴道滴虫，急性阑尾炎等。现代的临床应用证明大蒜确有解毒杀虫的作用，并能治疗鼻咽癌、肺癌、胃腺癌等，用大蒜精油胶丸治疗高脂血症、动脉硬化症、高血压等，也有一定的疗效。

最新的药理研究证明大蒜具有广谱抗菌和消炎作用，有很强的抗病毒能力，其中活性成分大蒜素在医药上已用于临床。大蒜不仅具有独特的药理活性，而且无过敏反应、无副作用、无毒性，已经成为重要的保健食品之一，在生物医药领域具有很大的开发潜力。

大蒜的临床应用范围颇广。既有中药的治疗作用，又有药膳的食疗作用。

❶ 预防和治疗流脑、乙脑、流感

大蒜 15 g 捣烂，兑凉开水 40 mL，加白糖适量，分 2 次服，连服 5 日，具有显著的预防和治疗作用。

❷ 治疗牛皮癣、肿毒

大蒜 30 g，鲜韭菜 30 g，捣烂成泥状，烘热搽患处，每日 1 次。

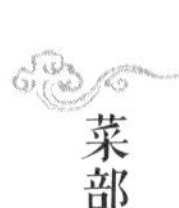

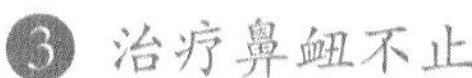

❸ 治疗鼻衄不止

蒜一枚，去皮，研如泥，作铜钱大饼子，厚一豆许。左鼻血出，贴左足心，右鼻血出，贴右足心，两鼻俱出，俱贴之。

❹ 治疗流行性腮腺炎

大蒜、赤小豆、马齿苋各适量，研细后加陈醋适量调匀敷患处，每日换药 1 次；或用蒜头 50 g 去皮，成泥，入少量面粉，用醋调匀敷患处，每日 1 次。

❺ 治疗中暑，伤暑

大蒜、鲜韭菜、鲜生姜各适量，蒜、姜去皮，共捣汁灌服。

❗ 使用注意

阴虚火旺者，以及目疾、口齿、喉、舌部患疾者均忌食。外用对局部有强烈的刺激性，能引起灼热、疼痛、发疱，故不可久敷。

四十三、一蜘蛛为蜂所螫，坠地，腹鼓欲裂

药食皆话香芋

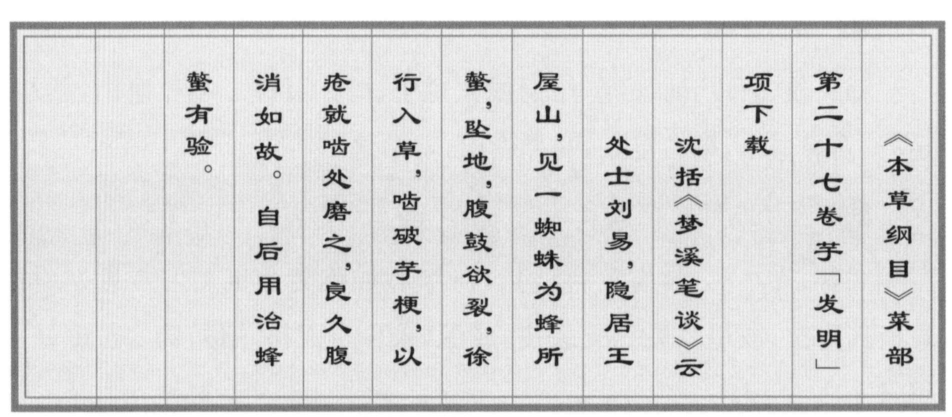

《本草纲目》菜部第二十七卷芋「发明」项下载

沈括《梦溪笔谈》云处士刘易，隐居王屋山，见一蜘蛛为蜂所螫，坠地，腹鼓欲裂，徐行入草，啮破芋梗，以疮就啮处磨之，良久腹消如故。自后用治蜂螫有验。

关于芋的药用，在《本草纲目》芋条项下记载着这样一个传说。

宋代有一名叫刘易的居士，德才兼备，因他十分厌恶官场上的争斗，便隐居于王屋山做一名悠闲自得的隐士。刘易在山中读书种地，空闲时就在山中观察动植物的生长发育情况，尤其感兴趣细小的昆虫，对其观察最为细致。一日，刘易看到一只蜘蛛织了一张大网，正等着小虫来触网，便站在网边驻足观看。不一会儿，一只大黄蜂误撞到网上，蜘蛛立即上前想将其捉捕。但黄

蜂怎肯就这样束手就擒呢？遂与蜘蛛在网上厮杀开来。搏斗中蜘蛛不仅未捉住黄蜂，反而被大黄蜂给蜇到肚子，坠落到地上。黄蜂趁机挣脱蛛网飞走了。只见那落地的蜘蛛翻来覆去，十分痛苦，其腹胀如鼓，当刘易以为蜘蛛必死无疑之时，不想，稍过片刻，蜘蛛自己缓慢艰难地向草丛中爬去，爬到一株芋的旁边，用嘴咬破芋梗，将被蜂螫肿胀的腹部紧贴在芋梗破处来回摩擦。慢慢地，蜘蛛肿胀的腹部消肿了，过一会蜘蛛便恢复如常，又重新爬回到自己所织的网上修补蛛网。刘易从这个动物自救事例中领悟到芋有消肿解毒、治疗蜂螫的作用，后经试用，果真有效，便将此事记载下来并广泛传授于人。从此以后，人们便知道了用芋头（芋梗、芋叶）治疗蜂螫、蛇虫咬伤等症十分有效。

香芋，又称芋头、水芋、芋岌、毛艿、毛芋等，为天南星科多年生宿根性草本植物芋（图 43－1）的块茎（图 43－2），常作一年生作物栽培。块根呈球状，形似小马铃薯，肉白粉足，味道甘美而芳香，食后余味不尽，故得名香芋。其营养丰富，用途广泛，是集蔬菜、粮食和药膳于一体的优良作物，在

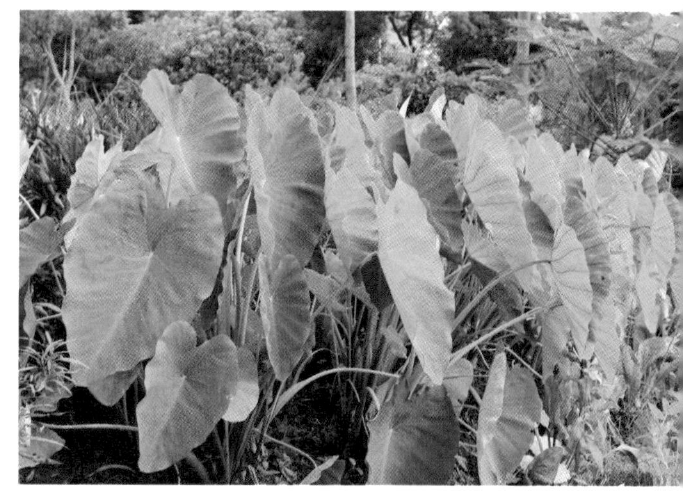

图 43－1　芋

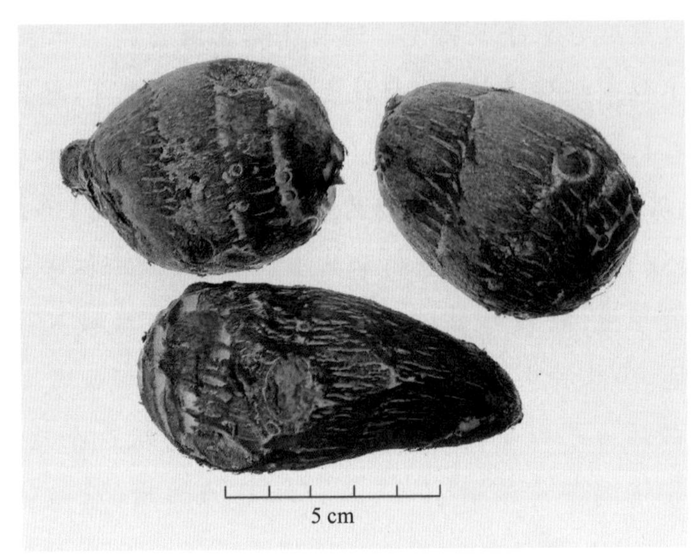

图 43－2　芋头(子根)

饥荒年是粮食的重要替代品。

我国是最早栽培芋头的国家之一，早在《史记》中便有关于芋的记载。现在全球各地广为栽培。我国的芋头资源极为丰富，主要产于南方各省，现在北方各省亦多有栽培。芋头是一种颇受欢迎的食品，可作为主食蒸熟或烤熟后直接食用，或切块煮粥食用；或将其研磨取汁，和面粉烙饼食用；还有用其制作芋头扣肉、芋梗煲鸡、芋丸汤、芋头鱼头汤等多种菜肴，味道鲜美。

香芋不仅是一种美味食材，而且还是一味中药材，其块茎、叶、叶柄、花等均能供药用。芋头作为药用的最早记载见于《名医别录》，载其有“主宽肠胃，主肌肤，滑中”之功效。其后历代本草医籍多有记载，且有不少是记载其食疗应用的。《日华子本草》载“(芋)和鱼煮，甚下气，调中补虚”，明《滇南本草》载“治中气不足，久服补肝肾，添精益髓”，清《随息居饮食谱》载“芋，煮熟甘滑利胎，补虚涤垢，可荤可素，亦可充粮”。可见，芋头自古就被用作药食两用了。

现代研究表明芋含有丰富的营养成分，主要为淀粉，且芋头的淀粉颗粒小至马铃薯淀粉的1/10，其消化率可达98%以上。还有丰富的蛋白质、脂类、钙、磷、铁、B族维生素、维生素C和维生素A等，故长期食用确能起到强身滋补作用。芋头中氟的含量较高，因此芋头还具有洁齿防龋、保护牙齿的作用。芋头全身都是宝，不同品种芋的球茎、叶片、梗和花茎，都可加工成多种食品。芋除可做出美味佳肴外，还可用于生产现代保健品、营养品、医疗食品、特色糕点、饮料等，应用十分广泛。

现代中医认为芋味甘、辛，性平，功能消疬散结、消肿解毒、止血敛汗，临床应用于治疗瘰疬、肿毒、腹中癖块、泻痢、蛇虫咬伤、蜂螫肿痛等症，有较好疗效。现在民间用茎入药可治乳腺炎、口疮、痈肿疔疮、颈淋巴结核、烧烫伤、外伤出血，叶可治荨麻疹、疮疥。

现代药理研究发现，芋中的多聚糖能增强人体的免疫力，长期食用能解毒、滋补身体。芋头中有一种天然的多糖类高分子植物胶体，有很好的止泻作用，并能增强人体的免疫功能。芋头含有一种黏液蛋白，被人体吸收后能产生免疫球蛋白，或称抗体球蛋白，可提高机体的抵抗力。因此，芋对乳腺癌、甲状腺癌、恶性淋巴瘤及伴有淋巴转移者有辅助治疗功效，这与中医认为芋头能解毒，对人体的痈肿毒痛包括癌毒有抑制消解作用的认识相吻合。今天，芋作为防治癌症的常用药膳主食，在癌症手术或术后放疗、化疗及其康复过程中，发挥着辅助治疗作用。

作为老少皆宜的营养品，民间用芋治病保健的验方颇为多见。

❶ 治疗牛皮癣、无名肿毒

用生芋头、生大蒜共捣烂，敷患处。

❷ 治疗瘰疬，不论已溃未溃

芋头（拣大者）不拘多少。切片，晒干，研细末，荸荠煎汤泛丸，如梧桐子大。每服9g，陈海蜇皮、荸荠煎汤送下。

❸ 治疗痢疾便血

用芋头12g水煎服，白痢兑白糖服，红痢兑红糖服。

❹ 治疗头上软疖、疣

用芋头捣敷，或用生芋头切片不断摩擦患部。

❺ 治疗黄水疮、蜂螫、蜘蛛咬伤等

用芋头叶晒干，烧成灰存性，研细末，搽患处。

❗ 使用注意

有痰湿、过敏性体质（荨麻疹、湿疹、哮喘、过敏性鼻炎）者、小儿食滞、胃纳欠佳，以及糖尿病者应少食；食滞胃痛、肠胃湿热者忌食；孕妇忌用。同时，由于芋头的黏液中含有皂苷，能刺激皮肤发痒，因此生剥芋头皮时需小心，建议佩戴手套操作。

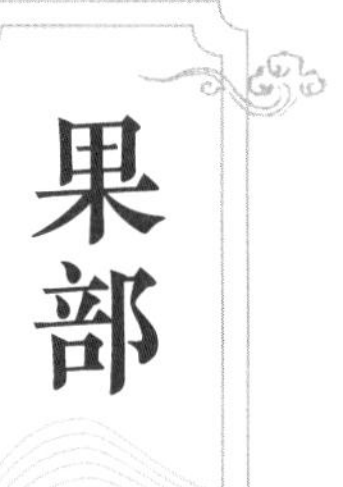

果部

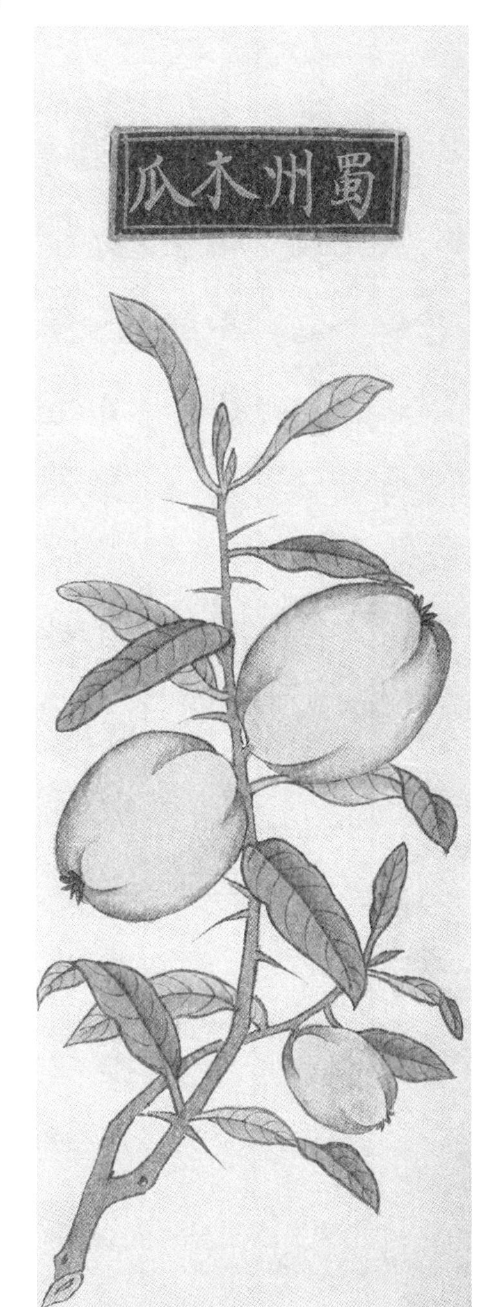

四十四、邻家小儿食积黄肿，腹胀如鼓

山楂消食的故事

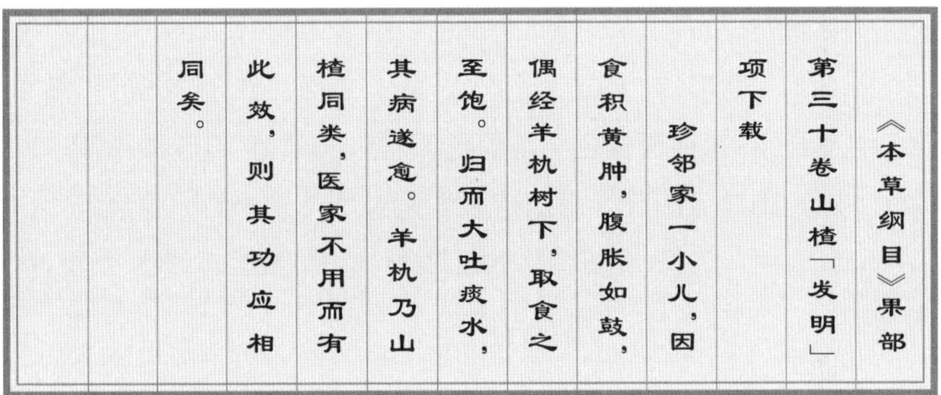
《本草纲目》果部第三十卷山楂「发明」项下载

珍邻家一小儿，因食积黄肿，腹胀如鼓，偶经羊杌树下，取食之至饱。归而大吐痰水，其病遂愈。羊杌乃山楂同类，医家不用而有此效，则其功应相同矣。

关于山楂消食，在《本草纲目》山楂条目下面，李时珍讲述了一个他自己亲身经历的故事。

在李时珍家的隔壁住着一户人家，晚年得子，故十分宠爱，经常给他吃大鱼大肉，饭后又零食不断，最终导致饮食过度。食积中焦而伤及脾胃，脾胃纳化失常，胃肠壅滞，脘腹胀满如鼓，疼痛，遍身黄肿，不思饮食。多次请李时珍诊治，但用过几次药都不见明显效果，作为当时名医的李时珍也感到颇为棘手。一日探亲，小孩随母走亲返回时，在一座山边的树丛中休息。小孩发现一片野果林，见果实红黄色而圆，甚是好看，一尝甜而带酸，极合口味，便大吃至饱。回到家里即大吐痰水及大量秽物，其食积不化之症自此而愈。李时珍颇感奇怪，和孩子一起找到那片野果林一看，原来这种野果就是和山楂同类的羊杌，难怪小孩的食积痊愈了。

山楂为蔷薇科植物山楂（图 44－1）、山里红（图 44－2）或野山楂的果实，我国大部分地区均有分布，因前二种主产于北方地区，后一种主产于南方地区，故前二者习称“北山楂”，后者习称“南山楂”。北山楂果实呈球形或梨形，较大（直径约 2.5 cm），表面深红色，有光泽，满布灰白色细斑点；果肉深黄色至浅棕色，较厚，气微清香，味酸微甜。以个大、皮红、肉厚者为佳。南山楂果实呈类圆球形，较小（直径 0.8～1.4 cm），表面灰红色，有细纹及小斑点，核大，果肉薄，棕红色，气微，味酸微涩。以个匀、色红、质坚者为佳。

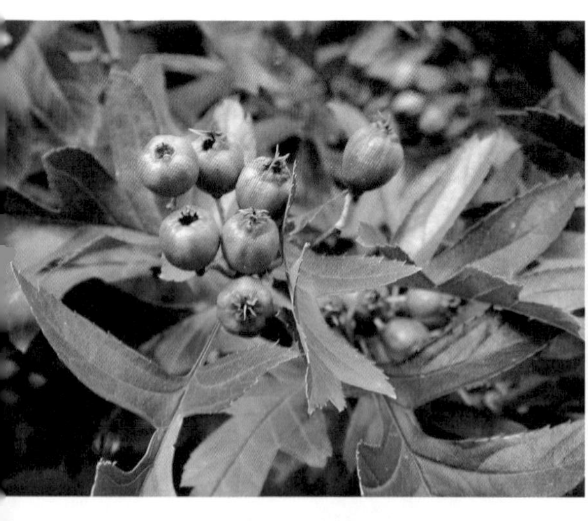

图 44－1　山楂

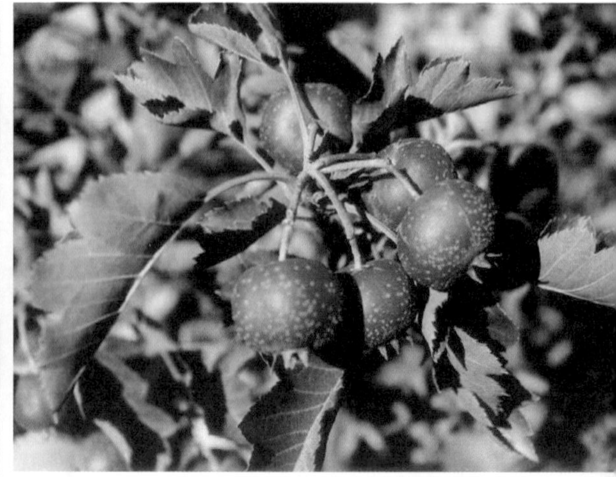

图 44－2　山里红

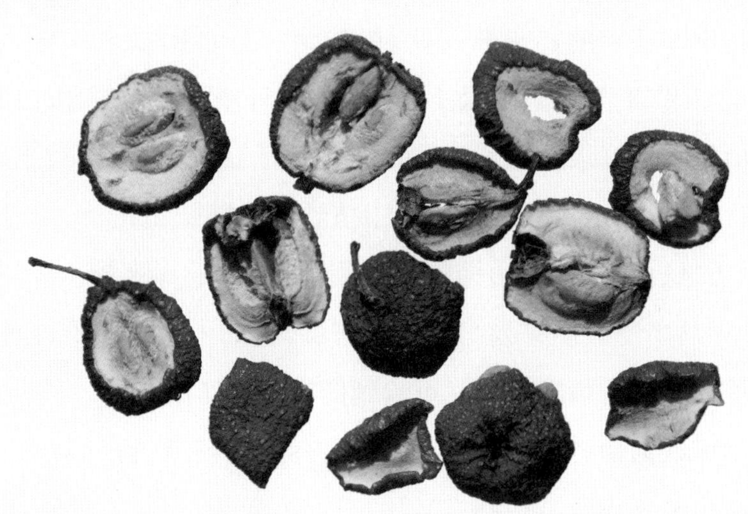

图 44－3　山楂饮片

山楂应用历史悠久，早在《尔雅》中就有“朹树如梅，其子大如指头，赤色似柰，可食”的记载，其中“朹（音 qiú）”便是早期文献记载的山楂古名。山楂作为药用（图 44－3）最早记载见于梁代陶弘景的《本草经集注》，载其“鼠查，煮汁洗漆疮”。《本草衍义补遗》载：“健胃行结气，治妇人产后儿枕痛，恶露不尽。”至明代，山楂才明确成为消食之要药，《本草纲目》载，山楂有“化饮食、消肉积……痰饮痞满吞酸、滞血痛胀”的功效，并指出“古方罕用，自丹溪朱氏始著山楂之功，而后遂为要药”。清代《随息居饮食谱》对其功效做了总结：“醒脾气，消肉食，破瘀血，散结消胀，解酒化痰，除疳积，止泻痢。”其行气散瘀作用古今都有应用，宋代苏颂在《图经本草》中用山楂治疗腰痛：“治腰痛有效。核有功力，不可去也。”近代名医焦树德在药方里加生山楂治疗心绞痛等，都有较好疗效。

山楂是中国特有的药果兼用树种，作为一种食用水果，山楂含丰富的维生素C和胡萝卜素、钙及B族维生素，此外还含有糖、蛋白质及脂肪等。山楂除了鲜果食用外，还可用蜜、糖渍制成山楂果脯、冰糖葫芦、山楂饼、山楂糕、山楂片、山楂条、山楂卷、山楂酱、山楂汁、果丹皮、山楂茶、糖雪球、山楂罐头、山楂糖等食用，山楂由于其营养丰富、口味独特，作为果品广受人们喜爱。还可用来煲汤，如山楂银花汤、山楂首乌汤等，具有丰富的营养价值，又可起到健胃消食作用。

中医临床认为山楂味酸、甘，性微温，有消食健胃、行气散瘀之功效。用于治疗肉食积滞，胃脘胀满，泻痢腹痛，瘀血经闭，产后瘀阻，心脐刺痛，疝气疼痛，高脂血症等有较好疗效。

现代药理研究表明，山楂确有助消化作用。尤其值得注意的，是山楂在心血管系统方面的作用。研究表明山楂对心血管系统有多方面的作用，如强心、抗心律失常、增加冠脉流量、抗心肌缺血、抑制血小板聚集作用、扩张血管、降低血压及降低血脂作用。此外，山楂还有促进免疫功能、降血糖、抗氧化、抗菌及抗癌作用等。

山楂是我们熟悉的消食健胃的食品，除治消化不良、高血脂外，还有很多用途，如小儿腹泻、热淋、呃逆、眩晕等症，现介绍几个如下。

❶ 治疗高血压、高脂血症

山楂10 g，白菊花10 g，决明子15 g，稍煎后代茶饮，每日一次。

❷ 治疗冻疮局部未溃者

用山楂120 g，水2 500 mL，煎半小时后去渣，温洗患处，每日1次，一般3日可愈。局部已溃者，将鲜山楂捣成糊状，或用干山楂水煎煮后

捣成糊状外敷,每日换药1次,7日可愈。

3 治疗消化不良腹泻

用炒山楂、炒麦芽、车前子各12g,水煎服,每日1剂,水煎2次,合并煎液,分2次服。

4 治疗一切食积

山楂120g,白术120g,神曲60g。研为末,用蒸熟的面饼混合药粉制成丸,每服20g,白开水送服,每天2次。

5 治疗眩晕

山楂15g,乌梅15g,菊花15g,水煎,煎好加入白糖50g,温服。

! 使用注意

据《随息居饮食谱》载:山楂"多食耗气,损齿,易饥,空腹及羸弱人或虚病后忌之"。过食山楂亦可引起胃酸分泌过多,也有人因食用山楂过量导致胃石症和小肠梗阻。此外,中医认为山楂只消不补,故脾胃虚弱而无积滞或胃酸分泌过多者应慎用。

四十五、顾安中筋急腿肿，因附舟以足搁一袋上

木瓜治脚气

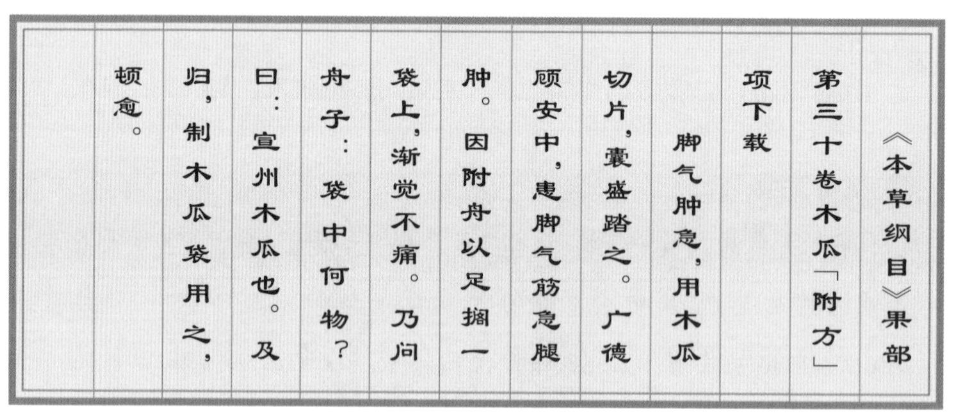

《本草纲目》果部第三十卷木瓜「附方」项下载

脚气肿急，用木瓜切片，囊盛踏之。广德顾安中，患脚气筋急腿肿。因附舟以足搁一袋上，渐觉不痛。乃问舟子：袋中何物？曰：宣州木瓜也。及归，制木瓜袋用之，顿愈。

关于木瓜治脚气，《本草纲目》中载有这样一个故事。

有个叫顾安中的安徽广德人，久患脚气病，筋急腿肿。有一次乘船去湖州办事，上船坐定后即感觉到脚痛，很不舒服，只得脱掉鞋子，放松脚部。无意中看到旁边有一袋东西，就把脚搁在上面，一二个时辰之后慢慢觉得两脚不怎么痛了。他感到非常惊奇，于是问船夫：袋子里装的是什么东西？船夫回答说：是宣州的木瓜。顾安中想：难道是这个木瓜能治疗我的脚气病？回到家后，立刻去市集买

了上好的宣州木瓜，切成片后装在布袋里，每天将脚放在上面，没过多久，他的脚气肿病果然痊愈了。此事被广为流传，明万历年间著名医家吴昆在编著我国第一部方论专著《医方考》时将其收载进来，并发出了"噫！药气相感且能愈疾，则用药当病者亦可知矣"的感叹。李时珍又将其收载入《本草纲目》，从此这个故事被流传下来。

木瓜，又名皱皮木瓜、铁脚梨，为蔷薇科植物贴梗海棠（图45-1）的干燥近成熟果实。夏、秋二季果实绿黄时采收，置沸水中烫至外皮灰白色，对半纵剖，晒干（图45-2）。木瓜在中国有很悠久的历史，最早载于《尔雅》，谓之"楙"，而作为药用最早记载见于《名医别录》，谓之"木瓜实"。对其名称的含义，郭璞注云："木实如小瓜，酸而可食，则木瓜之名取此义也。"或云："木瓜味酸，得木之正气，故名。"

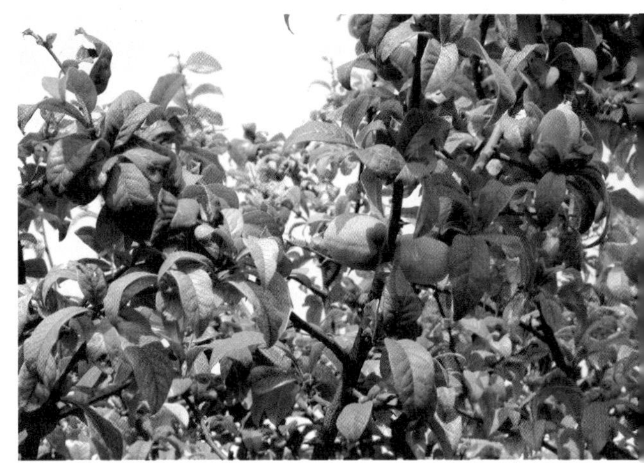

图45-1 贴梗海棠

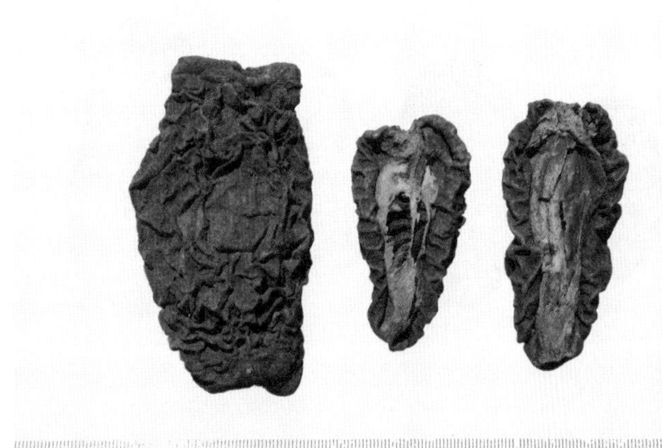

图45-2 木瓜药材

木瓜自古以来便以安徽宣城所产为最道地药材，故有宣木瓜之称，宣城木瓜种植已有二千多年的历史，早在刘宋永初元年(420年),南朝宋武帝刘裕就将宣城木瓜列为贡品。宋代《本草图经》记载:"木瓜处处有之,而宣城者为佳。"宋代大文豪苏轼在《将之湖州戏赠莘老》中评价宣木瓜"梅溪木瓜红胜颊"。明代著名的思想家、史学家、政治家、经济学家和文学家丘浚在《谢送木瓜》中,这样高度评价宣城木瓜:"经霜著雨玉枝疏,除却宣城总不如。"宣木瓜既是药品又是食品,被卫生部列入第一批"药食同源"名单中。并且其全身是宝,营养成分较高,木瓜皮、花、枝、核和根都可开发利用。已被列入国家地理标志保护产品。

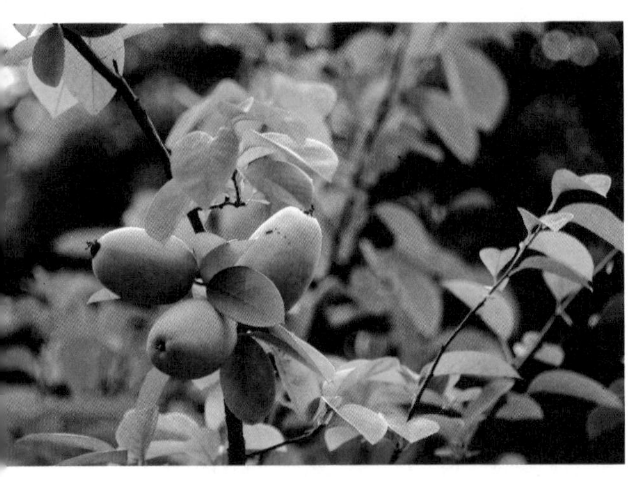

图45-3 光皮木瓜(榠楂)

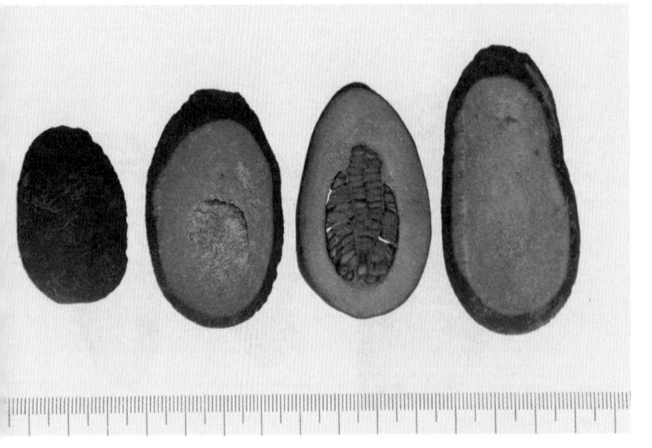

图45-4 光皮木瓜果实

市面上还有一种光皮木瓜,是蔷薇科植物榠楂(图45-3)的干燥成熟果实。根据《本草经集注》记载,光皮木瓜(图45-4)果实味酸、涩,性平,具有和胃舒筋、祛风除湿、消痰止咳之功效,用于治疗吐泻转筋、风湿痹痛、咳嗽痰多、泄泻、痢疾、脚气水肿等。虽然光皮木瓜与皱皮木瓜有相类似的作用,但其不属于木瓜正品,其木瓜总糖、抗坏血酸、齐墩果酸、熊果酸、总黄酮、总皂苷等的含量均低于皱皮木瓜。所以光皮木瓜与皱皮木瓜不仅基源不同、性状不同，活性成分和药理作用也有差异，不能混用，《中国药典》指定木瓜的药用植物来源是皱皮木瓜（蔷薇科植物贴梗海棠）。

另在我国南方地区经常食用的木瓜是番木瓜，为食用木瓜，系番木瓜科植物番木瓜的果实。其原产南美洲，十七世纪传入我国，主要作为食用，亦有药用，也是以果实入药。明代姚可成《食物本草》载其“主利气，散滞血，疗心痛，解热郁”。现代多用于治疗胃痛、痢疾、二便不畅、风痹、烂脚等，有一定疗效。其药用价值与应用病症均与药用木瓜不同，应注意区分。

现代中医认为木瓜味酸，性温，具舒经活络、和胃化湿的功效，临床常用于湿痹拘挛、腰膝关节酸重疼痛、暑湿吐泻、转筋挛痛、脚气水肿等症。在中医临床上，木瓜被誉为治疗风湿痹痛、筋脉拘挛之要药。临床治风湿痹痛，日久不愈，常与威灵仙、川芎、蕲蛇等祛风除湿止痹药配用；治筋急项强，不可转侧，常与乳香、没药等活血伸筋药配用，如木瓜煎；治脚气肿痛，冲心烦闷，常与吴茱萸、槟榔等散寒祛湿药配伍，如鸡鸣散；用治吐泻转筋，常与吴茱萸、半夏、黄连等同用。

据现代研究表明，木瓜具有镇痛、抗菌抗炎、抗肿瘤、增强免疫力、保肝、抗氧化、降血脂、降血糖、抗衰老、抗突变、清除自由基、抑菌、抗疲劳、松弛胃肠道平滑肌等药理作用。

关于木瓜，民间流传很多单方、验方，现列举一些常用方剂，仅供参考。

1 治疗脚膝筋急痛

木瓜 50 g，水 500 mL，白酒 10 mL，将木瓜煮烂后外敷于痛处。

❷ 治疗湿热脚气

木瓜、薏苡仁各 15 g，白术、茯苓各 9 g，黄柏 6 g。每日 1 剂，水煎 2 次共 400 mL，分早晚 2 次服用。

❸ 治疗糜烂性出血性胃炎

木瓜 15 g，白及粉 3 g，三七粉 3 克，赤芍 30 g，草豆蔻 15 g，百合 20 g，薏苡仁 20 g，冬瓜仁 15 g，浙贝母 10 g，海螵蛸 12 g，甘草 10 g。每日 1 剂，取除白及粉和三七粉之外的全部药物加水煎 2 次，合并煎液约 300 mL，分早、晚两次温热后冲白及粉和三七粉服。

❹ 治疗足跟痛

木瓜、当归、皂角、血余炭各等量，放入锅中，加清水适量，浸泡 5～10 分钟，水煎。取汁，放入浴盆中，待温度适宜时足浴 20～30 分钟，拭干后搓双足心两三百次，以热为度，每晚泡洗 1 次，早、晚用手搓足跟部。

❺ 治疗骨质增生

木瓜、白芍、乌梢蛇各 15 g，独活、川芎、制乳香、制没药、菟丝子、补骨脂、续断各 10 g，威灵仙 16 g，生地 18 g，当归 12 g，蜈蚣 1 条，全蝎 5 g，土鳖虫 9 g，甘草 8 g。每日 1 剂，水煎 2 次共 400 mL，分早晚两次服用。治疗时间短则 3～10 日，长则 1～2 月。

❗ 使用注意

内有郁热，小便短赤者忌用木瓜。《食疗本草》载木瓜："不可多食，损齿及骨。"《本草经疏》载："下部腰膝无力，由于精血虚，真阴不足者不宜用。伤食脾胃未虚，积滞多者，不宜用。"

四十六、眉山揭颖臣病消渴，日饮水数斗

解酒良药枳椇子

《本草纲目》果部三十一卷枳椇「发明」项下载

《苏东坡集》云

眉山揭颖臣病消渴，日饮水数斗，饭亦倍常，小便频数。服消渴药逾年，疾日甚，自度必死。予令延蜀医张肱诊之。笑曰：君几误死。乃取麝香当门子以酒濡湿，作十许丸，用棘枸子煎汤吞之，遂愈。问其故。肱曰：消渴消中皆脾弱肾败，土不制水而成疾。今颖臣脾脉极热而肾气不衰，当由果实、酒物过度，积热在脾，所以食多而饮水。水饮既多，溺不得不多，非消非渴也。麝香能制酒果花木，棘枸亦胜酒，屋外有此木，屋内酿酒多不佳。棘枸实如鸡距，故俗谓之鸡距。

关于枳椇子解酒毒，李时珍在《本草纲目》介绍了宋代大文学家苏轼《眉山集》中的一个故事。

东坡先生有位同乡好友揭颖臣，得了一种吃得多、喝得多、小便也多的疾病。许多医生认为此病是消渴（即糖尿病），多年医治，不见好转，病情反而加重。揭颖臣自认为没有希望，必死无疑。苏东坡就推荐一位名叫张肱的医生，前去为其诊治。张医师笑着说：根据揭颖臣的脉象、症状，所患的病不是"消渴"，而是酒中毒。不是脾弱肾败，土不能制水，病人的脾脉极热而肾气不衰，是因其饮酒及食物过多，积热在脾而产生的疾病。吃得多、喝得多，因此小便也就多了，症状似消渴而不是消渴。于是取麝香仁用酒浸湿，做成十多个丸子，用枳椇子煎汤后吞服。如此便使揭颖臣多年不愈的疾病得以治愈。苏东坡因此感慨地说："麝香能制酒果花木，棘枸（枳椇）亦胜酒，屋外栽种此树木，屋内酿酒多不佳。故以此二物为药，以去其酒果之毒也。"可见枳椇子解酒之妙用。由于枳椇子长得像雄鸡的后爪，因此俗称为鸡距。

朱丹溪在《本草衍义补遗》中也记载了这样一个故事。一名男子三十多岁，因饮酒发热，又房劳过度，身体乏力虚损。于是服用补气补血的药，加了葛根在补气血药中。服了一帖后出微汗，身体反而倦怠，并且还是身热不减。该男子气血虚，葛根发散，因此不宜加入葛根解酒，必须加鸡距子（枳椇子）解酒毒，于是在煎药时加入了鸡距子服用，身体便逐渐康复了。从这两个故事中可知枳椇子的解酒功效是十分显著的。

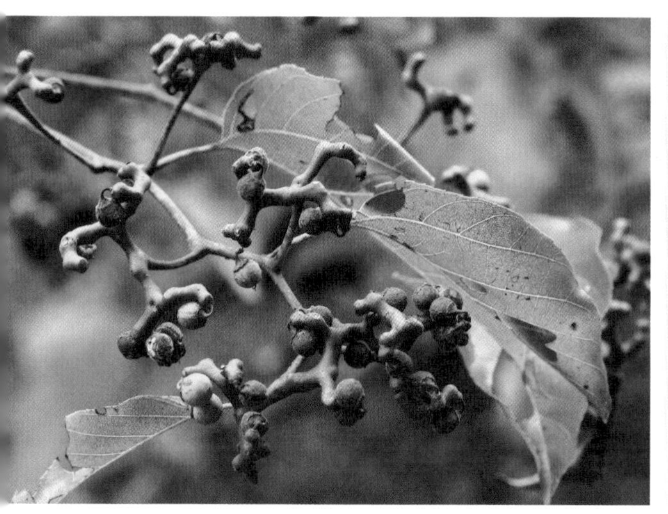

图 46－1　枳椇

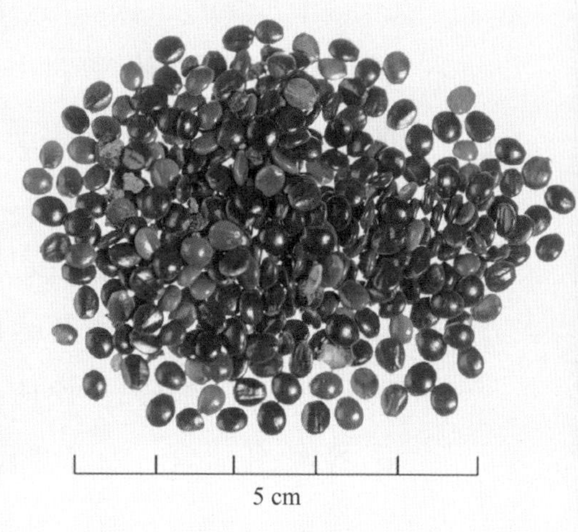

图 46－2　枳椇子

枳椇子，别名木珊瑚、鸡距子、鸡爪子、拐枣子，为鼠李科植物枳椇（图 46－1）干燥成熟种子（图 46－2）。李时珍指出：枳，又作积枸，皆屈曲不伸之意。此树多枝而曲，其子亦卷曲，故以名之。

枳椇入药最早的记载见于《唐本草》。而后，《本草纲目》载道："夏日开花，枝头结实如鸡爪形，长寸许，扭曲，开作二三歧，俨若鸡之足距……每开歧尽处，结一二小子，状如蔓子，内有扁核……"从其形状描述看，当为今天所用枳椇。

枳椇子有养阴生津、止渴除烦、润肠通便、解酒毒之功，用于治疗酒中毒、烦渴、呃逆、二便不利等。其中最为引人注意的要数解酒的功效，民间有"千杯不醉枳椇子"的说法。唐代食物学家孟诜记载"昔有南人修舍用此木，误落一片入酒瓮中，酒化为水也"，由此发现其解酒作用。枳椇子入酒，酒就完全没有酒味了，可见其解酒作用之强。

古人认为枳椇子善解酒毒，清酒之热，散酒之性。喝酒之后有烧心、口干舌燥的症状，可服用枳椇子来缓解。枳椇子还有解酒护肝的作用，据《圣济总录》等古书记载，千钟酒是我国最早利用枳椇子开发的解酒产品，其采用枳椇子为主要原料，佐以砂仁、干姜等组方，经适当加工处理制得解酒方剂，可治饮酒过多、大醉不醒等症。近年来，有人开发了以枳椇子为主要原料的解酒产品，如枳葛饮（枳椇子、葛根、枸杞、山楂）、中药复方解酒口服液（枳椇子、葛花、黄连、砂仁）、醒酒口服液（枳椇子、缩砂仁、山楂、菊花、甘草）、复合型解酒饮料（枳椇子、葛根、蜂蜜、维生素）、发酵型解酒茶饮料（枳椇子、葛根、砂仁、金银花、菊花）等。

对于严重的醉酒，或者长期因饮酒造成肠胃损伤、酒后吐血的症状，可用枳椇子治疗。由于比较严重，需长期坚持，可用枳椇子食疗方进行调理修复肠胃，比如枳椇子猪心汤。枳椇子除了可以解酒毒，还有利水消肿的作用，如体内湿气重，水湿内停引起的水肿，配伍其他利水消肿的中药，可起到通调水道、消除水肿的目的。

秋天，偶尔能看到有人在路边摆摊卖拐枣（枳椇的果柄），很便宜，几块钱一把，吃过的人都觉得它甜甜的很好吃，殊不知它也很好的解酒、利尿、止渴、除烦作用。吃拐枣的时间要符合节令，须等到霜降之后（这个霜降不是节气的霜降，而是真的有霜降下来的日子），才能采摘，并且要放一段时间才可以吃，不然会很涩。而且我们吃的也并不是枳椇的果实，是果柄，果柄末端连着的那个圆球形的东西才是枳椇的核果，药用枳椇子为核果的种子。所以，醉酒时既可以用枳椇子煎水内服解酒，也可以用新鲜的拐枣（枳椇的果柄）直接食用解酒。

枳椇子性味甘，平，归心、脾经，功善止渴除烦、清湿热、解酒毒，常用于酒精中毒、烦渴呕逆、二便不利等症。枳椇子一直被认为是解酒毒良药，其实它除了解酒毒外还有不少其他用途。宋《本草拾遗》载："止渴除烦，润五脏，利大小便，去膈上热，功用如蜜。"明《滇南本草》载："治一切左瘫右痪，风湿麻木，能解酒毒；或泡酒服之，亦能舒筋络。小儿服之，化虫，养脾。"明《本草纲目》载："止呕逆。"所以枳椇子还可以用于热病烦渴、呃逆、二便不利、风湿麻木等病症的治疗。

现代研究表明，枳椇子能清除酒后体内产生的过量自由基，阻碍过氧化脂质的形成，从而显著降低乙醇在血液中的浓度，减轻乙醇对肝组织的损伤，避免酒精中毒。药理研究发现，枳椇子具有显著的解酒安神、保肝、抗疲劳、抗氧化、抗衰老、抗肿瘤、降血压的作用。

关于枳椇子，民间流传很多单方、验方，临床应用均有效果。

❶ 治疗醉酒

用枳椇子 12 g，葛花 9 g，水煎服，每日 1 剂，水煎 2 次，合并煎液分 2 次服。

❷ 治疗热病烦渴，小便不利

枳椇子、知母各 10 g，金银花 24 g，灯芯草 3 g，每日 1 剂，水煎 2 次，合并煎液分 2 次服。

❸ 治疗便秘

枳椇子 15 g，麦冬 15 g，松子仁 9 g，番泻叶 3 g，每日 1 剂，水煎 2 次，合并煎液分 2 次服。

❹ 治疗伤暑烦渴，头晕，尿少

枳椇子、竹叶各 30 g，水煎服，每日 1 剂，水煎 2 次，合并煎液分 2 次服。

5 治疗风湿性关节炎、风湿瘫痪

枳椇子 150 g，紫薇树皮 15 g。泡酒 1 000 mL，早晚各服 15～30 mL。

使用注意

脾胃虚寒者禁用。

四十七、吴江一富家人，食鳜鱼被鲠

佳果橄榄入药良

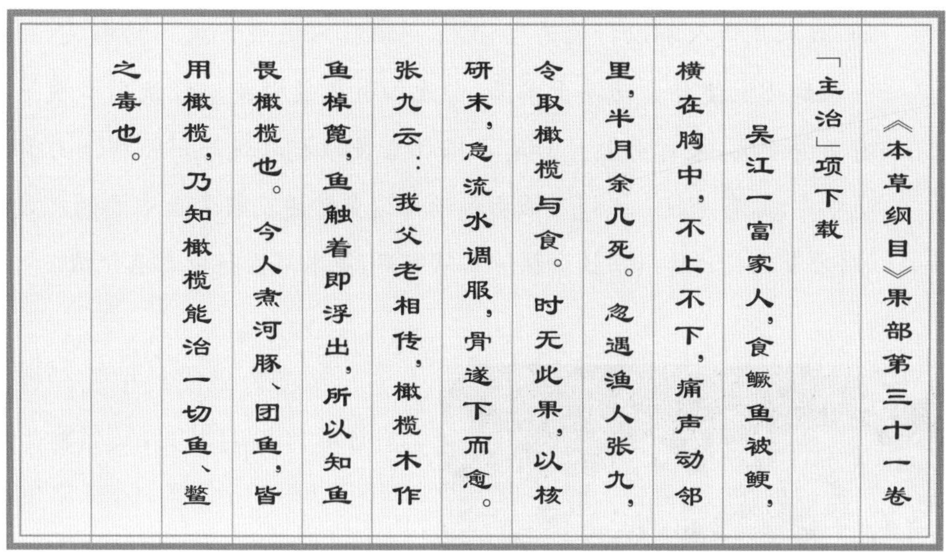
《本草纲目》果部第三十一卷
「主治」项下载
吴江一富家人，食鳜鱼被鲠，横在胸中，不上不下，痛声动邻里，半月余几死。忽遇渔人张九，令取橄榄与食。时无此果，以核研末，急流水调服，骨遂下而愈。张九云：我父老相传，橄榄木作鱼棹篦，鱼触着即浮出，所以知鱼畏橄榄也。今人煮河豚、团鱼，皆用橄榄，乃知橄榄能治一切鱼、鳖之毒也。

橄榄入药最早记载见于唐孟诜所撰《食疗本草》，书中载其可解河豚鱼中毒，但据说橄榄入药最早是用于治疗鱼骨哽喉之症的，在《本草纲目》中还记载有这样一个传说。

相传在古代，吴江有个富裕人家，常年家里鱼肉不断。一天，富人家里又在吃鳜鱼，老爷不小心被鱼骨哽住，鱼骨横在食管中，不上不下，痛得老爷大声嚎叫，惊动了周围的邻居。为此，家里人请了不少医术高明医生诊治，皆无效果，拖了半月之久，不能进食，只好在家里等死。一日，家里人遇到常来卖鱼的张九，便把老爷食鱼被骨哽塞的事告诉张九，张九听后来到富人家里，看完病后说："可用橄榄治疗。"家里人到处找不到橄榄，有人找到一些橄榄核，张九便将橄榄核研成细粉，用溪中流水调服，哽塞鱼骨逐渐变软而下，疼痛顿失。老爷便问张九从那儿得到这个秘方的，张九说："父亲传给我的，我家几代人都以打鱼为生，父辈用橄榄木做成叉鱼用的木叉，鱼一触到叉上便会自动浮出水面，由此知道鱼畏橄榄。经试用橄榄治疗鱼骨哽喉，果真有效。"后有人根据鱼畏橄榄之说而用橄榄治疗食鱼中毒，亦有疗效。橄榄及橄榄核治疗诸鱼骨哽及解食鱼中毒的功效在《本草衍义》《随息居饮食谱》《本草纲目》等本草医籍中都有记载。

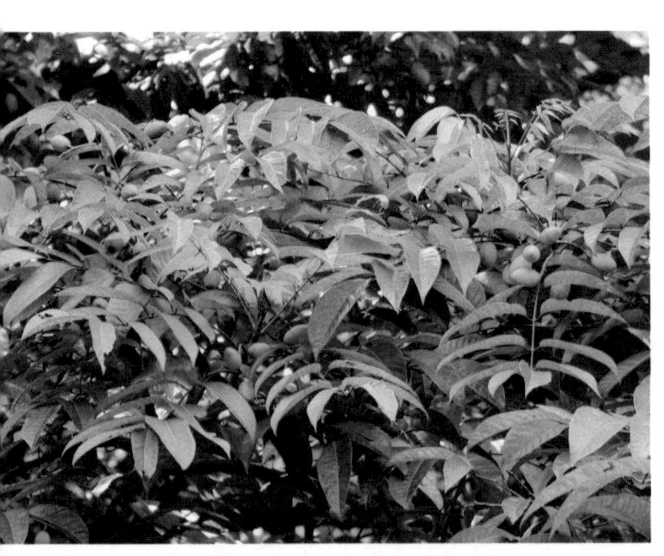
图 47－1　橄榄

橄榄为橄榄科植物橄榄(图 47－1)的果实，又名青果(图 47－2)、白榄，因其果实尚呈青绿色时即可供鲜食而得名。橄榄原产中国南方，主产于我国广东、广西、福建、台湾、云南、四川等地区，是著名的亚热带特产果树，它既是一种食用的佳果，又是一种治病的良药。

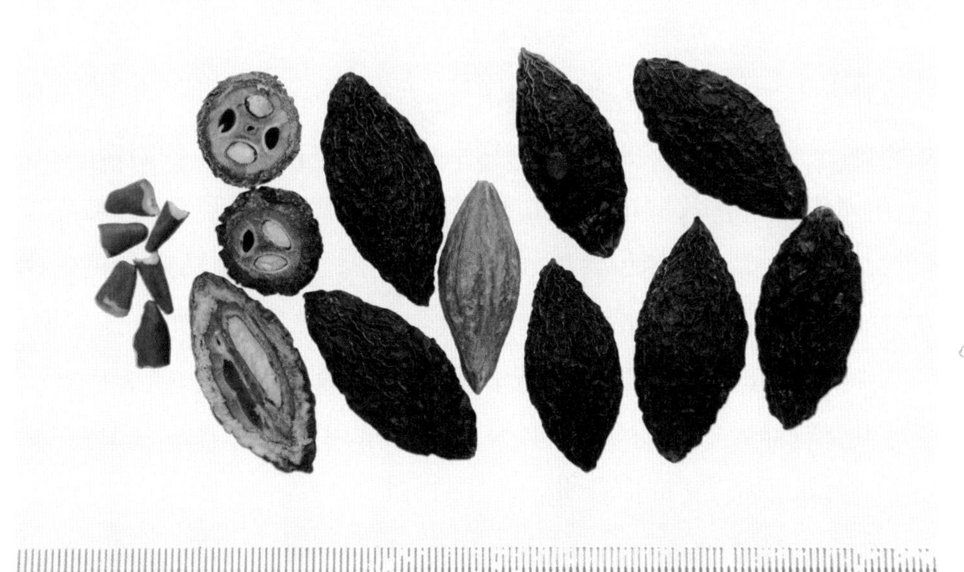

图 47－2　青果

橄榄在我国的食用历史悠久，西晋嵇含在《南方草木状》记载橄榄“吴时岁贡，以赐近侍。本朝自太康后亦如之”，可见橄榄早在两千年前已经成了贡品，而且皇帝还把这珍果分赐近臣。橄榄成为皇家贡品至少延续至明嘉靖时期，当朝宰相严嵩有记赐橄榄诗可旁证：“青果来闽峤，分珍出御函。”宋代诗人王禹偁的《橄榄》诗也可佐证：“江东多果实，橄榄称珍奇。北人将就酒，食之先颦眉。”到了清代，橄榄的食用方法已是众多了，有饯橄榄、橄榄脯、橄榄糕、橄榄饼、榄仁饼、炸榄仁、制橄榄膏、橄榄丸、橄榄菜等制食之法。橄榄能就酒，能成茶。南宋著名诗人陆游对橄榄茶情有独钟，在他的《夏初湖村杂题》中云：“寒泉自换菖蒲水，活火闲煎橄榄茶。”一片悠然自得，对橄榄茶的热爱之情，溢于言表。古希腊人则认为橄榄树是雅典保护神（雅典娜）带到人间的和平幸福的神圣象征。

橄榄入药，名为青果，《本草纲目》载：青果，此果虽然，其色亦青。故俗呼青果。并言其"生津液、止烦渴，治咽喉痛，咀嚼咽汁，能解一切鱼蟹毒"。《滇南本草》言其"治一切喉火上炎、大头瘟症，能解湿热、春温，生津止渴，利痰，解鱼毒、酒、积滞"。在古代，橄榄被视为"肺胃家果"，是因其能清肺利咽，生津开胃，解酒止渴。日常生活中常见的咽喉肿痛，吃几颗橄榄则肿痛消失；吃饭不香，食几颗橄榄则食欲大增；醉酒烦渴，吃几颗橄榄则酒醒渴止，故橄榄已成为人们餐前饭后最受欢迎的小食品。橄榄有生吃的，但更多的是用蜜或盐水浸制，这样既可除去其酸涩味，又可长时间保存。

橄榄的营养价值很高，果肉内含蛋白质、碳水化合物、脂肪、维生素C以及钙、磷、铁等矿物质，其中维生素C的含量是苹果的10倍，梨、桃的5倍，含钙量也很高，且易被人体吸收，尤适于女性、儿童食用。冬春季节，每日嚼食两三枚鲜橄榄，可防止上呼吸道感染，故民间有"冬春橄榄赛人参"之誉。

中医认为青果性味甘、酸，平，归肺、胃经，功能清热、利咽、生津、解毒。用于咽喉肿痛，咳嗽，烦渴，鱼蟹中毒。

据现代研究表明，橄榄有抗菌抗病毒、抗炎、抗氧化、调节血脂以及护肝解酒作用等。本品还能兴奋唾液腺，使唾液分泌增加，有助于消化。

应用橄榄治病的范围是较为广泛的，民间验方多用之有效，可以试用。

❶ 治疗流行性感冒、白喉

鲜橄榄50 g，生白萝卜50 g，共捣烂加水500 mL，小火煎20分钟，滤汁当茶饮，每日1次。

❷ 治疗醉酒

鲜橄榄20个捣烂，加水适量煮开，取水饮用。

❸ 治疗肠炎、痢疾、腹泻

鲜橄榄7个，红糖15 g，生姜5片，将橄榄捣碎，加水200 mL，小火煎10分钟，加红糖、生姜再煮片刻，滤汁饮用。

❹ 治疗癫痫

橄榄500 g，郁金25 g，加水煎取浓汁，放入白矾末25 g，混匀再煎，约得500 mL，每次服20 mL，每日早晚各服1次，温开水送服。

❺ 治疗咽喉肿痛，失音声哑，口燥舌干

鲜橄榄5 kg，胖大海120 g，锦灯笼60 g，山豆根30 g，天花粉120 g，麦冬120 g，诃子肉120 g。上药酌予切碎，水煎三次，分次过滤后去滓，滤液合并，用文火熬煎浓缩至膏状，以不渗纸为度。每30 g膏汁兑蜜30 g。每服15 g，一日二次，温开水调化送下。

❗ 使用注意

表证初起者慎用。阴虚火旺，咯痰带血者禁用。

四十八、时珍自少嗜之，岁岁病目

胡椒致眼疾

《本草纲目》果部第三十二卷

胡椒「发明」项下载

胡椒，大辛热，纯阳之物，肠胃寒湿者宜之。热病人食之，动火伤气，阴受其害。时珍自少嗜之，岁岁病目，而不疑及也，后渐知其弊，遂痛绝之，目病亦止。才食一二粒，即便昏涩。此乃昔人所未试者。盖辛走气，热助火，此物气味俱厚故也。病咽喉口齿者，亦宜忌之。近医每以绿豆同用，治病有效。盖豆寒椒热，阴阳配合得宜，且以豆制椒毒也。

胡椒能致目疾，古人并未意识到，李时珍终于发现了这个祸根，并首次载入了《本草纲目》。

李时珍说，他从小时候就喜欢吃胡椒，家里做的菜都喜欢用胡椒，自己吃面也添加胡椒，平时没事也喜欢从口袋里掏出几颗嚼着吃。李时珍自幼体弱多病，尤其好发眼病，每次发病短则十天半月，长则数月半年，年年如此。其父李言闻虽是名医，却也找不到病因，对此束手无策。据说李时珍三次乡试不中皆与病目有关，失落之余，他对自身的毛病更加深痛恶绝，于是下决心学医济世，为民除疾。从医后，经过潜心研究，他终于发现了自己年年犯眼疾皆与胡椒有关，逐渐停止食用胡椒，眼疾就没有再发生过了。一旦偶尔再食一二粒，眼疾又会发作，感觉到眼睛发蒙、发涩，停止食用胡椒后眼疾就会痊愈。这个是前人没有记载过的，李时珍发现这个现象后，为了让后人有所注意，便将这个故事写进《本草纲目》中。

其实，多食胡椒不仅致目疾，《本草备要》载其"多食发疮痔、脏毒、齿痛目昏"。《随息居饮食谱》载其"多食动火燥液，耗气伤阴，破血堕胎，发疮损目"。胡椒致眼疾是其与药性辛热的特点有关的，故多食会导致上火，尤其是热性体质的人更是如此。此外，它还可能诱发痔疮，导致齿痛，损肺伤胃等。现代医学研究也认为，服少量胡椒有增进食欲的作用，而大量服之则刺激胃黏膜并使之充血而引起胃痛，久而久之，将导致胃溃疡的发生。上述这些副作用主要是由于胡椒所含的胡椒辣碱、胡椒辣脂碱以及芳香性挥发油等刺激物质所致。

虽然胡椒能致眼疾，但它也是一味药食两用的常用中药和调味料，其治病的功效不容忽视。

胡椒为胡椒科植物胡椒（图 48－1）的果实，是中医临床上常用药之一。胡椒也是日常生活中常用的为人们所喜爱的调味品，市售的重味香辣粉和各种汤料等调味品中均含有胡椒。

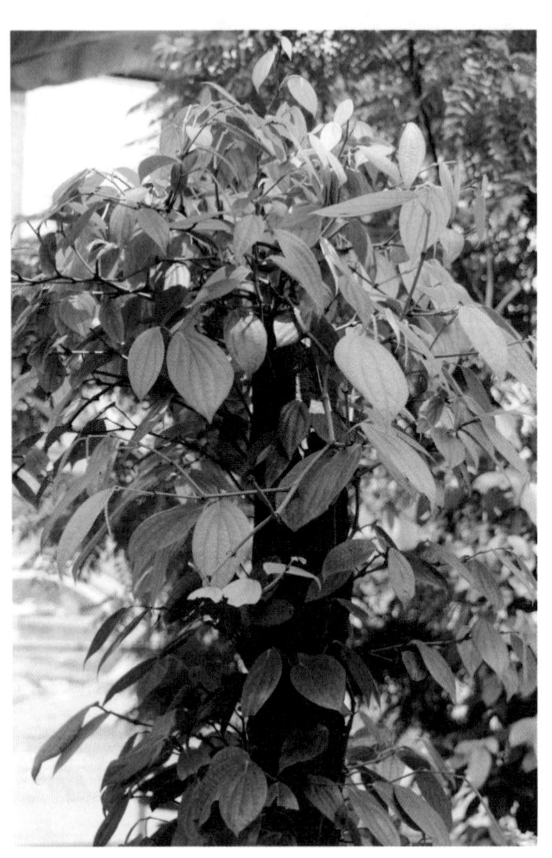

图 48-1 胡椒

胡椒名中有“胡”字，肯定是外来的中药了。最早使用胡椒的实物证据，来自古埃及法老拉美西斯二世的木乃伊。拉美西斯二世去世于公元前 1223 年 7～8 月，后人在他木乃伊的鼻孔里发现了几颗胡椒籽。胡椒原产自东南亚、南亚等热带地区，我国华南及西南地区有引种栽培。胡椒传入中国的时间不晚于晋代，西晋张华的《博物志》和北魏贾思勰的《齐民要术》均在记录胡椒酒、胡炮肉等胡人饮食时，提到了要使用胡椒。胡椒大规模传入中国的时间是在唐朝，宰相元载因为贪贿被杀，抄家时便有赃物胡椒八百石。明代永乐年间，胡椒有时被作为薪水发给官员。李时珍在《本草纲目》中记载胡椒“以充土贡”，即可以代替地租使用。这说明那会儿胡椒跟金银财宝一样，很值钱，相当于硬通货。

胡椒的应用横跨东西方，至今仍是不同饮食文化圈所共同不可或缺的主要香料，其重要性甚至可以与盐相提并论。胡椒历来是香料贸易的主角。16～17 世纪胡椒占世界香料贸易的七成，价格昂贵，在古代乃是用于区分阶层的，撒满胡椒的菜肴，是上流社会饮食的标志。胡椒不仅是香料，更是炫耀性消费的主角，是身份、地位以及财富的象征。甚至有人认为胡椒直接引发了大航海，促进了东西方交流、殖民主义兴起、新旧世界物种大交换，彻底改变了东西方命运、人类历史和地球的面貌。近年，胡椒的国际贸易量仍占香料贸易总量的20%～40%。越南是今天最大的胡椒出口国。

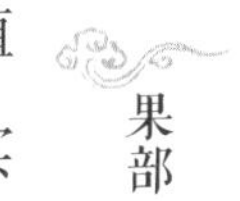

胡椒又分为白胡椒（图48－2）和黑胡椒（图48－3）两种，其实原植物都是一种，只是加工方法不同而已。在果实半熟时采收、晒干，果实自然干缩变黑，这时得到的就是黑胡椒。果实完全成熟变成红颜色时采收，用水浸泡几天，再把外果皮和果肉去掉，晒干之后得到的就是白胡椒。白胡椒的味道比黑胡椒更辛辣，因此散寒、健胃的功效更强，药用价值也就更高一些。但在调味料方面，它的知名度反而不如黑胡椒，而中国人则比较喜欢用白胡椒做调料。

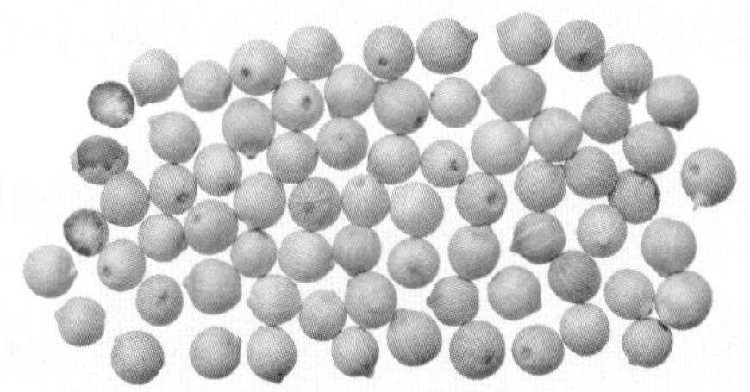

图48－2　白胡椒

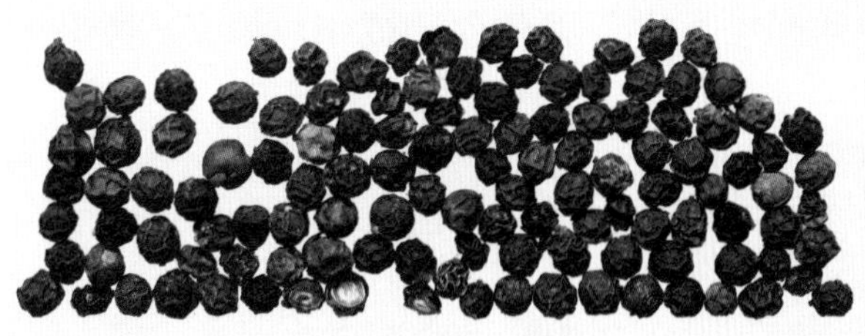

图48－3　黑胡椒

胡椒性味辛，热，归胃、大肠经，功能温中散寒、下气、消痰。用于胃寒呕吐，腹痛泄泻，食欲不振，癫痫痰多。李时珍《本草纲目》载其"暖肠胃，除寒湿反胃、虚胀冷积，阴毒，牙齿浮热作痛"。现代用其治疗小儿消化不良性腹泻、肾炎、慢性气管炎、神经衰弱及多种皮肤病，均有较好疗效。

胡椒果实主要含有挥发油、胡椒碱等成分，其主要药理作用为抗惊厥，还有镇静作用和中枢抑制作用。胡椒有明显的升压作用，正常人将胡椒0.1g含于口内而不咽下，能引起血压上升，10～15分钟后复原，且对脉搏无显著影响。此外，胡椒还有利胆、解热、镇痛、杀虫作用，对子宫有收缩作用，并能兴奋离体肠管。

胡椒在中医临床较为常用，民间也常用于食疗，现介绍一些常用方剂，供参考。

❶ 治疗胃痛

大红枣（去核）7个，每个纳入白胡椒7粒，线扎好，饭锅上蒸熟，共捣为丸，如绿豆大。每服7丸，温滚水下，服后痛止。或用白胡椒和芫荽子等量研磨成细粉，每次取3g，开水冲服，每日3次。

❷ 治疗霍乱吐泻

胡椒49粒，绿豆149粒。研粉混匀，用木瓜汤送服，每次服3g。

❸ 治疗风虫牙痛

胡椒、荜茇等分。研粉，做成蜡丸，麻子大。每用1丸，塞蛀孔中。

❹ 治疗阴囊湿疹、阴痒生疮

胡椒15g，紫梢花30g。上为粗末，水煎浴洗患处，每日2次。

5 治疗小儿喘息性支气管炎

白胡椒 5～8 粒，研磨成细粉，将细粉撒在 5 cm×7 cm 大小膏药的中部，外贴于两侧肺俞穴(第三胸椎两侧旁开 1.5 寸)，每日 1 次，连用 3 日。

! 使用注意

胡椒不可多食，孕妇慎服，阴虚有火者忌服。消化道溃疡、咳嗽咯血、痔疮、咽喉炎症、眼疾者慎食。

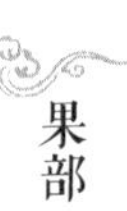

木部

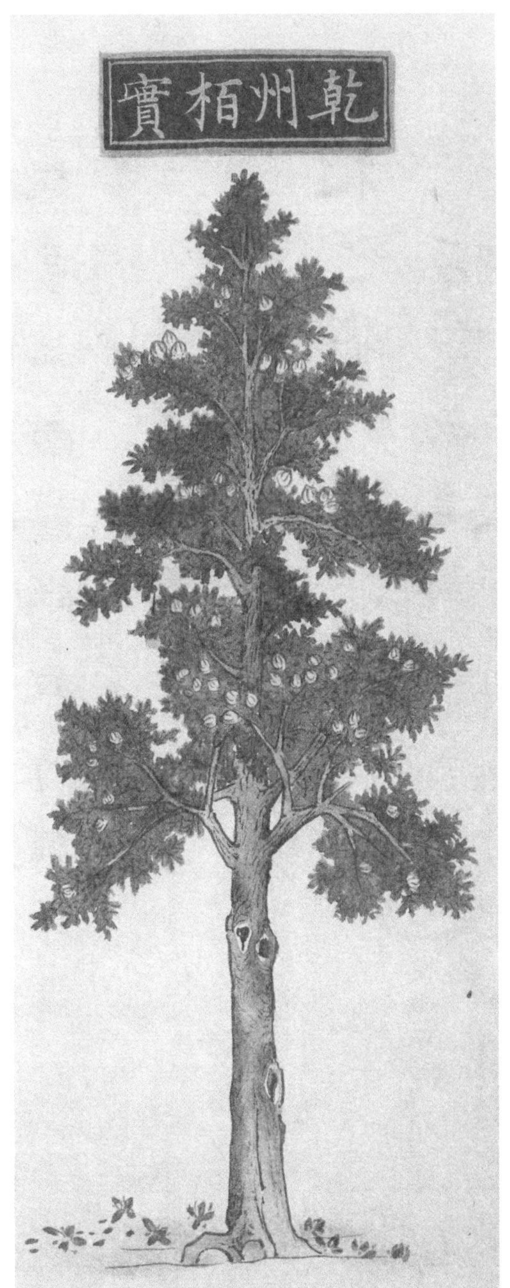

四十九、麝食之而体香，毛女食之而体轻

止血良药侧柏叶

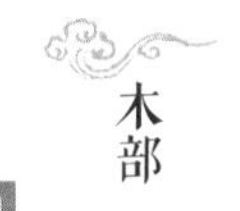

《本草纲目》木部第三十四卷柏叶「发明」项下载

麝食之而体香，毛女食之而体轻。毛女者，秦王宫人。关东贼至，惊走入山。饥无所食。有一老翁教吃松柏叶，初时苦涩，久乃相宜，遂不复饥，冬不寒，夏不热。至汉成帝时，猎者于终南山见一人，无衣服，身生黑毛，跳坑越涧如飞，乃密围获之，去秦时二百余载矣。事出葛洪《抱朴子》书中。

在《本草纲目》柏叶项下记载着这样一个传说。

汉成帝时，有个猎人在终南山看见一个“野人”，全身皆生黑毛，一丝不挂，猎人立即追捕。不想这野人行动快捷，跳坑越涧如飞，猎人费尽全力也无法追上“野人”。次日，猎人邀了几个同伴，再次来到发现“野人”的山中。当他们悄悄地搜寻时，果然又发现

了“野人”，几位猎人便从四面将“野人”团团围住，终于将“野人”捉住。发现“野人”原来是位妇女，问她为什么变成这样，她回答道：我是秦朝时的宫女，关东反贼攻打王宫，秦王出宫投降，宫中大乱，我趁乱逃入深山中，饥无所食，几乎饿死。一日，遇见一老翁，他见我饿得半死，山中又实无可食之物，便教我吃松柏叶。开始吃时十分苦涩难咽，时间一长，逐渐习惯了这种味道，不仅不觉得难吃，反而觉得此物好食，从此我便用柏叶充饥了。柏叶很好，长期服食不仅可以充饥，而且还可抵御严寒，增强气力。我现在是冬天不怕冷，夏天不怕热，身体变轻，力气变大，爬山越涧毫不费劲。猎人掐指一算，此时距秦时已有二百余年了，方知柏叶有此神效。

侧柏叶，别名柏叶、扁柏叶，为柏科植物侧柏（图 49－1）的嫩枝及叶（图 49－2）。《本草纲目》载：“柏有数种，入药唯取叶扁而侧生者，故曰扁柏。”侧柏作为我国特有树种之一，除青海、新疆外，全国均有分布，已被选为北京市的市树，六朝古都的北京现存古树中以侧柏数量最多。侧柏寿命很长，各地古刹胜地的古侧柏极多，如河南登封嵩阳书院及中岳庙、陕西黄帝陵、山东泰安、山西晋祠均有树龄超

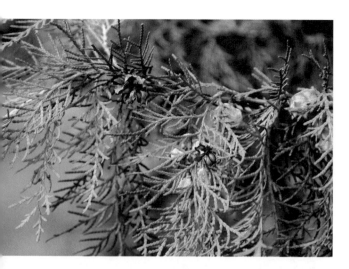

图 49－1　侧柏

过2000年的侧柏。这些古树名木，是中华民族历史悠久的象征，被人们誉为“国之瑰宝”。黄帝陵桥山上有千年以上的侧柏古树三万余株，是我国最古老、保存最完好的侧柏古树群。相传“黄帝手植柏”已有五千多年的历史，被称作“世界柏树之父”。古代柏树是吉祥和长寿的象征，今天，侧

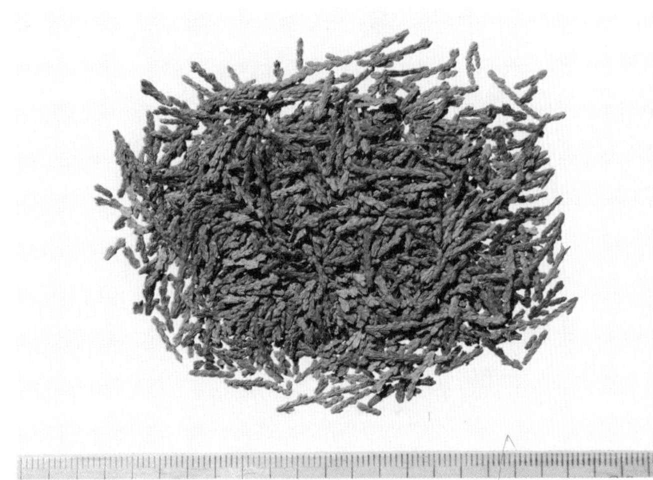

图49-2 侧柏叶

柏因四季常绿、生命力旺盛，故也象征着生机、活力、长寿和喜庆。正如唐代诗人武平一所言：“绿叶迎春绿，寒枝历岁寒。愿持柏叶寿，长奉万年欢。”所以今天很多地方逢年过节、迎亲嫁娶、乔迁贺喜、庆贺寿诞、摆满月酒等举办吉庆仪式时，都有侧柏叶的身影。

侧柏叶药用历史颇早，最早记载见于《名医别录》，载其“主治吐血、衄血、利血、崩中、赤白，轻身，益气。令人耐风寒，去湿痹”。关于侧柏叶的功效，《本草纲目》有这样的记载：“主治吐血衄血、痢血崩中赤白，轻身益气，令人耐寒暑，云湿痹，止饥。”李时珍还认为：“柏性后凋而耐久，禀坚凝之质，乃多寿之木，所以可入服食，道家以之点汤常饮，元旦以之浸酒辟邪，皆取于此。”

侧柏叶之轻身益气、止饥辟邪功能，近代未见有深入研究，但其凉血止血作用却是历经千百年的临床验证，其疗效是确凿无疑的。《金匮要略》的柏叶汤为治疗虚寒性吐血之著名专方，至今仍被中医临床

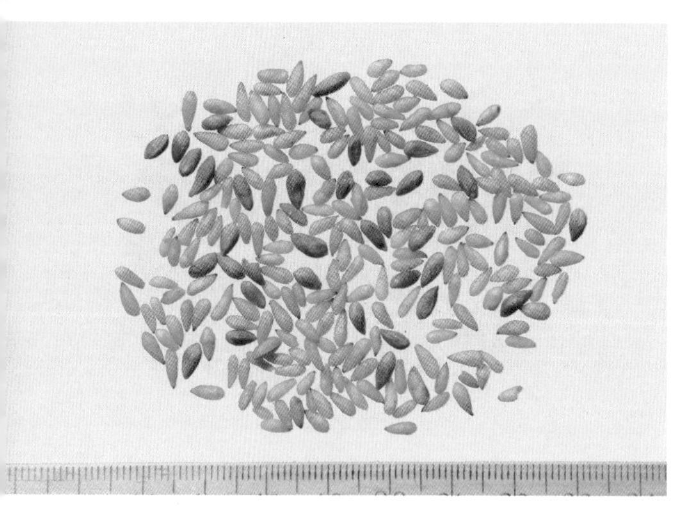

图 49-3 柏子仁

常用。《本草纲目》亦载有用侧柏叶、黄连焙干研末，酒服三钱治小便尿血等。

与侧柏叶同出一种植物的柏子仁（图 49-3）为柏科植物侧柏的干燥成熟种仁，也是一味药用历史悠久的中药。其性味甘，平，功能养心安神、敛汗、润肠通便，主惊悸怔忡、失眠健忘、盗汗肠燥便秘。李时珍在《本草纲目》中这样评价柏子仁："性平而不寒不燥，味甘而补，辛而能润，其气清香，能透心肾，益脾胃，盖上品药也，宜乎滋养之剂用之。"

古代的侧柏叶延年益寿的传说故事，让今天侧柏叶的保健作用不断被发掘，与之相关的侧柏叶茶、侧柏叶酒、侧柏叶膏、侧柏叶糕等养生保健品，及外用的洗发、护发产品也越来越受到人们的重视和欢迎。

中医认为侧柏叶味苦、涩，性寒，归肺、肝、脾经，功能凉血止血、生发乌发。用于吐血衄血，咯血，便血，崩漏下血，血热脱发，须发早白。侧柏叶为治内外伤出血之要药，血热者宜生用，虚寒者须炒炭；又清肺化痰而止咳，治肺热咳喘痰多可用；还清热凉血而生发乌发，治血热脱发、须发早白可选。对于血热妄行之咯血、衄血、吐血、尿血、崩漏等证，常用侧柏叶与生地配伍，共奏清热养阴、凉血止血之功效。另，外用治烫伤有效。

现代研究证明，侧柏叶有止血、镇咳祛痰、扩张支气管、抑菌抗病毒等作用。其止血作用较为明显，且生用比炒炭效力强。现代临床上，侧柏叶被广泛应用于治疗各种内出血，如功能性子宫出血、胃十二指肠溃疡出血。此外侧柏叶还有中枢镇静作用，在其他方面的应用也有良效，以下方法可以试用。

❶ 治疗尿路感染

侧柏叶、柳叶各15 g，水煎，加入醋9 mL，分为早晚2次服用。

❷ 治疗脱发

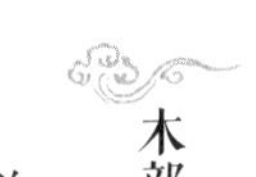

用鲜侧柏叶适量浸泡于60%酒精中，7天后滤取药液，涂擦毛发脱落部位，每日3次。

❸ 治疗流行性腮腺炎、水火烫伤等

侧柏叶适量，洗净捣烂，加鸡蛋清调成泥状外敷，每天换药2次。

❹ 治疗吐血

侧柏叶15 g，干姜15 g，艾叶10 g。水煎，去渣，取汁，温服。

❺ 治疗鹅掌风、皮炎、湿疹

鲜侧柏叶100 g，苦参30 g。一起放锅中，加适量水，煮沸20分钟，去渣取药液熏洗患处，每次30分钟，每日2次。

❗ 使用注意

本品苦寒黏涩，故虚寒者不宜单用，出血有瘀血者慎服。《本草述》记载“多食亦能倒胃”。现代临床应用表明，本品多服或久服后偶见胃肠道反应及皮肤过敏反应，停药后即消失。

鳞部

蘄州烏蛇

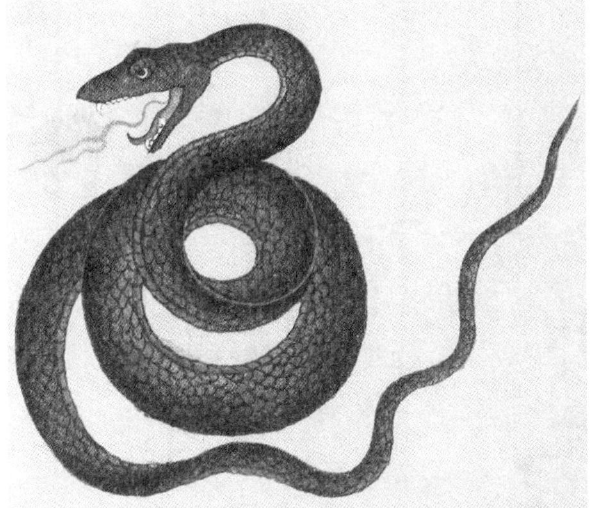

五十、商州有人患大风，家人恶之

治风要药乌梢蛇

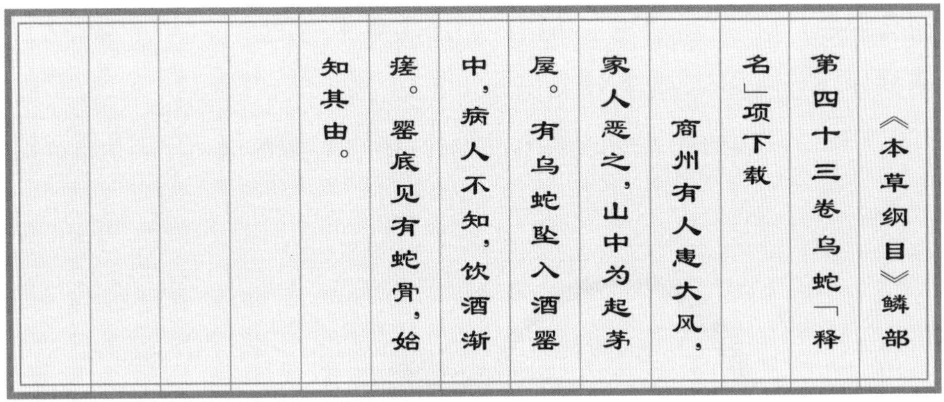

《本草纲目》鳞部第四十三卷乌蛇「释名」项下载

商州有人患大风，家人恶之，山中为起茅屋。有乌蛇坠入酒罂中，病人不知，饮酒渐瘥。罂底见有蛇骨，始知其由。

关于乌梢蛇治风疾，在《本草纲目》中载有这样一个传说。

商州有一个人，因患有大风病（相当于现代的麻风病），满身红斑、浮肿，手足麻痹，眉发脱落，鼻梁肿大，相貌丑陋，虽经多方医治亦未见效。家里人怕其传染，只好在深山之中为他盖起一间茅屋，将其送至屋中居住，定期送给粮食、酒菜之类以供食用。有一天，一条大乌梢蛇不慎掉入酒坛中，被酒浸泡而死。病人并不知情，每日照常饮酒一大碗，半个月后病人感觉病情似有好转，红斑消退，但不知其故。一个月后病情渐愈，眉发生新，病人颇为惊奇，只是一直找不出原因。后来酒喝完了，才发现坛底有一条蛇的骨架。病人怀疑自己的变化可能与这条蛇有关，便拿此蛇骨请教捉蛇人，始知是乌梢蛇。从此，人们才知道乌梢蛇能治风病癞癣。

乌梢蛇为游蛇科乌梢蛇属的爬行动物，别名乌风蛇、乌梢鞭、一溜黑，无毒，成熟的蛇体全长 2.5 m 以上，因蛇体后半部(尾部)呈青灰色至乌黑色，故称为乌梢蛇。乌梢蛇药用为其干燥的全体，多于夏、秋二季捕捉，剖开腹部或先剥皮留头尾，除去内脏，盘成圆盘状，干燥而成(图 50－1)。乌梢蛇为中医临床常用药，国外未见报道，在中国分布较

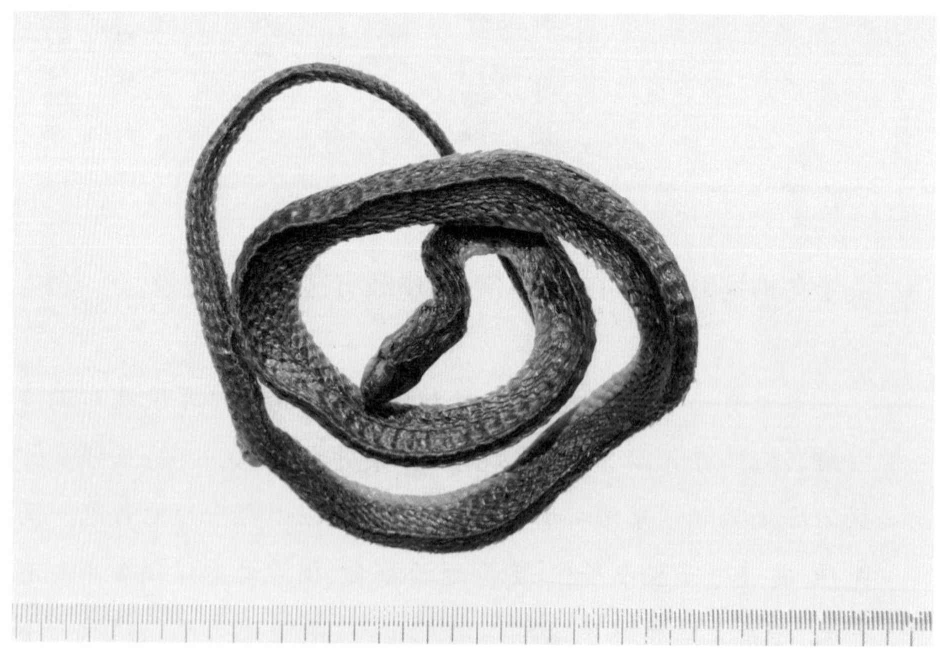

图 50－1　乌梢蛇

广，生活在平原、丘陵及低山，常见于田野间，路旁杂草中、水边或庭院附近。此蛇行动敏捷，稍有惊动即迅速逃窜，绰号“一溜黑”由此得名。

《开宝本草》载：“乌蛇生商洛山。背有三棱，色黑如漆。”《图经本草》载：“其身乌而光，头圆尾尖，眼有赤光。至枯死眼不陷如活者。”《本草纲目》载：“乌蛇有二种：一种剑脊细尾者为上；一种长大无剑脊而尾稍粗者。名风梢蛇，亦可治风，而力不及。”从历代记载看，乌梢蛇的原动物并非一种，但从“背有三棱、剑脊尾细、头圆尾尖”等形态特点分析，古代多使用乌梢蛇入药。今天乌梢蛇在中国已知有三种，分别是乌梢蛇、黑网乌梢蛇、黑线乌梢蛇。在民间的俗名依次为黄乌梢、青乌梢、黑乌梢。这三种若以入药当首选乌梢蛇，而有些地区将游蛇科游蛇属和锦蛇属等多种蛇都加工成乌梢蛇入药，应用时应注意区分。

乌梢蛇首载于《药性论》，谓：“治热毒风，皮肤生疮，眉须脱落，痛痒疥等。”宋《开宝本草》载其“主诸风瘙瘾疹、疥癣、皮肤不仁、顽痹诸风”。可见传统中医乌梢蛇为疗风病之要药，主要是用于风症，包括风痹、癞癣之类疾病。今天临床上常用于风湿痹证及中风半身不遂，尤宜于风湿顽痹，日久不愈者，常配伍全蝎、天南星、防风、木瓜、苍术、牛膝。乌梢蛇又能入肝定惊，治小儿急慢惊风、破伤风，常配伍麝香、皂荚、蜈蚣、僵蚕、白附子、天麻。另外乌梢蛇善行祛风，能止痒，治疗麻风，常配伍白附子、白芷；治干湿癣者，常配伍枳壳、荷叶等；治风疹瘙痒者，配伍荆芥、防风、当归、川芎等。

乌梢蛇味甘，性平，归肝经。有祛风，通络，止痉作用，现代临床常用于治疗中风、风湿性关节炎、类风湿关节炎、强直性脊柱炎、骨关节炎、骨及关节结核等病症。临床应用大剂量乌梢蛇煎剂治疗麻风，破伤风，小儿麻痹症、神经性皮炎、湿疹、银屑病、慢性荨麻疹等亦有效，还用于治疗夏季小儿长痱子、生毒疮等，也有较好疗效。

乌梢蛇的皮（乌蛇皮）、胆（乌蛇胆）、脂肪（乌蛇膏）、卵（乌蛇卵）及蜕下的皮膜（蛇蜕）等亦供药用。蛇皮烧灰，麻油调敷可治疗唇疮；蛇卵炖猪大肠服食可治脱肛；蛇胆有祛风清热、化痰明目作用，用其兑酒吞服可治眼晕不明、皮肤热毒及痱子，用其配麻油调搽可治内外烂疮；蛇膏外擦可治疗冻疮、皮肤皲裂、水火烫伤等；蛇蜕有杀虫、祛风、解毒作用，临床应用于皮肤疮疥、风疹、小儿惊风、喉痹、腮腺炎等症也有较好疗效。由此可见，乌梢蛇的药用较广泛，在临床上也确有独到的功效，值得进一步深入研究。

现代药理研究表明，乌梢蛇水煎剂或醇提液腹腔注射能抑制大鼠琼脂性关节肿胀和二甲苯的致炎作用，对小鼠因热刺激和化学刺激引起的疼痛有镇痛作用，并有一定的抗惊厥作用；乌梢蛇血清有抗蛇毒作用。

乌梢蛇治病的传统验方颇多，主要用于风疾，现介绍一些常用方剂，供参考。

❶ 治疗面上痤疮、酒刺及皯黯

乌梢蛇肉 60 g，烧灰研如细粉，以腊月猪油调涂。

❷ 治疗骨关节结核

乌梢蛇，去头、皮、内脏，焙干研粉，过 120 目筛，装入胶囊备用。第 1 周每日 2 次，每次 1 克；第 2 周每日 3 次，每次 1 克；第 3、第 4 周每日 3 次，每次 1.5 g；第 5 周每日 3 次每次 2 g，温开水送服。

❸ 治疗癫痫

乌梢蛇 200 g，干地龙 200 g，代赭石 150 g，白僵蚕 150 g。焙至焦黄，研成粉末，每日服2次，每次9g，30日为一疗程，有效者停10日后，继服一疗程。

4 治疗牛皮癣

乌梢蛇、白鲜皮、丹参、银花、地肤子各30g，荆芥、防风、蝉衣、苦参、赤芍、连翘各20g，浮萍、紫草各15g，甘草10g。共为末，日服2次，每次9g，开水送服。

! 使用注意

血虚生风者慎服乌梢蛇。